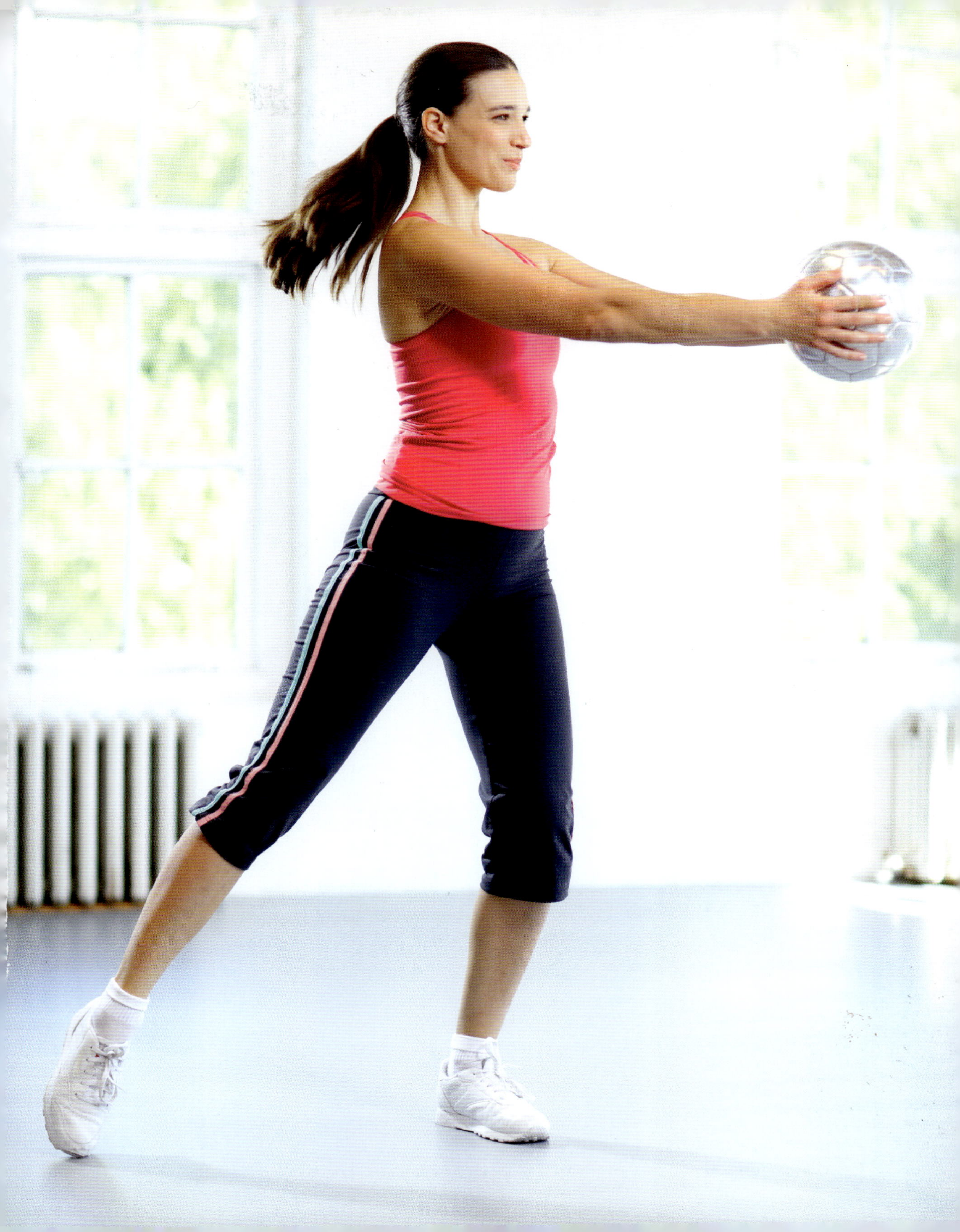

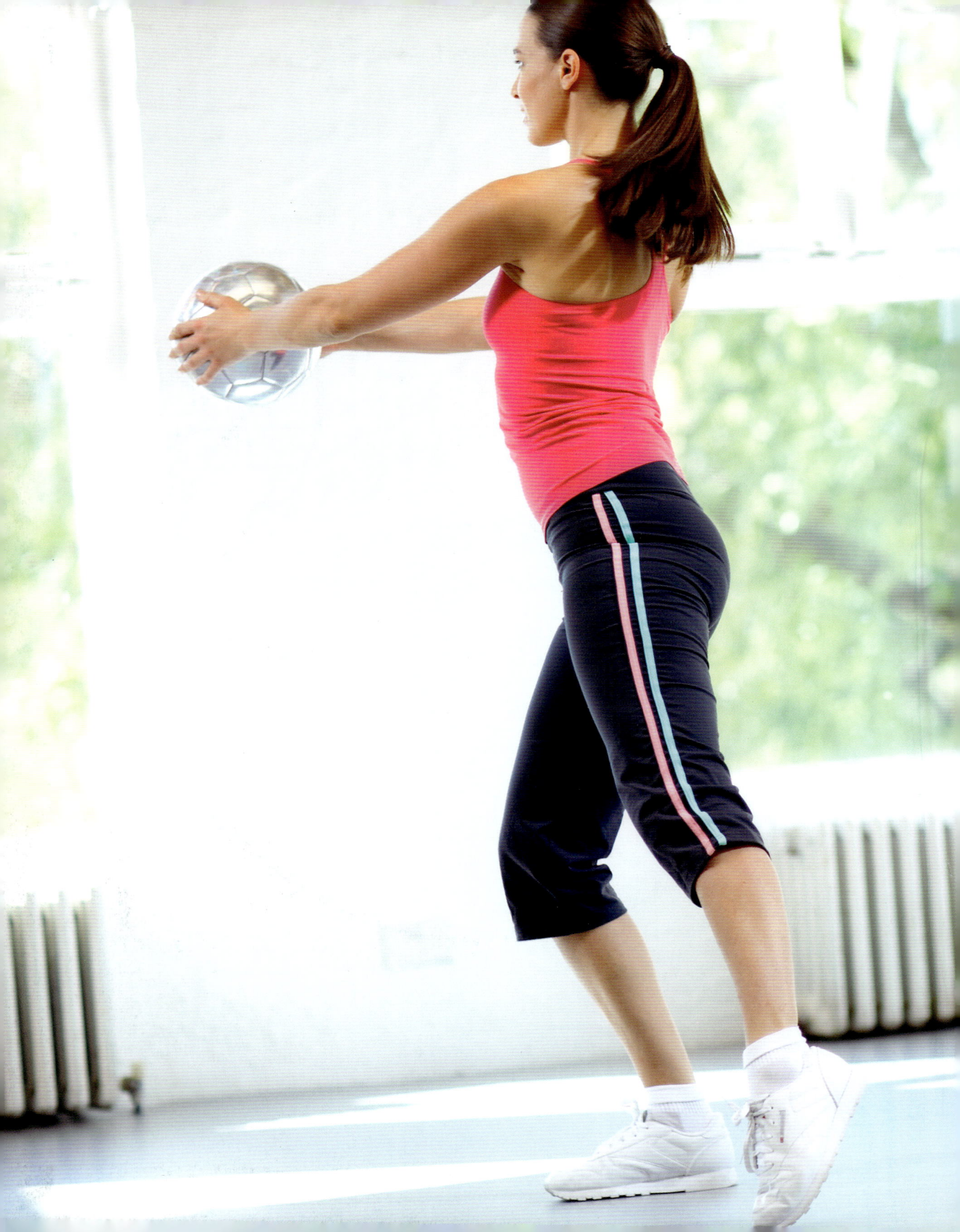

>> **15 minutes** *chaque jour*

gym santé

Tonus, minceur et souplesse

Joan Pagano

Le Courrier du Livre
21, rue de Seine
75006 Paris

À tous mes clients et à tous ceux qui me font confiance.

Chef de projet éditorial Helen Murray
Directrice artistique du projet Anne Fisher
Éditeurs en chef Jennifer Latham, Jo Godfrey Wood
Directrice artistique senior Peggy Sadler
Directrice éditoriale adjointe Penny Warren
Directrice artistique adjointe Marianne Markham
Directeur artistique Jeff Luff
Directrice de la publication Mary-Clare Jerram
Photographe Ruth Jenkinson
Maquettiste Sonia Charbonnier
Contrôleuse de production Rebecca Short
Producteur éditorial Luca Frassinetti
Concepteur de la jaquette Neal Cobourne

DVD édité par **Chrome productions**
www.chromeproductions.com

Réalisateur Gez Medinger
Chefs opérateurs Marcus Domleo, Matthew Cooke
Cadreurs Marcus Domleo, Jonathan Iles
Directrice de production Hannah Chandler
Assistants de production Azra Gul, Tom Robinson
Machiniste Pete Nash
Chefs électriciens Paul Wilcox, Johann Cruickshank
Compositeur Chad Hobson
Coiffeuses et maquilleuses Victoria Barnes, Roisin Donaghy
Voix off : Dominique Dufour
Enregistrement : Studio Plasma – Vincent Cardinal
Composition multimédia : Studio Plasma – Pierre-Luc Paré

Avertissement
Toute personne prenant part à une activité de remise en forme est responsable de ses actes et de sa sécurité. Si vous souffrez d'un problème de santé, consultez votre médecin avant d'entreprendre les exercices présentés dans cet ouvrage. Les informations contenues dans ces pages ne peuvent en aucun cas se substituer au jugement d'un professionnel afin d'éliminer tout risque de blessure ou d'accident.

Titre original : *15 minute total body workout – get real results anytime, anywhere*

Traduit de l'anglais par Maude Beylle

ISBN : 978-2-7029-0640-8

www.editions-tredaniel.com
info@guytredaniel.fr

Imprimé en Chine

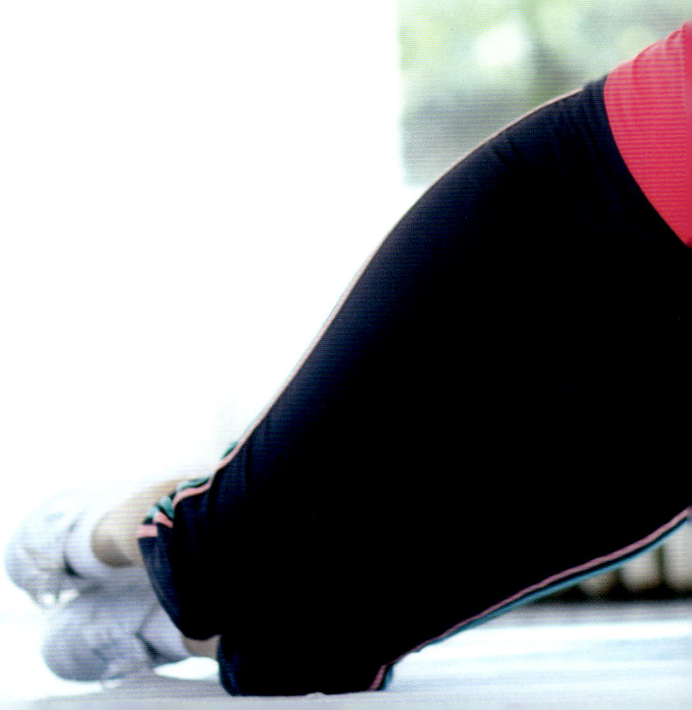

SOMMAIRE

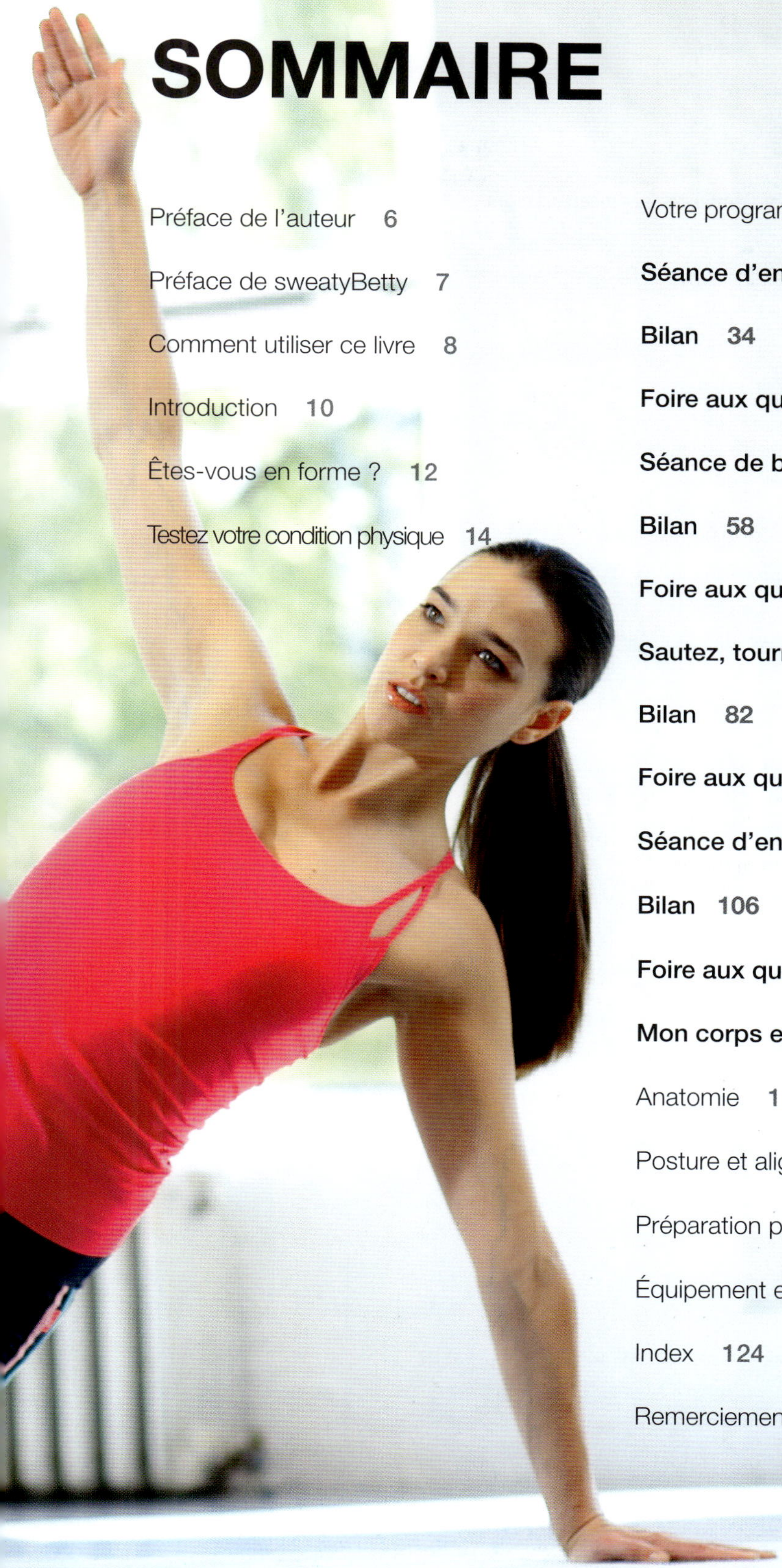

Préface de l'auteur

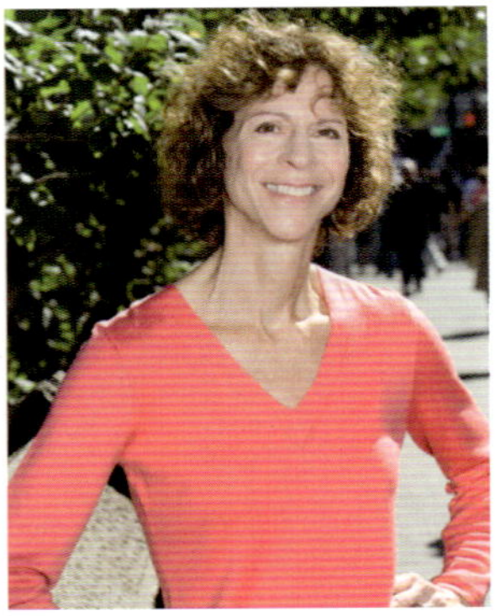

En 20 ans d'expérience en tant que coach sportif particulier, on m'a souvent posé cette question : quel est le meilleur exercice ? Ma réponse est simple : le meilleur exercice est celui que vous ferez ! L'exercice qu vous correspondra le mieux est unique, tout comme votre personnalité. Il dépend de vos goûts, des buts que vous vous fixez et de votre investissement personnel – en termes de temps, d'argent et de place. Le meilleur des exercices est donc celui qui s'adapte à votre mode de vie.

J'ai toujours considéré l'aspect pratique et efficace comme deux facteurs importants. Mon emploi du temps est chargé et je dois me rendre au domicile ou à la salle de gym privée de mes clients pour les entraîner. Aussi, j'apprécie le confort de mon foyer pour mon propre entraînement et m'évite ainsi des heures de trajet supplémentaires. J'aime être libre de faire mes exercices quand bon me semble, et je préfère toujours utiliser le moins de matériel possible afin de tester mes capacités.

Les buts qu'un programme d'exercices doit nous permettre d'atteindre sont tout aussi personnels que le sont nos empreintes digitales. Pour réussir, nous devons être réalistes. Mieux vaut commencer doucement et obtenir les résultats que nous nous étions initialement fixés pour gagner en confiance. Puis, forts de ce succès, nous pouvons nous lancer de nouveaux objectifs. De trop grandes ambitions peuvent nous conduire au découragement et à l'abandon.

Ce que nous souhaitons tous, c'est maintenir notre activité physique tout au long de notre vie en faisant en sorte que la pratique d'un exercice soit une habitude. S'entraîner ne serait-ce que 15 minutes par jour est un investissement dont notre corps tirera les bénéfices années après années. Au fil du temps, la pratique d'une activité physique régulière réduit considérablement les risques de maladies telles que le diabète ou l'hypertension. Faire peu fait beaucoup pour notre physique, en maintenant notre poids, notre souplesse et notre tonicité musculaire.

Bien sûr, plus on s'exerce et plus les bénéfices sont grands. Ces quatre séances de 15 minutes de renforcement musculaire vous offrent l'opportunité de faire jusqu'à quatre séries d'exercices par jour ; vous êtes libre de choisir la séquence la plus adaptée à votre humeur et à votre forme. Vous pouvez aussi pratiquer les quatre enchaînements, si vous vous en sentez la possibilité physique. À vous de faire de ces exercices une habitude et de vous amuser avec eux !

Joan Pagano

Préface de sweatyBetty

Je crois que l'on peut avoir une vie saine, s'amuser, aimer les religieuses au chocolat et trouver qu'un survêtement est sexy !

Lorsque j'ai ouvert ma première boutique dans le quartier branché de Notting Hill à Londres, je n'avais pas beaucoup d'engagements. En dehors de mes horaires de travail, tout mon temps libre m'était consacré, et je pouvais facilement faire du sport, rester en forme et m'amuser. Aujourd'hui, avec un mari, trois enfants et une chaîne de boutiques à gérer, j'ai peu de temps pour moi.

Je suis la première à admettre que trouver un moment pour s'entraîner est souvent difficile, mais c'est essentiel si, comme moi, vous devez conjuguer vie professionnelle et vie familiale. Et, même s'il est peu probable que je coure un marathon, traverse la Manche à la nage ou escalade l'Everest un jour, je peux cependant faire en sorte de rester active et en forme.

Nous disposons tous de 15 minutes, plusieurs fois par semaine, confortablement installés dans nos maisons pour garder le contrôle de notre corps et de notre bien-être. Je vous encourage donc à abandonner votre canapé pour un peu d'action. Les bienfaits obtenus seront à la hauteur de vos efforts…

T. Hill-Norton

Tamara Hill-Norton

Fondatrice de sweatyBetty

>> **Comment utiliser** ce livre

Cet ouvrage combine cardio-training et musculation pour vous proposer un renforcement musculaire complet et efficace. Prenez le temps d'étudier chaque exercice en détail afin de vous familiariser avec ce que vous devrez faire. Utilisez les encarts à volet mémento.

Le DVD inclus a été spécialement conçu pour accompagner les exercices présentés dans ce livre. Lorsque vous le visionnez, le numéro des pages de référence du livre apparaît à l'écran. Reportez-vous-y pour des instructions détaillées. Dans le livre, des photos vous présentent les exercices et leurs positions de départ ; des notes vous indiquent comment trouver la plus adaptée, et des lignes de pointillés blancs signalent la partie du corps sollicitée par l'exercice.

Chaque programme commence par une séance d'échauffement de 3 minutes, dont l'intensité augmente progressivement. Ensuite, des exercices d'endurance et de cardio-training s'alternent pendant 10 minutes. Enfin, l'enchaînement se termine par 2 minutes d'étirements, pour la relaxation. Tous ces exercices ont été conçus de manière à vous convenir quel que soit votre niveau. Toutefois, la « Séance d'entraînement intensif », s'adresse aux plus avancés ; si vous êtes débutant, entraînez-vous avec les autres séances avant de passer à cet enchaînement. Reportez-vous à l'introduction, aux « foires aux questions » et au chapitre « Mon corps et moi » pour plus d'informations. Chaque séance dure 15 minutes, mais vous trouverez dans l'introduction des conseils vous permettant de les combiner. Pratiquez ces exercices trois fois par semaine, en les alternant toujours avec un jour de repos (car nos muscles ont besoin d'une journée complète pour récupérer d'une séance d'entraînement). Vous pouvez consacrer ces jours de repos à la pratique d'exercices cardio-vasculaires comme la natation, la marche ou le cyclisme.

Les encarts à volet

À la fin de chaque séance, les encarts à volet résument toutes les étapes du programme d'entraînement que vous pouvez ainsi visualiser dans son ensemble. Une fois que vous aurez regardé le DVD et lu les instructions du livre, utilisez-les comme mémento afin que vos séances ne dépassent pas 15 minutes.

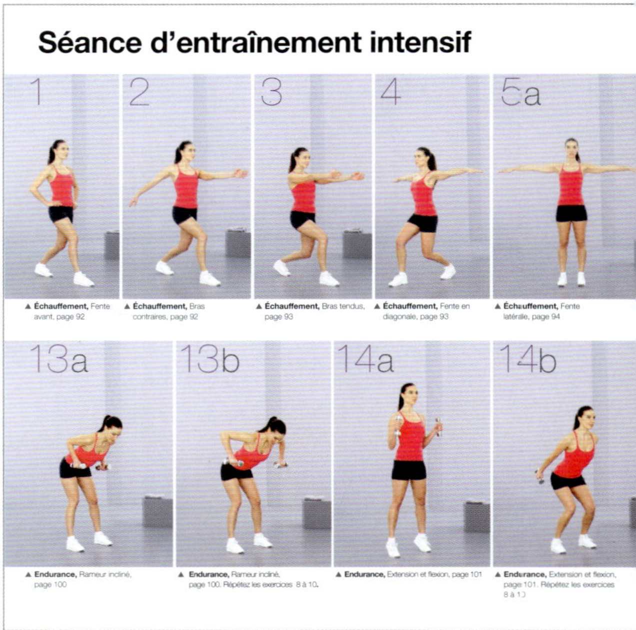

Encarts à volet Ils vous présentent l'intégralité du programme de manière claire – comme une sorte de pense-bête pour une séance d'entraînement simplifiée et rapide.

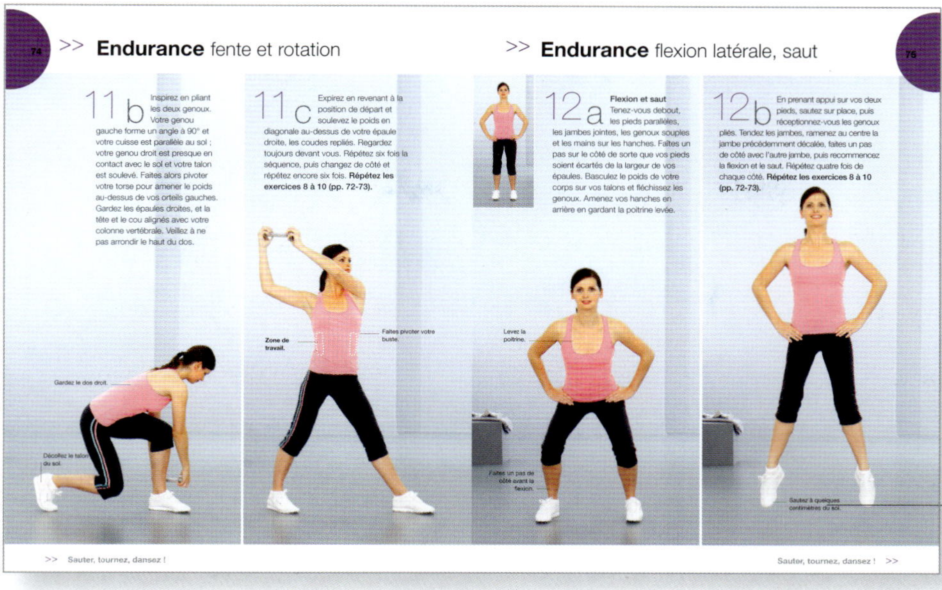
74
>> Endurance fente et rotation
11 b Inspirez en pliant les deux genoux. Votre genou gauche forme un angle à 90° et votre cuisse est parallèle au sol ; votre genou droit est presque en contact avec le sol et votre talon est soulevé. Faites alors pivoter votre torse pour amener le poids au-dessus de vos orteils gauches. Gardez les épaules droites, et la tête et le cou alignés avec votre colonne vertébrale. Veillez à ne pas arrondir le haut du dos.
11 c Expirez en revenant à la position de départ et soulevez le poids en diagonale au-dessus de votre épaule droite, les coudes repliés. Regardez toujours devant vous. Répétez six fois la séquence, puis changez de côté et répétez encore six fois. Répétez les exercices 8 à 10 (pp. 72-73).
>> Endurance flexion latérale, saut
75
12 a Flexion et saut Tenez-vous debout, les pieds parallèles, les jambes jointes, les genoux souples et les mains sur les hanches. Faites un pas sur le côté de sorte que vos pieds soient écartés de la largeur de vos épaules. Basculez le poids de votre corps sur vos talons et fléchissez les genoux. Amenez vos hanches en arrière en gardant la poitrine levée.
12 b En prenant appui sur vos deux pieds, sautez sur place, puis réceptionnez-vous les genoux pliés. Tendez les jambes, ramenez au centre la jambe précédemment décalée, faites un pas de côté avec l'autre jambe, puis recommencez la flexion et le saut. Répétez quatre fois de chaque côté. Répétez les exercices 8 à 10 (pp. 72-73).
>> Sauter, tournez, dansez !
Sauter, tournez, dansez ! >>

Des notes vous donnent des conseils et des astuces supplémentaires.

Les pages, pas à pas Les photos plus petites situées en haut de la page vous indiquent la position de départ de l'exercice, lorsque c'est nécessaire. Les autres photos vous montrent, pas à pas, les étapes de l'exercice.

Les encarts à volet vous présentent les principales étapes de l'ensemble du programme.

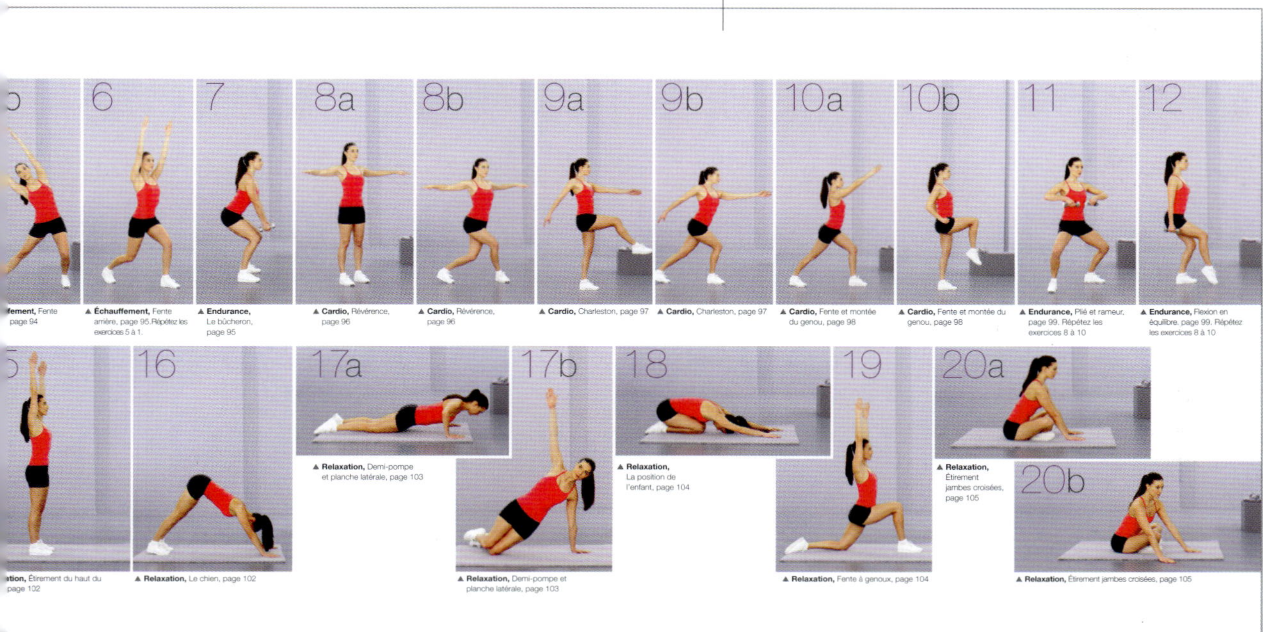
6
7
8a
8b
9a
9b
10a
10b
11
12
▲ Échauffement, Fente arrière, page 95. Répétez les exercices 5 à 1.
▲ Endurance, Le bûcheron, page 95
▲ Cardio, Révérence, page 96
▲ Cardio, Révérence, page 96
▲ Cardio, Charleston, page 97
▲ Cardio, Charleston, page 97
▲ Cardio, Fente et montée du genou, page 98
▲ Cardio, Fente et montée du genou, page 98
▲ Endurance, Plié et rameur, page 99. Répétez les exercices 8 à 10
▲ Endurance, Flexion en équilibre. page 99. Répétez les exercices 8 à 10
16
17a
17b
18
19
20a
20b
▲ Relaxation, Le chien, page 102
▲ Relaxation, Demi-pompe et planche latérale, page 103
▲ Relaxation, Demi-pompe et planche latérale, page 103
▲ Relaxation, La position de l'enfant, page 104
▲ Relaxation, Fente à genoux, page 104
▲ Relaxation, Étirement jambes croisées, page 105
▲ Relaxation, Étirement jambes croisées, page 105

>> Introduction

Plus d'excuses ! Il est temps de bouger. Vous croyez être débordé, vous n'avez ni les moyens ni l'équipement nécessaire, vous manquez d'espace pour vous entraîner chez vous. Ou peut-être trouvez-vous tout cela trop ennuyeux, trop dur, et donc pensez-vous être incapable de vous y tenir. Ou alors vous êtes simplement paresseux, trop vieux ou trop gros pour vous mettre à faire de l'exercice.

La liste d'excuses pour éviter de faire du sport est longue, mais la solution est simple : cet ouvrage vous donne les outils qui vous permettront d'élaborer un programme d'exercices court et efficace dont vous retirerez un maximum de bénéfices.

15 minutes de renforcement musculaire

Les exercices de ce livre ont été conçus pour vous apporter un maximum de bienfaits en combinant cardio-training et musculation. Il ne vous faudra pas plus de 15 minutes pour effectuer une séance et faire travailler l'ensemble de votre corps. Toutefois, si vous disposez de plus de temps, n'hésitez pas à enchaîner les exercices pour des séances d'entraînement de 30, 45 ou 60 minutes. Choisissez votre programme en fonction de votre condition physique, du temps dont vous disposez et de votre énergie.

Chacun des quatre programmes est élaboré autour d'un thème, afin de le rendre plus attrayant et de varier les plaisirs. Tous stimulent votre corps de manière différente. La « Séance d'entraînement pas à pas » vous permet de faire entrer en douceur la pratique d'une activité physique dans vos habitudes. Avec la « séance de beach-ball », vous découvrez les mouvements du sport à l'aide d'une balle. Avec « Sautez, tournez, dansez ! », vous retrouvez l'ivresse et la joie des rondes de votre enfance. Enfin, la dernière séance vous permet de tester vos limites et d'aller un peu plus loin.

La formule est la même pour chaque programme : un échauffement de 3 minutes, 10 minutes d'endurance en alternance avec des exercices de

>> **Les clés** du succès

Se fixer un objectif reste le meilleur moyen de ne pas perdre sa motivation lorsque l'on s'entraîne. La clé est de faire en sorte que vos buts soient :

- **Spécifiques** Que recherchez-vous précisément ? Perdre du poids, améliorer votre tonus musculaire ou votre densité osseuse ? Des objectifs clairs vous permettent de choisir les exercices appropriés.
- **Mesurables** Si vous ne pouvez pas évaluer votre objectif, vous ne pourrez pas savoir si vous l'avez atteint. Les buts spécifiques sont mesurables : on peut mesurer le tonus musculaire grâce à des exercices d'endurance (voir page 14).
- **Organisés** Un plan d'action qui divise un objectif à long terme en étapes hebdomadaires vous donne l'opportunité de vérifier que le but que vous vous êtes fixé est raisonnable.
- **Réalistes** Les gens se découragent souvent et abandonnent lorsqu'ils n'obtiennent pas les résultats escomptés. Vos objectifs sont-ils adaptés à votre morphologie ? Sont-ils compatibles avec vos goûts ?
- **Chronométrés** Fixer une date butoir vous donne une motivation et vous permet de tenir votre programme d'exercices, mais vous devez être réaliste et vous laisser suffisamment de temps pour atteindre votre but.

cardio-training, et 2 minutes d'étirements pour se détendre. Ces enchaînements ont été sélectionnés pour vous apporter les meilleurs résultats et améliorer votre condition physique dans son ensemble.

Composition d'une séance

Les échauffements se composent d'une série de mouvements dont l'intensité augmente progressivement, afin de vous familiariser avec la séance et de préparer votre corps aux exercices à venir. Les programmes de renforcement musculaire se conforment aux normes du fitness et visent les principaux muscles des hanches, des cuisses, des jambes, du dos, du torse, des épaules, des bras et de l'abdomen. Les exercices de cardio-training de 1 minute donnent le thème de la séance et font travailler votre cœur de manière plus intense entre deux mouvements d'endurance.

L'essentiel de la séance consiste en une série d'exercices pratiques exécutés debout afin de brûler plus de calories et de préserver la densité osseuse. Pour la plupart, ces mouvements impliquent plusieurs groupes de muscles. C'est le cas des fentes, des flexions et des extensions. Là encore, notre but est que vos efforts soient récompensés : la plupart de vos muscles travaillent, vous brûlez un maximum de calories tout en améliorant votre coordination.
Nulle séance ne saurait être complète sans les étirements, qui vous sont proposés dans la section « Relaxation ». À l'inverse des étirements traditionnels isolant un muscle en particulier, ces exercices stimulent différents muscles et permettent d'étirer le haut, puis le bas du corps.

En tenant compte de tous les aspects de cet entraînement, vous préparez votre corps à mieux affronter vos activités quotidiennes (c'est le concept américain du « functional training », ou comment optimiser votre masse musculaire et votre équilibre). Vous en apprécierez les bénéfices la prochaine fois que vous marcherez sous la pluie, face au vent, votre sac à l'épaule, les bras chargés de paquets et que vous essaierez d'acheter le journal d'une main sans tomber à la renverse. Ces exercices fonctionnels seront payants jour après jour.

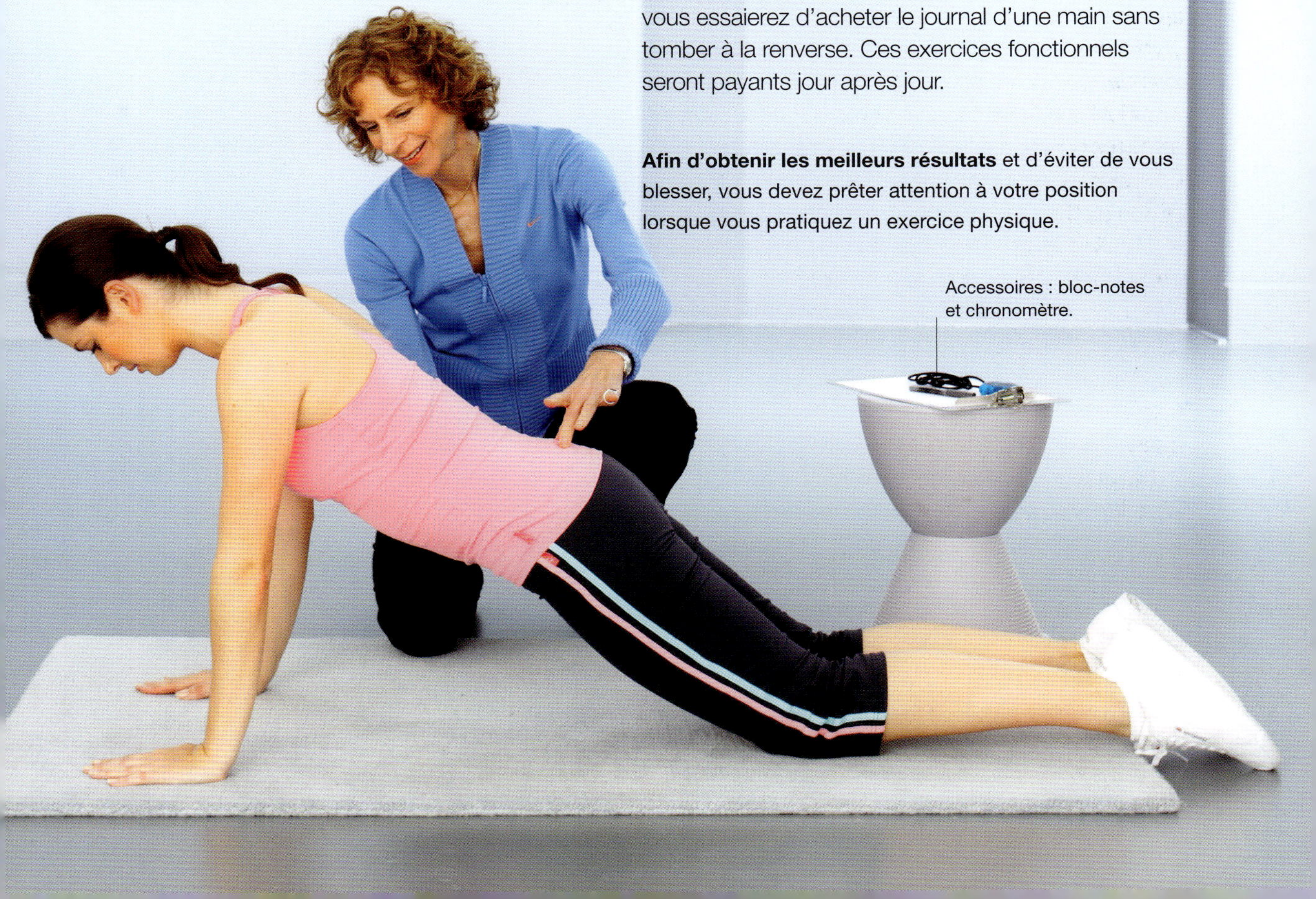

Afin d'obtenir les meilleurs résultats et d'éviter de vous blesser, vous devez prêter attention à votre position lorsque vous pratiquez un exercice physique.

Accessoires : bloc-notes et chronomètre.

>> **Êtes-vous** en forme ?

Un corps ferme et svelte, voilà ce à quoi la plupart d'entre nous aspirent, mais cela n'est pas qu'une simple histoire d'apparence : tout est lié à notre condition physique et à notre santé. Trois types de mesure permettent de déterminer comment est répartie votre masse graisseuse.

Des études démontrent qu'un excès de poids au niveau de la taille indique un plus grand risque de maladie cardio-vasculaire ou d'hypertension qu'un excès de poids au niveau des hanches et des cuisses. On résume parfois la relation entre la forme de notre corps et la maladie par le concept de la pomme et de la poire. À l'inverse des personnes dont la surcharge pondérale se situe au niveau des hanches et des cuisses, ceux dont le corps est en forme de pomme sont plus enclins à souffrir de maladies liées à l'obésité abdominale. Même si l'on hérite de la morphologie de nos parents, il est possible de minimiser les risques associés en contrôlant notre poids et en restant en bonne condition physique.

Un autre moyen de mesurer notre masse graisseuse est le rapport tour de taille/tour de hanches (voir ci-contre). Pour une femme âgée de 20 à 39 ans, un rapport supérieur à 0,79 est considéré comme élevé ; pour une femme âgée de 40 à 59 ans, la limite est de 0,82 ; et pour celles âgées de 60 à 69 ans, elle est de 0,84.

L'indice de masse corporelle (IMC), fondé sur le rapport poids/taille, est utilisé pour évaluer les risques de maladies liées au poids. Dans certains cas, il n'est pas fiable – par exemple, pour quelqu'un dont la masse musculaire est importante, car les muscles sont plus lourds que la graisse –, mais le tableau ci-contre vous permet de vérifier facilement si votre poids est sain. Si le résultat indique qu'il vous met en danger, demandez conseil à votre médecin.

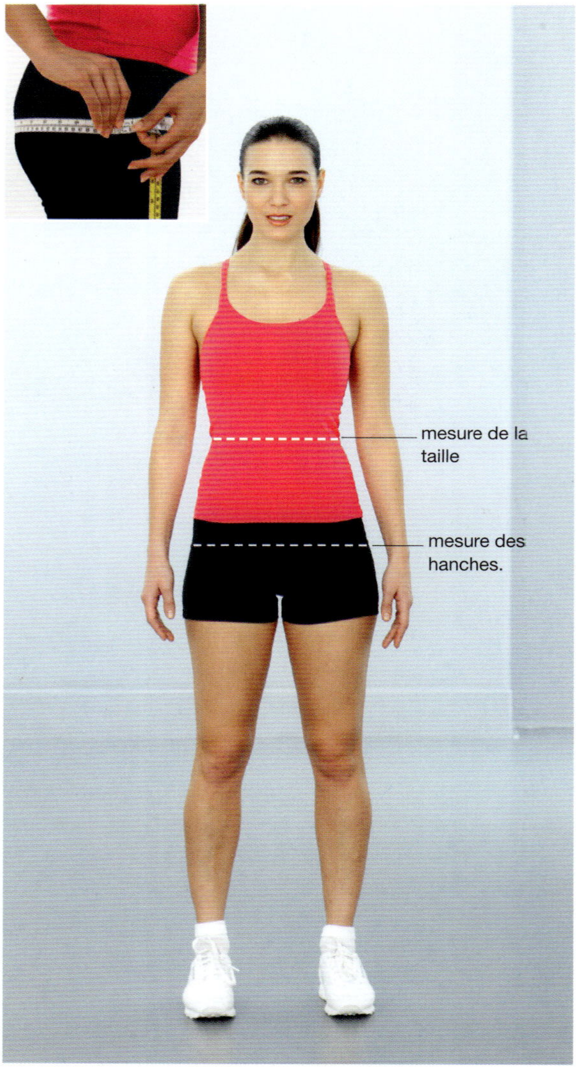

Le rapport tour de taille/tour de hanches Il permet de calculer rapidement si la répartition de votre masse graisseuse met en danger votre santé. Divisez la circonférence de votre taille par celle de vos hanches pour déterminer ce rapport.

Vérifiez votre indice de masse corporelle (IMC)

Reportez-vous à la colonne de gauche pour trouver votre poids (ou la valeur la plus proche). Puis suivez la ligne jusqu'à la colonne correspondant à votre taille. Le chiffre indiqué à l'intersection des deux colonnes est votre indice de masse corporelle. La fiche d'évaluation située sous le tableau vous indique si votre poids est sain.

	Taille									
Poids	1,47 m	1,52 m	1,57 m	1,62 m	1,68 m	1,73 m	1,78 m	1,83 m	1,88 m	1,93 m
54 kg	25	24	22	21	19	18	17	16	15	15
57 kg	26	24	23	22	20	19	18	17	16	15
59 kg	27	25	24	22	21	20	19	18	17	16
61 kg	28	26	25	23	22	21	19	18	17	16
63 kg	29	27	26	24	23	21	20	19	18	17
66 kg	30	28	27	25	23	22	21	20	19	18
68 kg	31	29	28	26	24	23	22	20	19	18
70 kg	32	30	28	27	25	24	22	21	20	19
73 kg	34	31	29	28	26	24	23	22	21	20
75 kg	35	32	30	28	27	25	24	22	21	20
77 kg	36	33	31	29	28	26	24	23	22	21
79 kg	37	34	32	30	28	27	25	24	23	21
82 kg	38	35	33	31	29	27	26	24	23	22
84 kg	39	36	34	32	30	28	27	25	24	23
86 kg	40	37	35	33	31	29	27	26	24	23
88 kg	41	38	36	34	32	30	28	27	25	24
91 kg	42	39	37	34	32	30	29	27	26	24
93 kg	43	40	38	35	33	31	29	28	26	25
95 kg	44	41	39	36	34	32	30	29	27	26
98 kg	45	42	39	37	35	33	31	29	28	26
100 kg	46	43	40	38	36	34	32	30	28	27
102 kg	47	44	41	39	36	34	32	31	29	27
104 kg	48	45	42	40	37	35	33	31	30	28
107 kg	49	46	43	40	38	36	34	32	30	29
109 kg	50	47	44	41	39	37	35	33	31	29
111 kg	51	48	45	42	40	37	35	33	32	30

Que signifie votre résultat ?

Au-dessous de 18,5	Vous êtes en sous-poids, ce qui peut être un signe de malnutrition.
18,5–24,9	Votre poids est sain pour votre taille.
25–29,9	Vous êtes en surpoids et les risques de problèmes de santé sont élevés.
30 et plus	Vous êtes obèse et votre santé est en danger.

>> **Tester** votre condition physique

Avant même de vous lancer dans un programme d'entraînement, vous devez vérifier si votre condition physique vous le permet sans danger. Remplissez le questionnaire ci-contre, et si vous avez le moindre doute concernant votre état de santé, consultez un médecin avant d'entreprendre toute activité physique. Les trois tests ci-dessous vous aideront à évaluer votre condition physique.

Suivez vos progrès

Une des manières de déterminer votre condition musculaire est de compter combien de mouvements répétitifs vous pouvez faire, ou encore combien de temps vous pouvez tenir une contraction. Faites les trois exercices suivants pour évaluer la résistance des muscles de votre corps au niveau du torse, du bassin et des jambes. Si vous souhaitez vous réévaluer plus tard, refaites ces mêmes exercices.

Si vous êtes débutant ou si vous venez de reprendre une activité physique après une longue période d'inactivité, il est préférable de faire ce test après 2 ou 3 mois d'entraînement régulier. Avant de commencer, pensez à vous échauffer pendant 5 minutes.

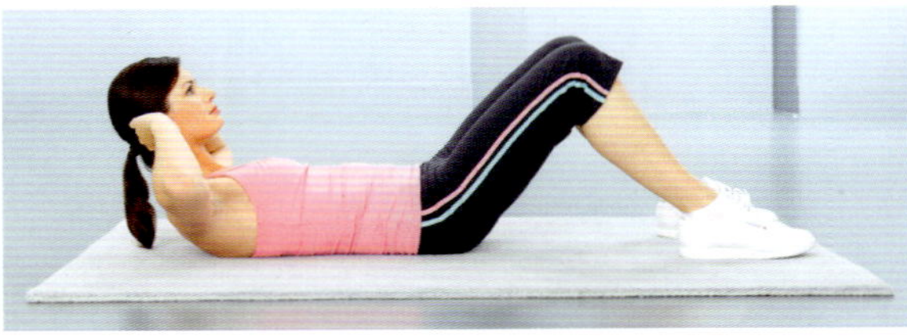

Le milieu du corps *Abdominaux*
Comptez combien d'abdos vous pouvez faire de manière consécutive sans pause. Il ne s'agit pas de se retrouver assis, mais simplement de soulever la tête et les épaules à environ 30 cm au-dessus du sol, allongé sur le dos, les jambes repliées.

Votre score	
Excellent	50 et plus
Bon	35 à 49
Convenable	20 à 34
Insuffisant	moins de 20

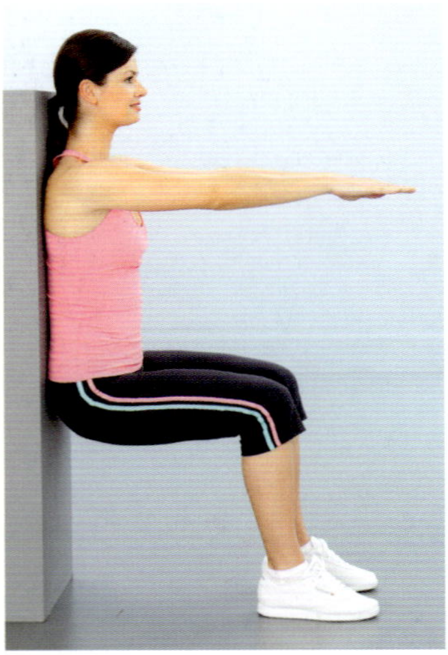

Le bas du corps
Flexions dos au mur
Laissez-vous glisser contre le mur jusqu'à ce que vos cuisses soient parallèles au sol, puis tenez la position le plus longtemps possible. (Si vous ne pouvez pas atteindre cette position, descendez simplement le plus bas possible, dos au mur.)

Votre score
Excellent 90 secondes et plus
Bon 60 secondes
Convenable 30 secondes
Insuffisant moins de 30 secondes

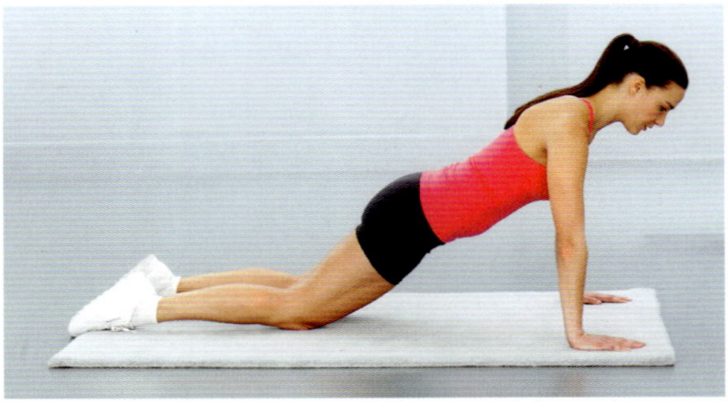

Le haut du corps *Pompes à genoux*
Inspirez en pliant les coudes et en abaissant votre poitrine vers le sol. Expirez en poussant sur vos bras pour revenir à la position initiale. Comptez combien de pompes à genoux consécutives vous pouvez faire sans pause.

Votre score	
Excellent	20 et plus
Bon	15 à 19
Convenable	10 à 14
Insuffisant	moins de 10

QUESTIONNAIRE DE PRÉPARATION À L'ACTIVITÉ PHYSIQUE POUR LES PERSONNES ÂGÉES DE 15 À 69 ANS

Une activité physique régulière est amusante et saine, et de plus en plus de gens s'entraînent au quotidien. Être plus actif est sans danger pour la plupart d'entre nous ; cependant, certains doivent consulter leur médecin avant de se lancer dans une activité physique plus régulière et soutenue. Si vous envisagez d'être plus actif que vous ne l'êtes aujourd'hui, commencez par répondre aux sept questions ci-dessous. Si vous avez entre 15 et 69 ans, ce questionnaire vous indiquera si vous devez ou non consulter un médecin avant de commencer. Si vous avez plus de 69 ans et n'êtes pas vraiment actif, consultez impérativement votre médecin.

Votre bon sens est votre meilleur guide pour répondre à ces questions. Lisez-les attentivement et répondez avec honnêteté en cochant les cases OUI ou NON.

OUI	NON	
☐	☐	**1** Votre médecin vous a-t-il déjà indiqué que vous souffriez d'une maladie cardiaque, et vous a-t-il conseillé de ne faire que les activités médicalement recommandées ?
☐	☐	**2** Ressentez-vous une douleur dans la poitrine lorsque vous pratiquez une activité physique ?
☐	☐	**3** Au cours des derniers mois, avez-vous ressenti des douleurs au niveau de la poitrine alors que vous étiez inactif ?
☐	☐	**4** Avez-vous des problèmes d'équilibre et vous êtes-vous déjà évanoui ?
☐	☐	**5** Souffrez-vous d'un problème osseux ou articulaire (par exemple au niveau du dos, des hanches ou des genoux) qu'un changement dans vos activités physiques pourrait aggraver ?
☐	☐	**6** Votre médecin vous prescrit-il un traitement contre la tension ou pour le cœur à l'heure actuelle ?
☐	☐	**7** À votre connaissance, existe-t-il une autre raison qui pourrait vous empêcher de pratiquer une activité physique ?

Si vous avez répondu OUI à une ou plusieurs questions

Consultez votre médecin avant de commencer votre entraînement physique. Parlez-lui du questionnaire et mentionnez les questions auxquelles vous avez répondu oui.

- Peut-être pourrez-vous pratiquer tout type d'exercice physique à condition de le faire progressivement. Il se peut aussi que vous soyez obligé de restreindre vos activités. Suivez les conseils de votre médecin pour choisir celles qui vous conviendront.
- Trouvez les programmes les plus adaptés et les plus bénéfiques pour vous.

Si vous avez répondu NON à toutes les questions

Vous pouvez raisonnablement :

- Entreprendre une activité physique plus intense, en commençant doucement et progressivement – c'est la manière la plus sûre et la plus simple de vous y mettre.
- Faire une évaluation de votre condition physique – ce qui vous permettra de déterminer comment bien vivre en étant actif au quotidien. Nous vous recommandons aussi de faire mesurer votre tension ; si le résultat vous semble trop élevé ou trop bas, consultez votre médecin.

RENONCEZ À PRATIQUER UNE ACTIVITÉ PHYSIQUE :

- Si vous êtes affaibli par un virus passager comme un rhume ou la grippe – attendez de vous sentir mieux.
- Si vous êtes enceinte ou croyez l'être – consultez votre médecin.

À NOTER :

Si votre état de santé change de sorte que vous deviez répondre OUI à l'une des questions précédentes, parlez-en à votre entraîneur sportif ou à votre coach ; demandez-lui s'il est nécessaire que vous modifiiez votre programme d'entraînement.

>> **Votre programme** d'entraînement

Vous êtes à présent conscient de votre forme et pouvez donc décider des améliorations que vous souhaitez apporter à votre condition physique, à votre santé, à votre apparence, à votre énergie mais aussi à votre humeur. Chaque séance d'entraînement de 15 minutes combine exercices cardio-vasculaires, endurance et étirements.

La résistance cardiaque, la tonicité et la force musculaires, la souplesse et la masse graisseuse de votre corps sont les aspects de votre physique qui reflètent votre santé. Celle-ci dépend donc de chacune de ces caractéristiques, tout comme le risque de développer certaines maladies – et notamment celles liées à l'inactivité.

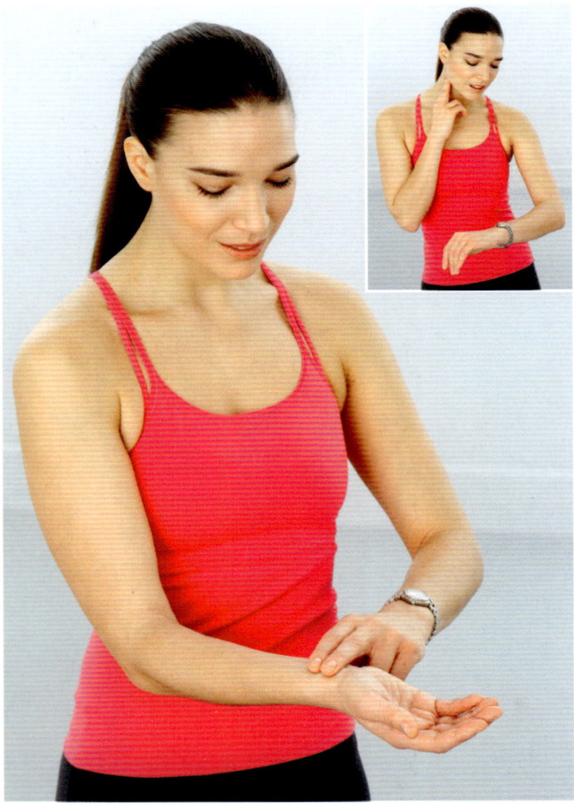

Les bienfaits des exercices cardio-vasculaires

On associe souvent un système cardio-vasculaire sain au fait d'avoir un muscle cardiaque fort, un rythme cardiaque modéré, moins de risques d'attaque et plus de chances de survie en cas d'infarctus. Faire de l'exercice régulièrement permet de faire baisser votre tension ou votre taux de lipides dans le sang, et notamment le mauvais cholestérol, responsable de l'artériosclérose. Cela permet également d'augmenter votre taux de bon cholestérol, tout en améliorant la circulation sanguine ainsi que la charge en oxygène de votre sang. En développant votre tonus cardio-vasculaire, vous éliminez aussi certains risques de cancers (côlon, sein, prostate), ainsi que la possibilité de souffrir d'obésité, de diabète, d'ostéoporose, de dépression et d'anxiété. Avec de l'entraînement, votre cœur devient plus fort et peut ainsi pomper plus de sang à chaque battement ; votre rythme cardiaque est donc moins rapide lorsque vous faites de l'exercice. Les pulsations sont en moyenne de 60 à 80 battements par minute. Prenez votre pouls au début de votre programme, puis prenez-le à nouveau après 8 semaines d'entraînement et comparez les données. Pour ce faire, considérez le premier battement comme zéro, puis comptez-les pendant 30 secondes et multipliez ce chiffre par deux.

Prenez votre pouls Pour prendre votre pouls au niveau du poignet (pouls radial), placez votre index et votre majeur contre l'intérieur du poignet, côté paume. Vous pouvez aussi prendre votre pouls au niveau du cou (pouls carotidien), juste au-dessous des mâchoires, sur le côté du larynx.

Force musculaire et résistance

La force musculaire (votre capacité à exercer une force) et la résistance (la capacité de vos muscles à répéter un exercice) vous permettent de travailler plus efficacement et de résister à la fatigue, aux courbatures et aux problèmes de dos. Renforcer vos muscles et vos articulations vous permet d'améliorer l'intensité et la durée de vos exercices cardio-vasculaires. En faisant travailler vos muscles, vous stimulez également vos os, qui se densifient, et vous éliminez ainsi tout risque d'ostéoporose.

Étirements et souplesse

Votre capacité à étirer vos muscles et le bon fonctionnement de vos articulations sont un autre aspect de votre condition musculaire. Les étirements vous permettent d'améliorer votre posture en corrigeant certains muscles qui ont tendance à se raidir ou à se raccourcir. Ils vous aident aussi à éliminer les effets du stress et à chasser les tensions.

Fréquence et durée

Un entraînement de renforcement musculaire efficace nécessite un minimum de deux séances de 15 minutes par semaine, et vous ne devez pas faire travailler un même muscle plus de trois fois par semaine. Accordez-vous un jour de repos entre l'exercice de chaque groupe de muscles, car la réparation et la bonne récupération de la fibre musculaire sont importantes pour le développement d'un muscle. La durée de vos sessions d'entraînement varie de 15 à 60 minutes, en fonction de votre condition physique et de votre disponibilité.

Programme d'entretien

Variez les séances que vous pratiquez et leur ordre afin de maintenir vos muscles en alerte. Il se peut que vous souhaitiez augmenter le poids soulevé (voir équipements pages 122-123), mais vous devez savoir que cela peut engendrer des problèmes au niveau du cou, des épaules, des coudes, des lombaires ou des genoux. Certains de vos muscles pourront soulever des charges plus importantes, mais ce ne sera peut-être pas le cas de tous les groupes de muscles. Progressez donc prudemment. La posture et l'alignement, ainsi que la préparation physique sont aussi des aspects importants de votre programme (voir pages 118-121).

>> Les mythes de l'entraînement

- **Mythe n° 1**

  Soulever des poids vous fera « gonfler ».

  Vrai Mais seulement si votre taux de testostérones est élevé et que vous utilisez des poids très lourds. Les femmes, pour la plupart, n'ont ni la force ni les hormones nécessaires pour développer une importante masse musculaire.

- **Mythe n° 2**

  Il ne faut pas soulever de poids si l'on est âgé, gros ou difforme.

  Vrai Mais pas tant que ça ! Cela peut au contraire vous faire rajeunir, perdre du poids et améliorer votre posture.

- **Mythe n° 3**

  Une personne mince n'a pas besoin de développer ses muscles en soulevant des poids.

  Faux Les apparences sont trompeuses en ce qui concerne notre morphologie. Un corps mince n'est pas pour autant un corps ferme. Sans entraînement et avec l'âge, votre masse musculaire diminue sans cesse et se transforme en graisse.

- **Mythe n° 4**

  Certains exercices d'haltérophilie peuvent vous permettre de cibler les parties de votre corps que vous voulez remodeler.

  Vrai Vous pouvez cibler, renforcer et modifier la forme de différentes parties de votre corps, mais votre masse graisseuse doit être réduite dans son ensemble, en brûlant plus de calories (avec l'aérobic ou les haltères) que vous n'en consommez.

- **Mythe n° 5**

  On perd plus de poids en faisant de l'aérobic qu'avec des exercices de renforcement musculaire.

  Vrai Pour perdre du poids, votre programme d'entraînement doit être équilibré et combiner des exercices d'aérobic, pour brûler des calories, et de renforcement musculaire, pour accélérer votre métabolisme.

15 minutes

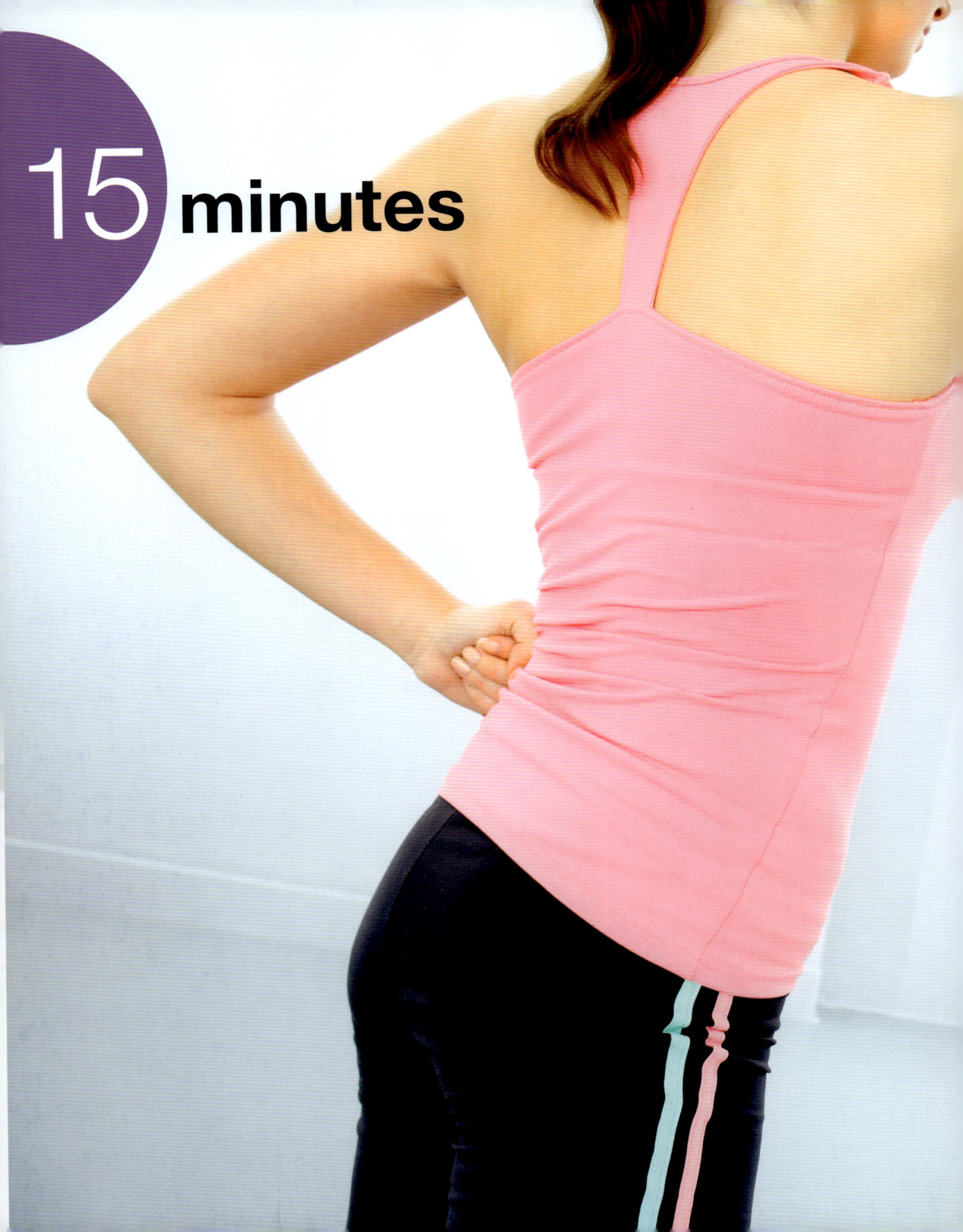

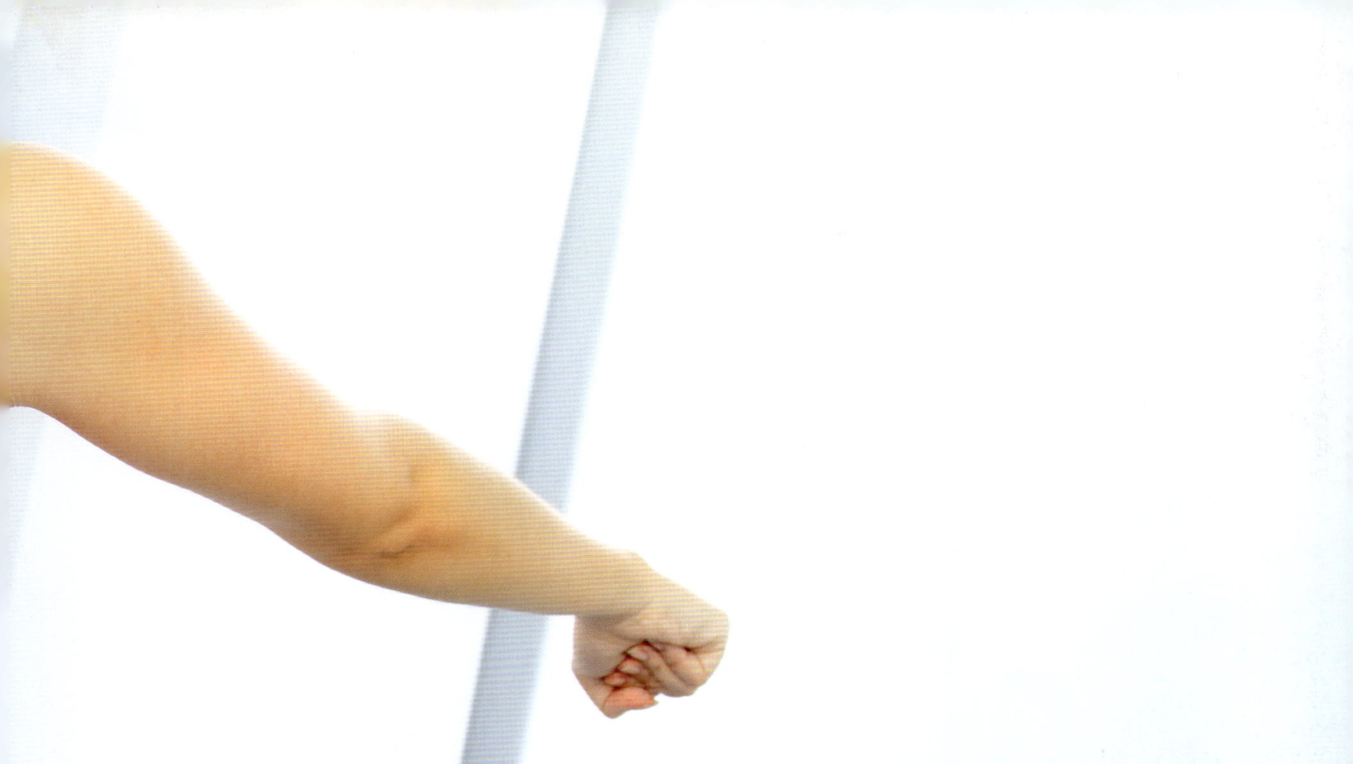

Séance d'entraînement pas à pas >>

Prenez l'habitude de faire de l'exercice au quotidien grâce à cette séance tout en douceur.

>> **Échauffement** marche / planté du talon

1 **Marche** Tenez-vous debout, les pieds parallèles, les jambes légèrement écartées, les genoux souples, les bras le long du corps. Commencez à marcher : pliez le genou droit pour que votre pied décolle à peine du sol, et balancez votre bras gauche en avant et le droit en arrière. Posez la pointe de pied au sol, puis déroulez lentement la cheville pour abaisser votre talon. Continuez à marcher en inversant le mouvement de vos bras et de vos jambes. Répétez huit fois de chaque côté.

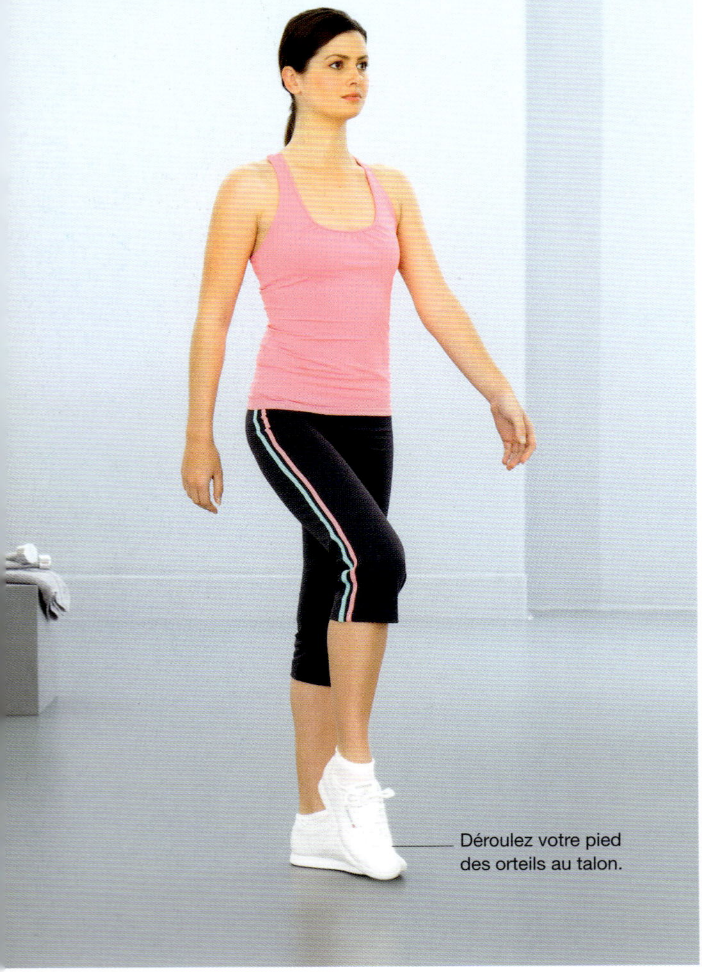

Déroulez votre pied des orteils au talon.

2 **Planté du talon** Continuez à marcher, mais cette fois posez d'abord votre talon au sol. Étirez votre jambe, le genou tendu, le talon planté dans le sol et les orteils pointés vers le plafond. Continuez à balancer vos bras en opposition avec vos jambes, les coudes pliés, en levant le poing à hauteur d'épaules. Pensez à bien contracter vos abdominaux. Répétez huit fois de chaque côté.

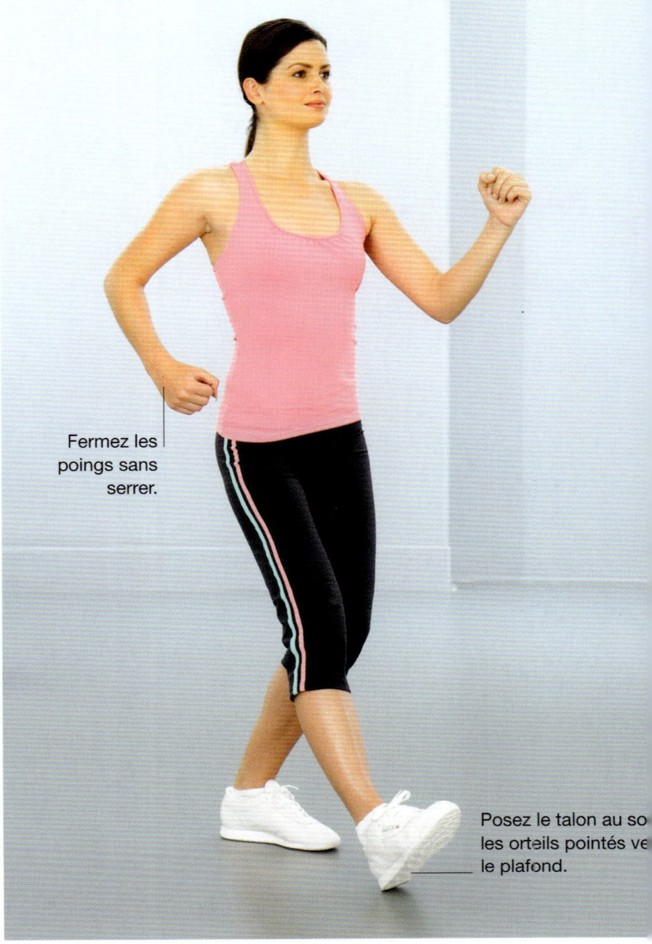

Fermez les poings sans serrer.

Posez le talon au so[l] les orteils pointés ve[rs] le plafond.

3 Pointes Changez le mouvement de vos pieds en marchant sur les pointes, les bras toujours en balancier. Étirez votre jambe de la hanche à la pointe du pied. Gardez les bras tendus et amenez votre main à hauteur d'épaules. Pensez à l'alignement de votre corps. Alignez la position de vos épaules sur celle de vos hanches et de vos chevilles. Répétez huit fois de chaque côté.

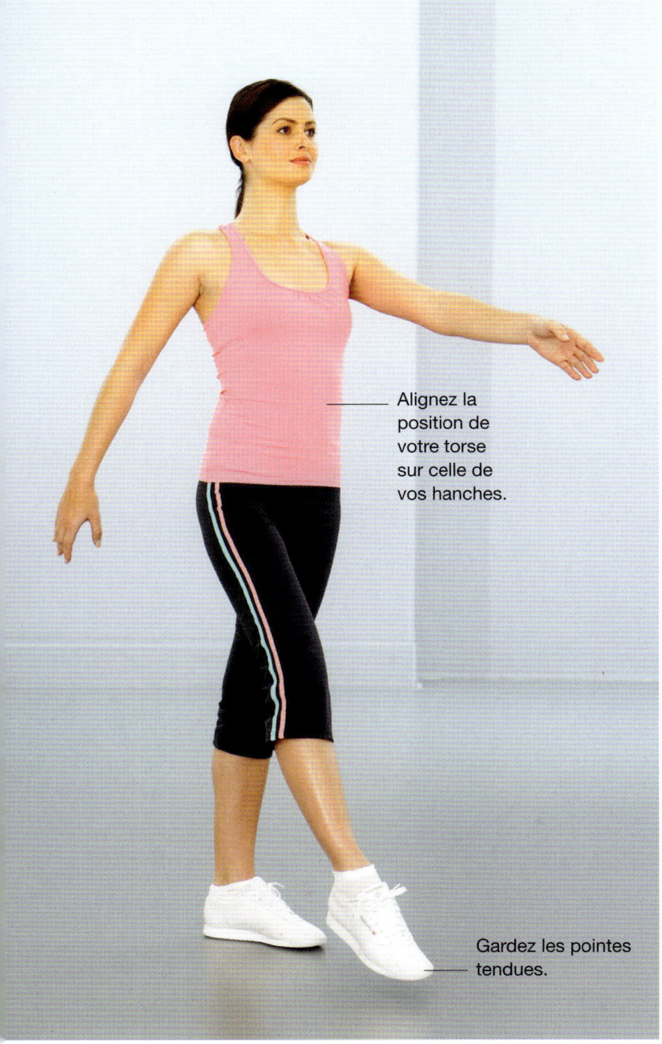
Alignez la position de votre torse sur celle de vos hanches.
Gardez les pointes tendues.

4 Montée du genou Intensifiez l'exercice en levant le genou plié à hauteur de la hanche. Si vous arrivez à lever le genou plus haut, pensez à bien utiliser les muscles de votre torse pour maintenir l'alignement de votre corps. Continuez à balancer vos bras en opposition avec vos jambes, les coudes pliés, le poing levé à hauteur d'épaules. Répétez huit fois de chaque côté.

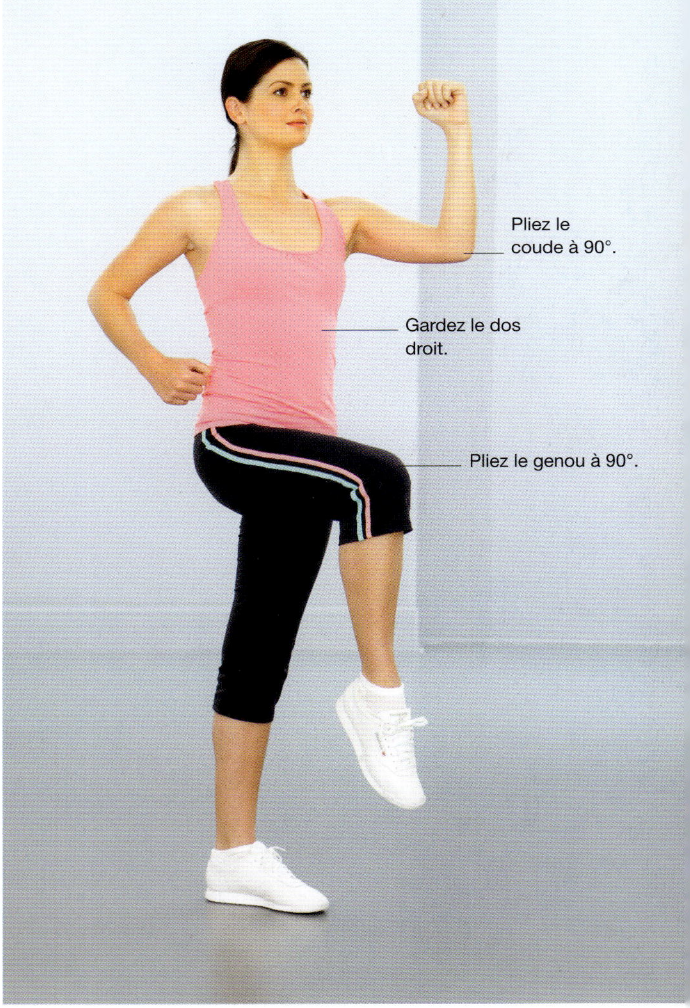
Pliez le coude à 90°.
Gardez le dos droit.
Pliez le genou à 90°.

>> **Échauffement** fente / jeté latéral

5 **Fente** En gardant le même rythme, pliez votre jambe droite et tendez votre jambe gauche en arrière, le talon levé. Tendez les deux bras en avant, à hauteur d'épaules. Prenez appui sur votre pied gauche pour revenir à la position initiale, les bras le long du corps. Changez de côté et répétez le mouvement de fente huit fois de chaque côté.

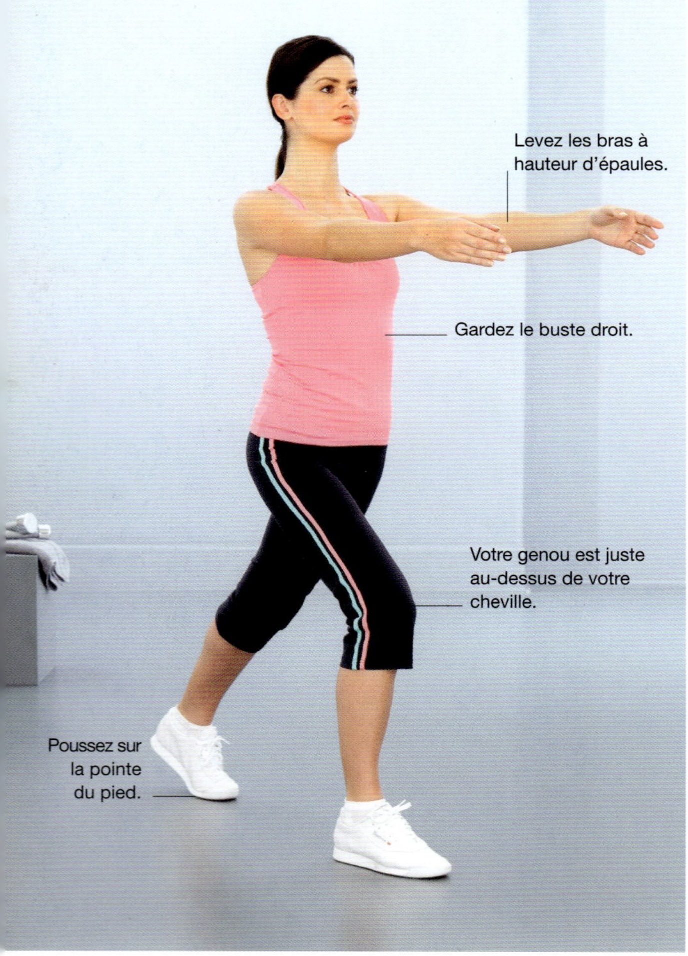
Levez les bras à hauteur d'épaules.
Gardez le buste droit.
Votre genou est juste au-dessus de votre cheville.
Poussez sur la pointe du pied.

6 **Jeté latéral** Toujours au même rythme, pliez les deux genoux, les bras le long du corps. Tendez les jambes et jetez votre jambe droite sur le côté en levant les deux bras tendus à hauteur d'épaules. Ramenez votre jambe droite au centre, les genoux à nouveau pliés. Répétez huit fois en alternant les deux côtés. **Reprenez l'ensemble de l'échauffement en commençant par l'étape 5 pour finir par l'étape 1.**

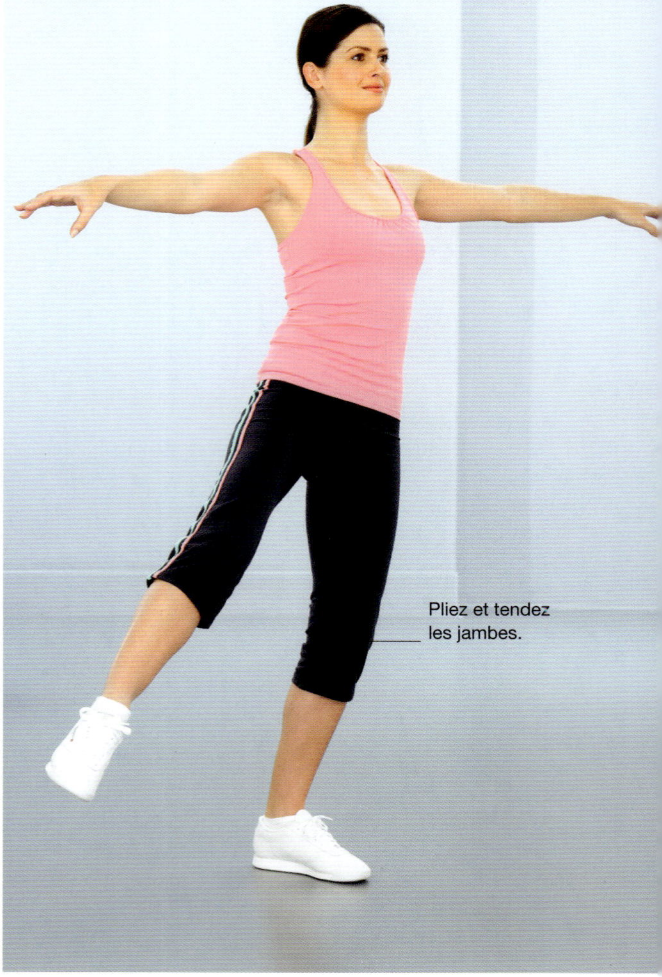
Pliez et tendez les jambes.

7a

Plié, bras tendus Prenez deux poids légers et tenez-vous debout, les pieds bien écartés. Basculez le poids de votre corps sur vos talons et ouvrez les hanches de manière que vos pieds forment un angle de 45°. Tenez les poids dans vos mains, paumes vers l'intérieur, les bras le long du corps. Pensez à bien contracter vos abdominaux et à descendre vos épaules.

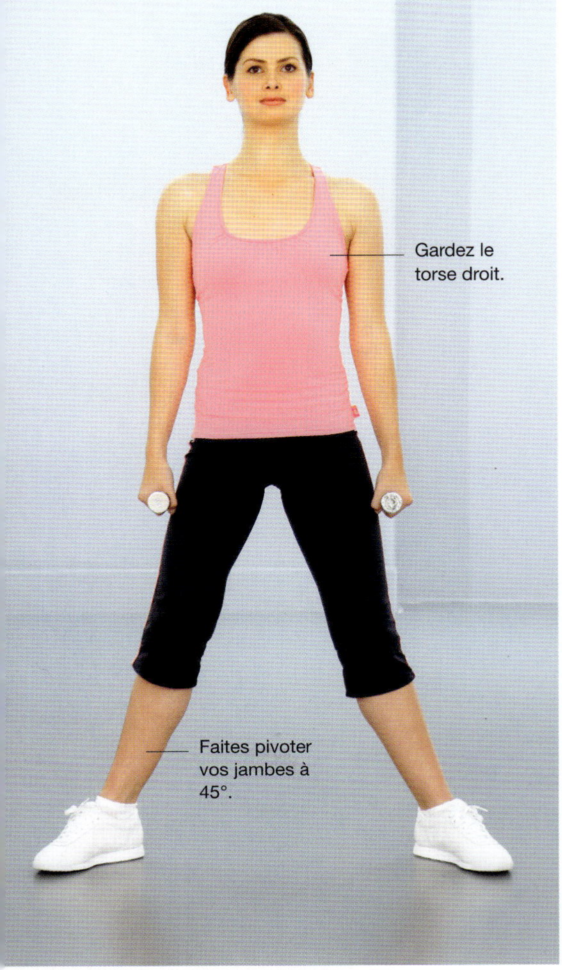
Gardez le torse droit.
Faites pivoter vos jambes à 45°.

7b

Inspirez en pliant les genoux dans l'alignement de vos pieds et en levant les bras tendus à hauteur d'épaules, les pouces vers le haut. Vos bras avancent légèrement au-dessus de vos hanches. Gardez les coudes souples et tendez bien les poignets. Expirez en poussant sur vos talons et en tendant vos jambes pour revenir à la position initiale, les bras le long du corps. En exécutant ce mouvement, imaginez que vous glissez le long d'une paroi. Répétez douze fois.

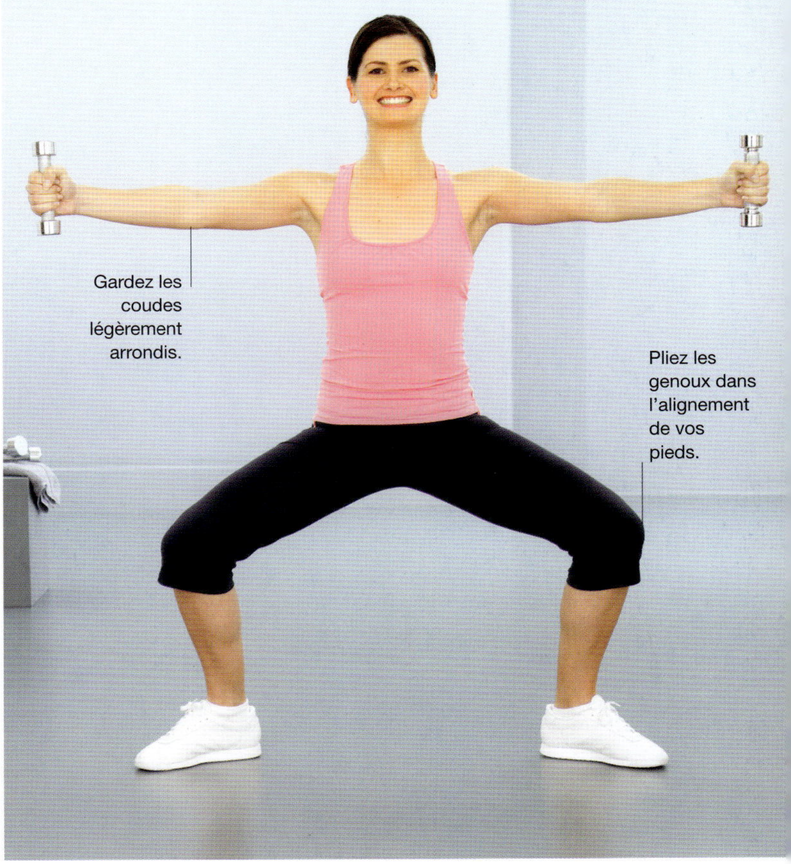
Gardez les coudes légèrement arrondis.
Pliez les genoux dans l'alignement de vos pieds.

>> **Cardio** marche et coup de poing

8a

Marche et coup de poing Pour cet exercice de cardio, reposez les poids. Tenez-vous debout, les pieds parallèles, les épaules basses, les genoux à demi pliés. Puis pliez les bras et maintenez-les à hauteur d'épaules, les poings fermés. Vérifiez le bon alignement de votre corps : gardez les omoplates vers le bas, les abdominaux tenus, la poitrine en avant et le torse droit.

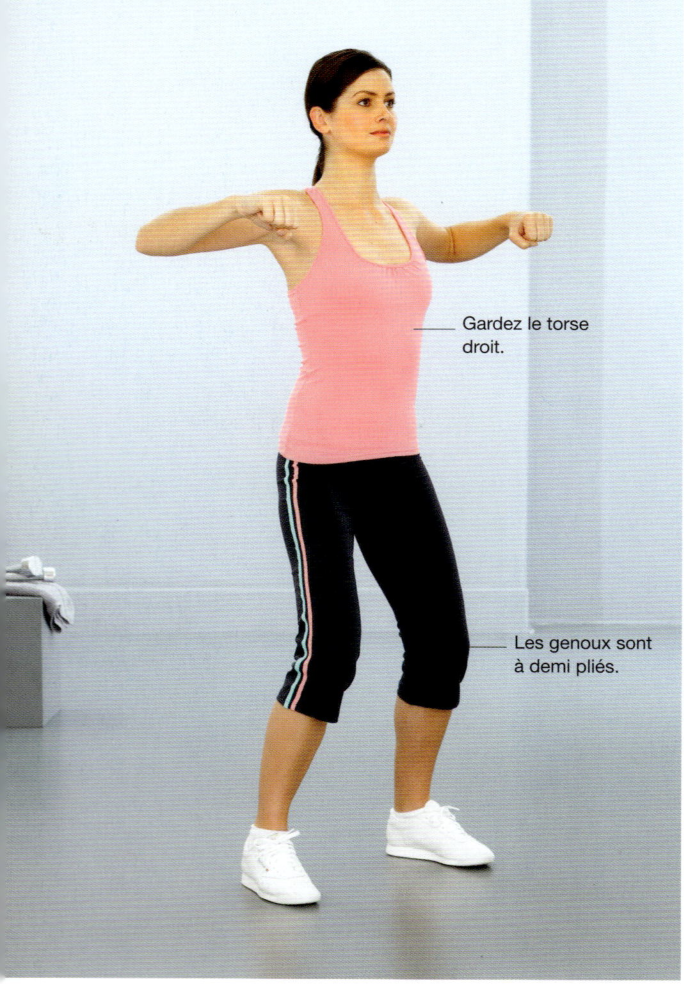
Gardez le torse droit.
Les genoux sont à demi pliés.

8b

Inspirez, puis expirez en tendant les genoux et en lançant votre bras droit en diagonale de votre corps (comme si vous donniez un coup de poing). Gardez le bras gauche plié à hauteur d'épaule. Inspirez en revenant à la position initiale, puis répétez douze fois en alternant les deux côtés.

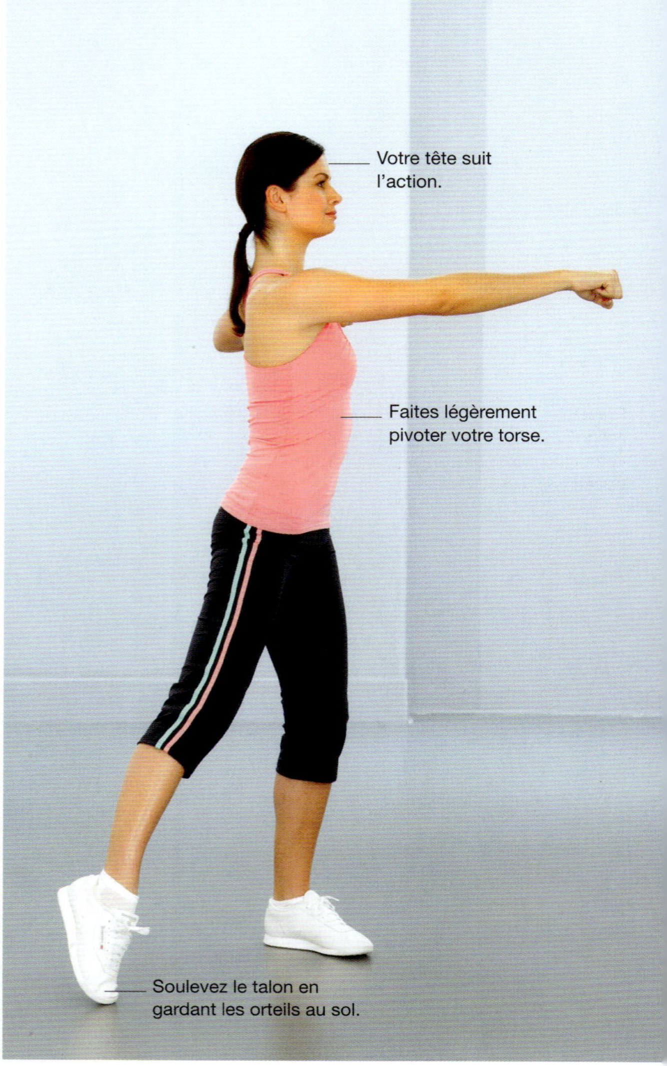
Votre tête suit l'action.
Faites légèrement pivoter votre torse.
Soulevez le talon en gardant les orteils au sol.

>> **Cardio** plié et pressé

9a

Plié et pressé Tenez-vous debout, les pieds parallèles, les épaules basses et les genoux souples. Levez les bras en avant à hauteur d'épaules, les épaules basses et les poings légèrement serrés, paumes vers le bas. Utilisez les muscles de maintien pour le bon alignement de votre colonne vertébrale, puis abaissez vos omoplates et préparez-vous à travailler les muscles de la section médiane du dos.

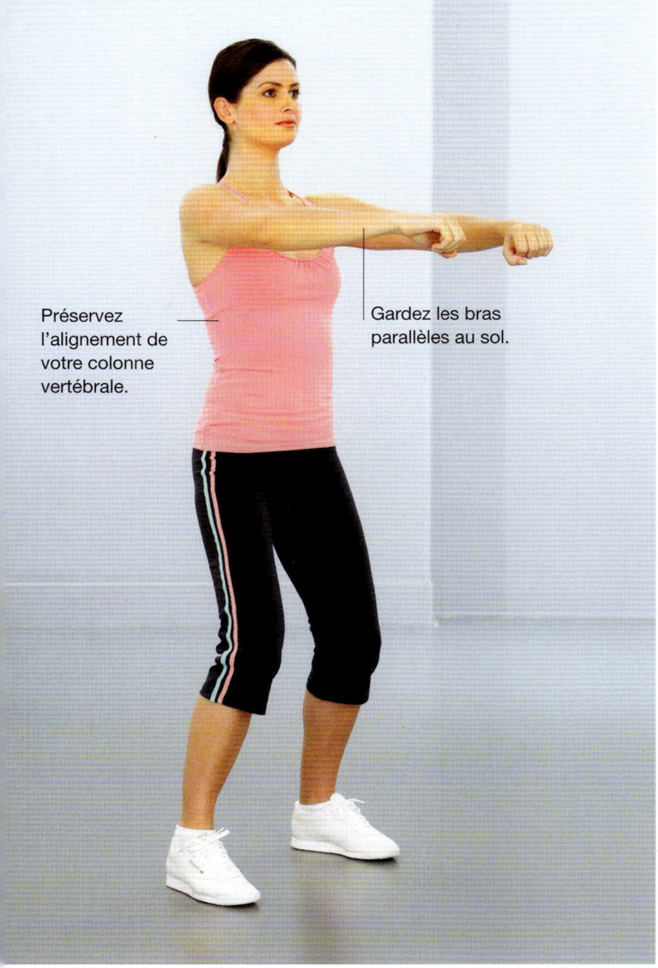

9b

En respirant normalement, basculez le poids de votre corps sur votre jambe gauche et pliez simultanément votre jambe droite en arrière, le talon vers la fesse, les muscles du mollet contractés. Gardez les bras parallèles au sol, les coudes pliés à 90°, en rapprochant vos omoplates pour les presser l'une contre l'autre. Inspirez en revenant à la position initiale. Répétez huit fois en alternant les deux jambes.

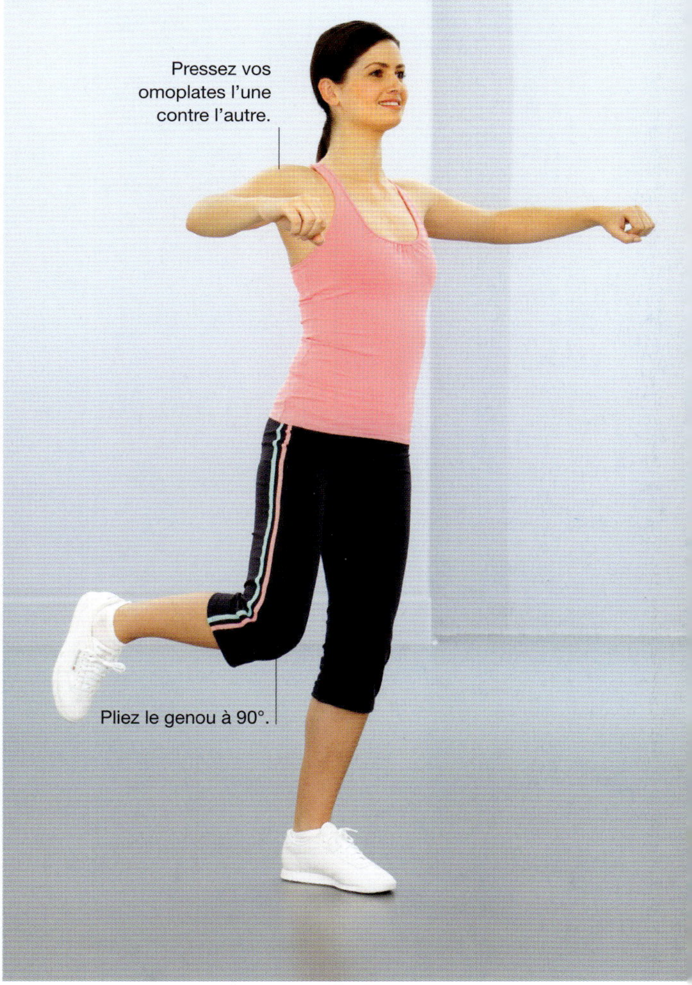

>> **Cardio** montée du genou et rotation

10a **Montée du genou et rotation** Tenez-vous debout les pieds parallèles, écartés de la largeur de vos hanches, les genoux souples. Levez les bras sur le côté à hauteur d'épaules et pliez les coudes à 90° ; les paumes vers l'avant, fermez les poings sans serrer. Pensez à ne pas lever les omoplates et contractez vos abdominaux pour vous préparer à pivoter.

10b Le dos droit, levez le genou droit à hauteur de la hanche. Expirez et pivotez le torse de manière à amener votre coude gauche au-dessus de votre genou droit. Inspirez en revenant à la position initiale, puis répétez huit fois en alternant les deux côtés.

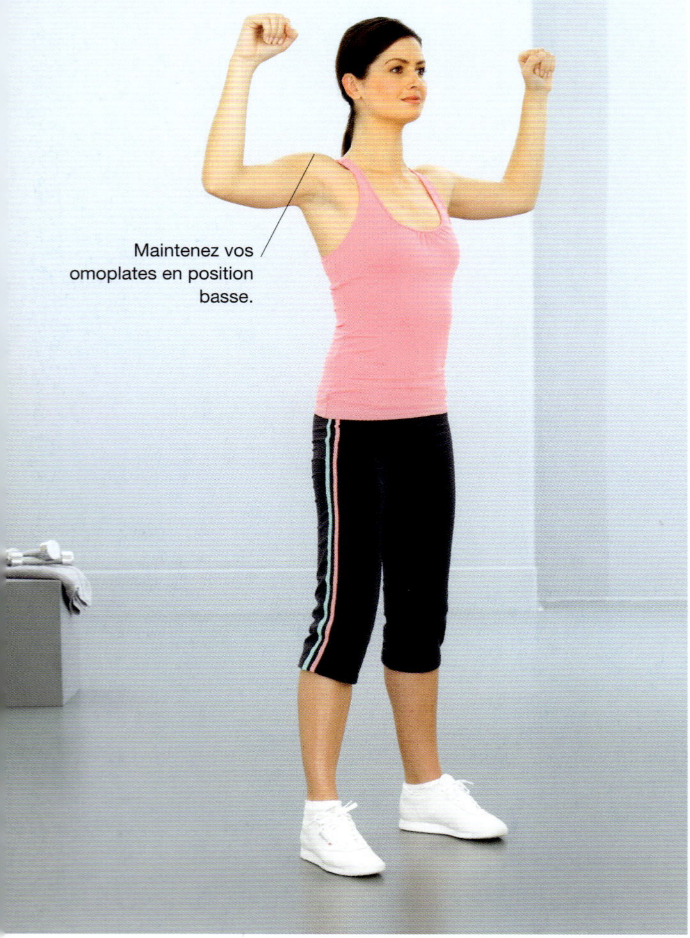
Maintenez vos omoplates en position basse.

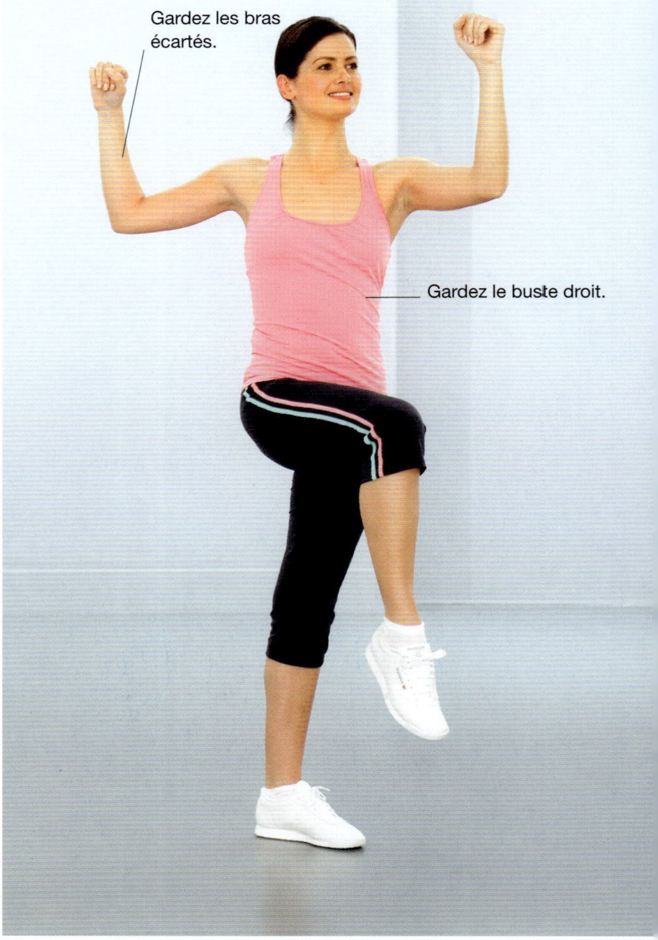
Gardez les bras écartés.
Gardez le buste droit.

>> **Endurance** fente / traction du bras

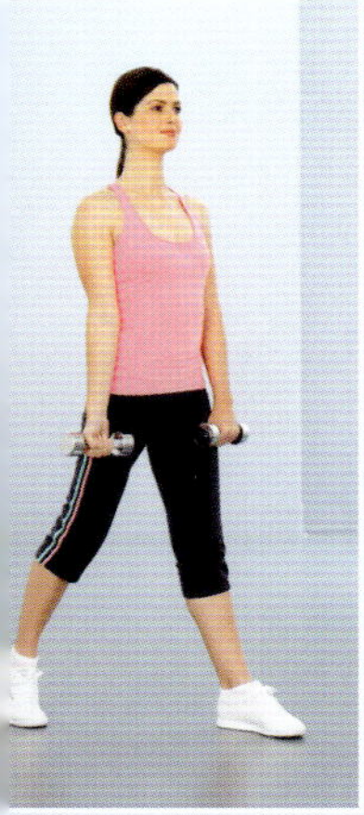

11 **Fente** Prenez deux poids de taille moyenne. Tenez-vous droit, la jambe gauche devant la jambe droite. La paume gauche est contre la cuisse, la paume droite, tournant vers l'avant. Inspirez en pliant les genoux et pliez le coude droit pour amener le poids à hauteur d'épaule. Expirez en revenant en position initiale. Répétez douze fois de chaque côté. **Répétez les exercices 8 à 10 (pp. 24-26).**

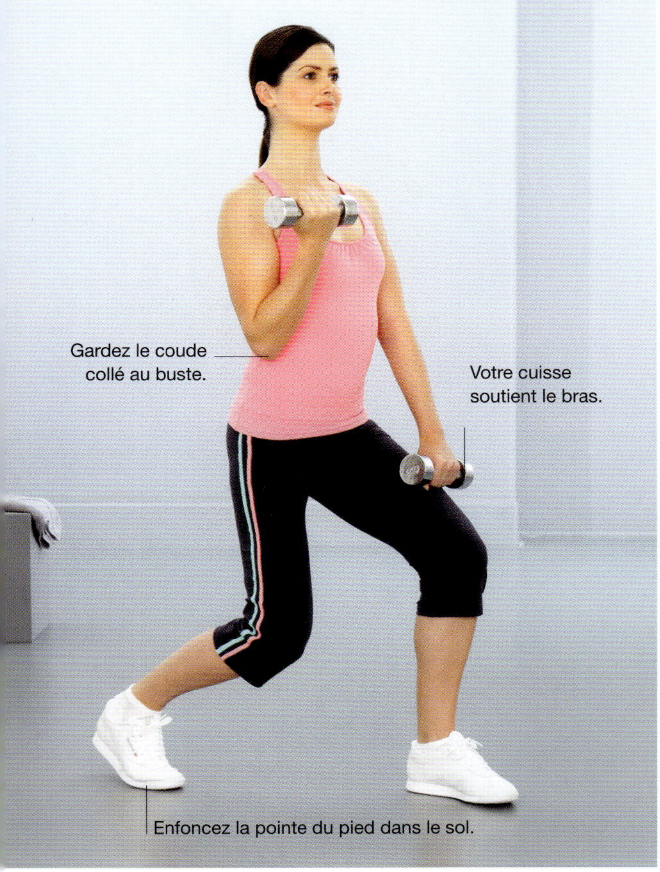
Gardez le coude collé au buste.
Votre cuisse soutient le bras.
Enfoncez la pointe du pied dans le sol.

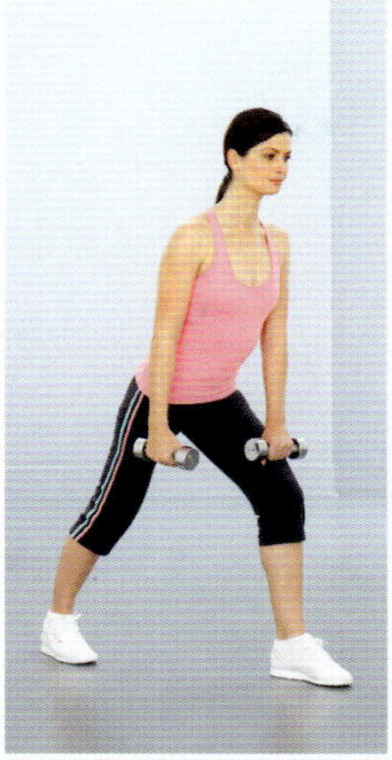

12 **Traction du bras** Prenez deux poids de taille moyenne. Placez-vous en fente, pied gauche en avant, et inclinez-vous à 45° depuis les hanches. Expirez en pliant le coude droit à 90° derrière vous et soulevez le poids à hauteur de la taille. Répétez douze fois de chaque côté. **Répétez les exercices 8 à 10 (pp. 24-26).**

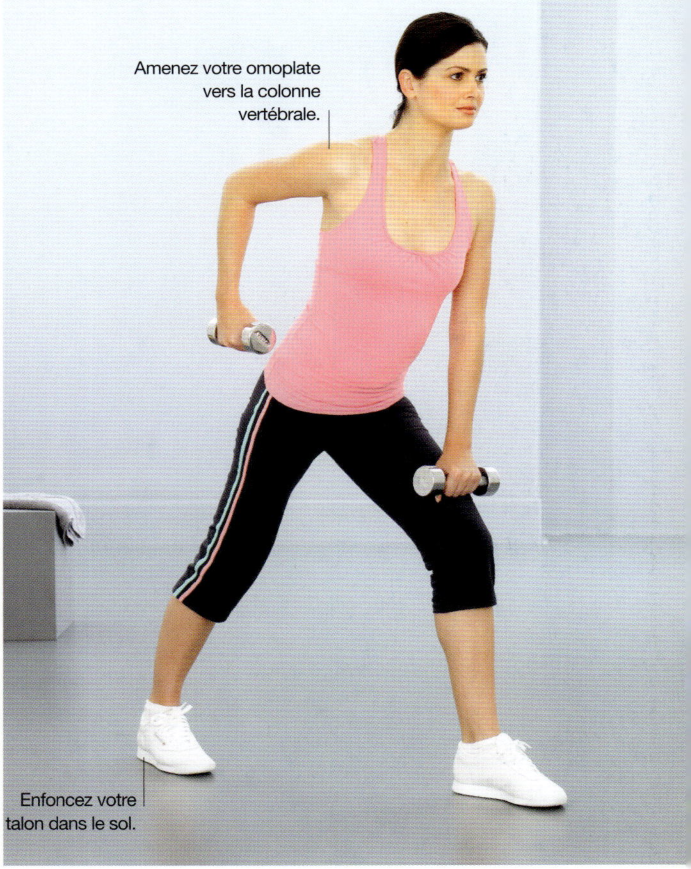
Amenez votre omoplate vers la colonne vertébrale.
Enfoncez votre talon dans le sol.

>> **Endurance** flexion / contraction des triceps

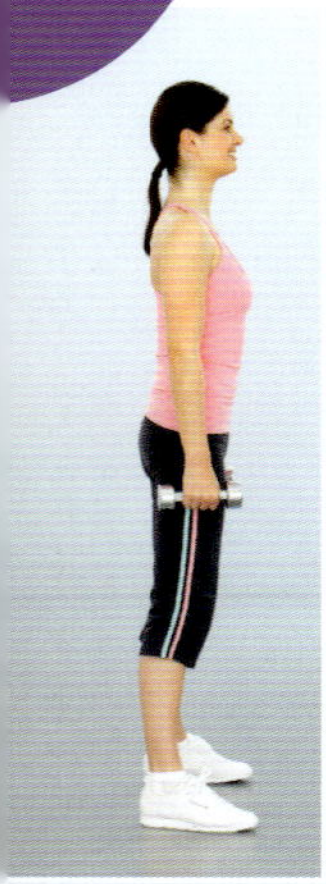

13 **Flexion** Prenez deux poids de taille moyenne. Tenez-vous debout, les pieds parallèles et légèrement écartés, les genoux souples, les bras le long du corps, paumes tournées vers l'intérieur. Basculez le poids de votre corps sur vos talons et, en inspirant, pliez les genoux et amenez vos hanches en arrière. Expirez en revenant à la position initiale – contractez les fessiers pour tendre à nouveau les jambes. Répétez douze fois. **Répétez les exercices 8 à 10 (pp. 24-26).**

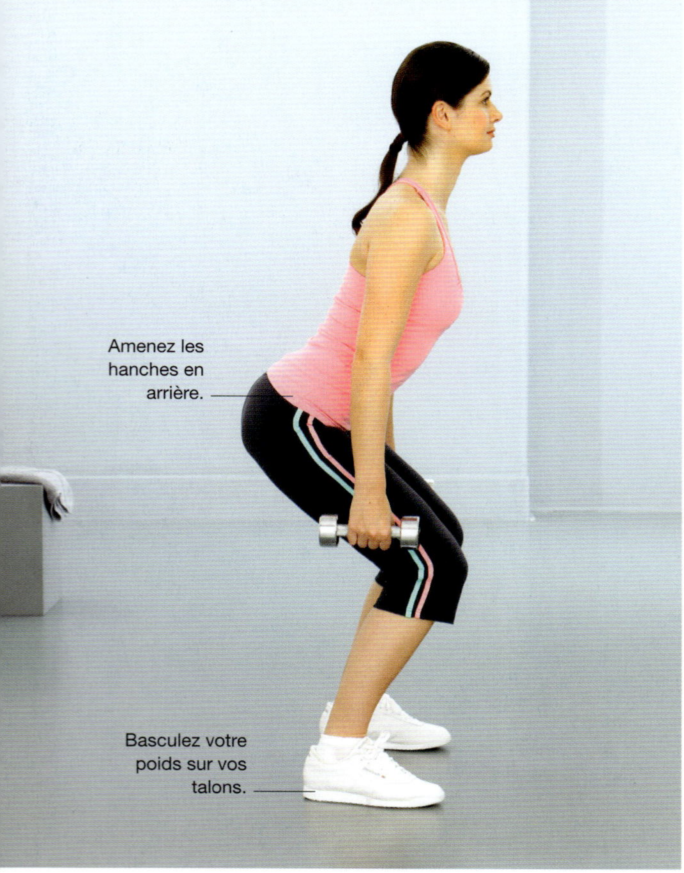
Amenez les hanches en arrière.
Basculez votre poids sur vos talons.

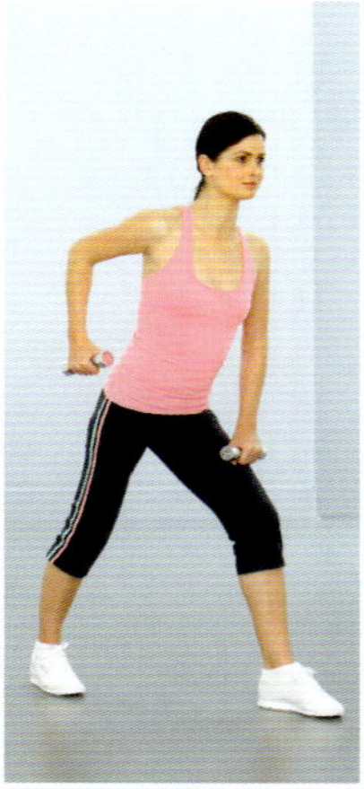

14 **Contraction des triceps** Prenez deux poids plus légers et placez-vous en fente, pied droit en arrière, le corps incliné vers l'avant. Pliez le coude droit à 90° derrière vous et levez le haut du bras pour qu'il soit le plus possible parallèle au sol. Inspirez, puis expirez en tendant l'avant-bras en arrière. Répétez douze fois de chaque côté. **Répétez les exercices 8 à 10 (pp. 24-26).**

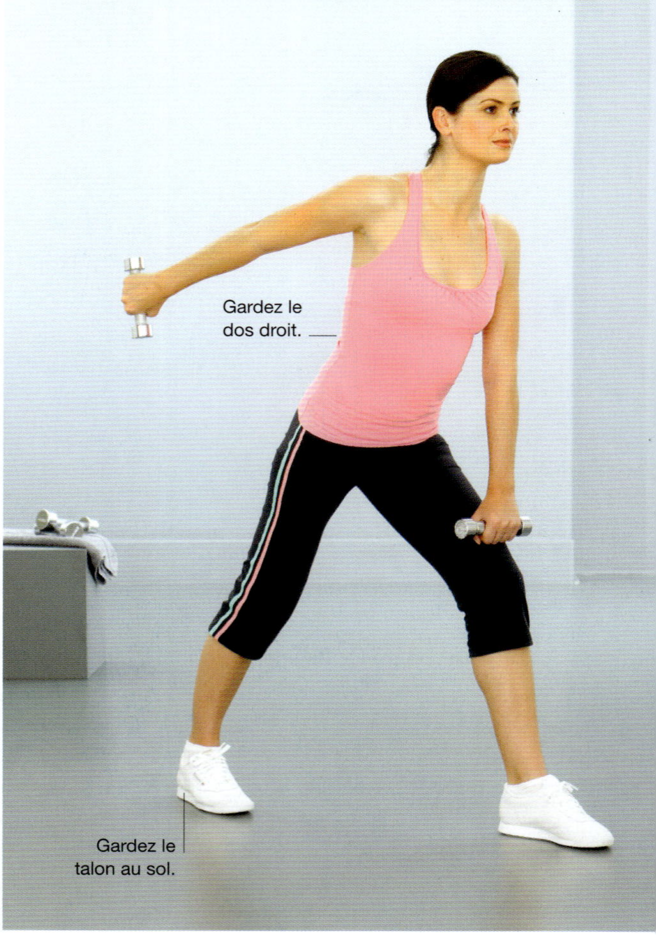
Gardez le dos droit.
Gardez le talon au sol.

>> **Relaxation** étirement / le salut au Soleil

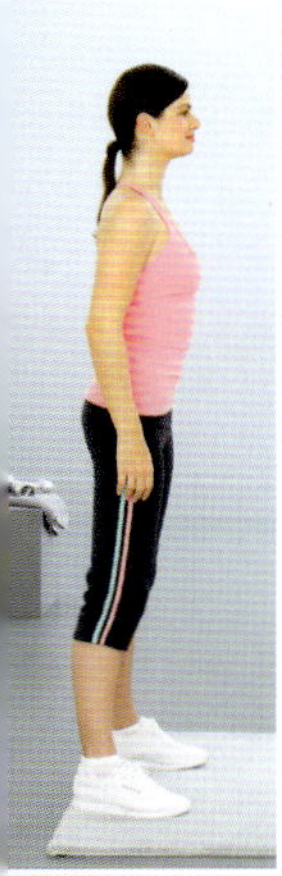

15 **Étirement** Reposez les poids pour ces exercices de relaxation. Tenez-vous debout les pieds parallèles et légèrement écartés, les genoux souples. Descendez vos omoplates et levez les deux bras au-dessus de votre tête. Entrelacez vos pouces et centrez votre tête entre vos coudes. Respirez profondément pour allonger la colonne vertébrale. Pointez le sommet de votre tête vers le plafond et séparez bien vos côtes de vos hanches.

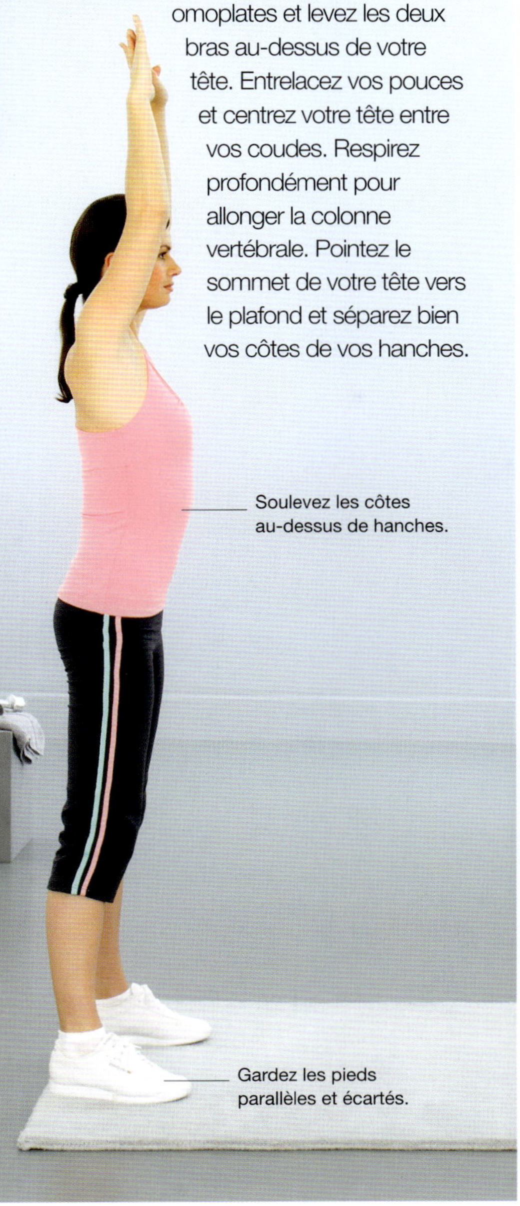
Soulevez les côtes au-dessus de hanches.
Gardez les pieds parallèles et écartés.

16 **Salut au Soleil** En allongeant toujours la colonne vertébrale, contractez les hanches, les cuisses et les fessiers. Étirez-vous vers le haut et légèrement en arrière. Regardez le plafond, la tête toujours centrée entre vos coudes. Revenez en position droite et abaissez les bras. Respirez naturellement tout au long de l'exercice.

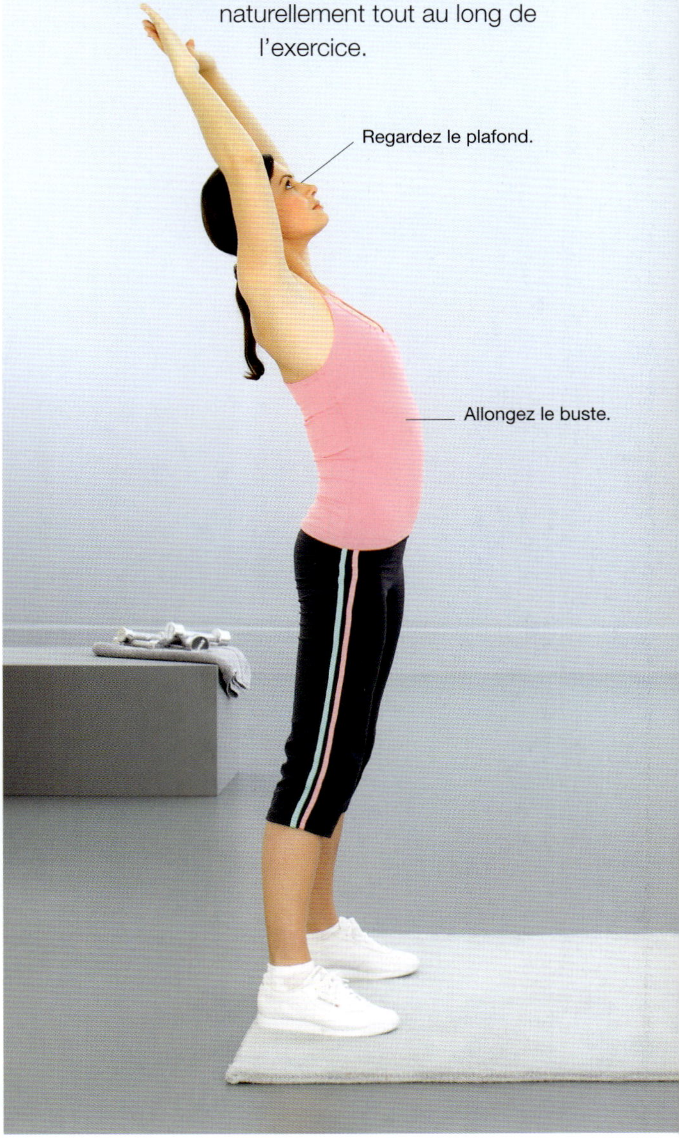
Regardez le plafond.
Allongez le buste.

>> **Relaxation** enroulé / la planche

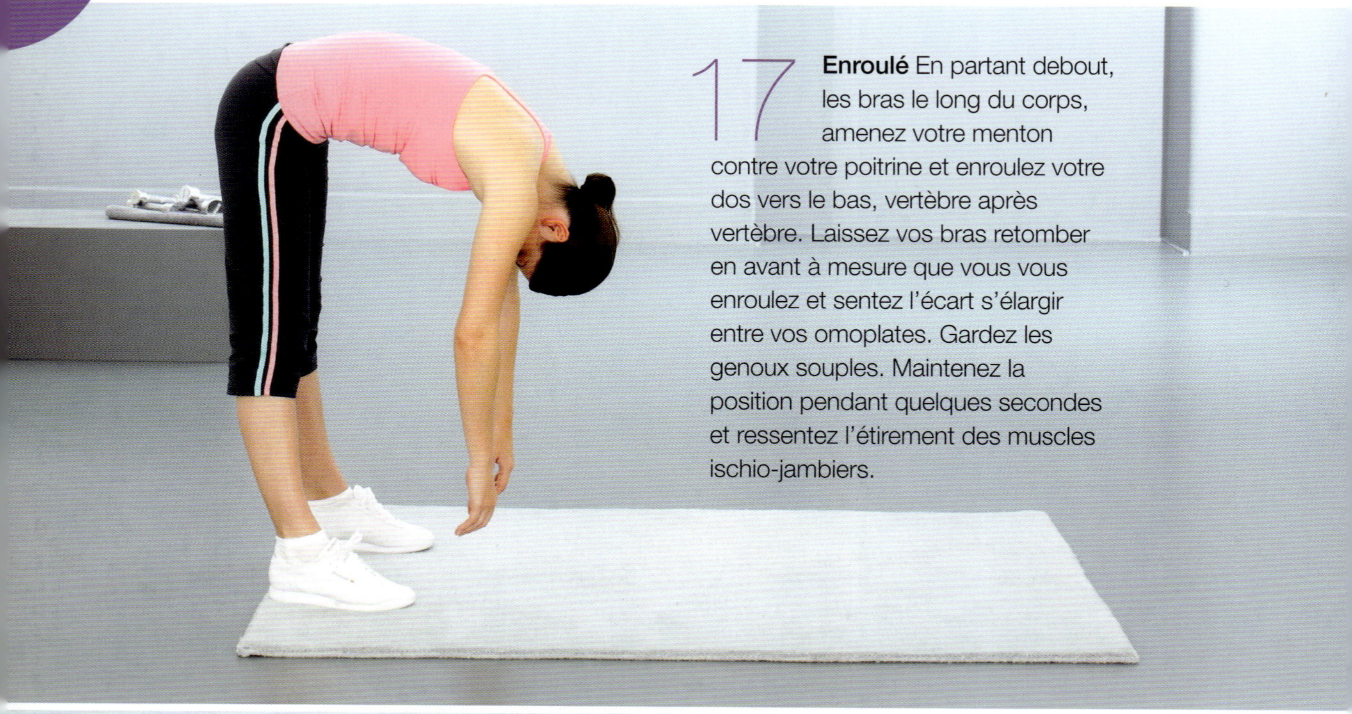

17 **Enroulé** En partant debout, les bras le long du corps, amenez votre menton contre votre poitrine et enroulez votre dos vers le bas, vertèbre après vertèbre. Laissez vos bras retomber en avant à mesure que vous vous enroulez et sentez l'écart s'élargir entre vos omoplates. Gardez les genoux souples. Maintenez la position pendant quelques secondes et ressentez l'étirement des muscles ischio-jambiers.

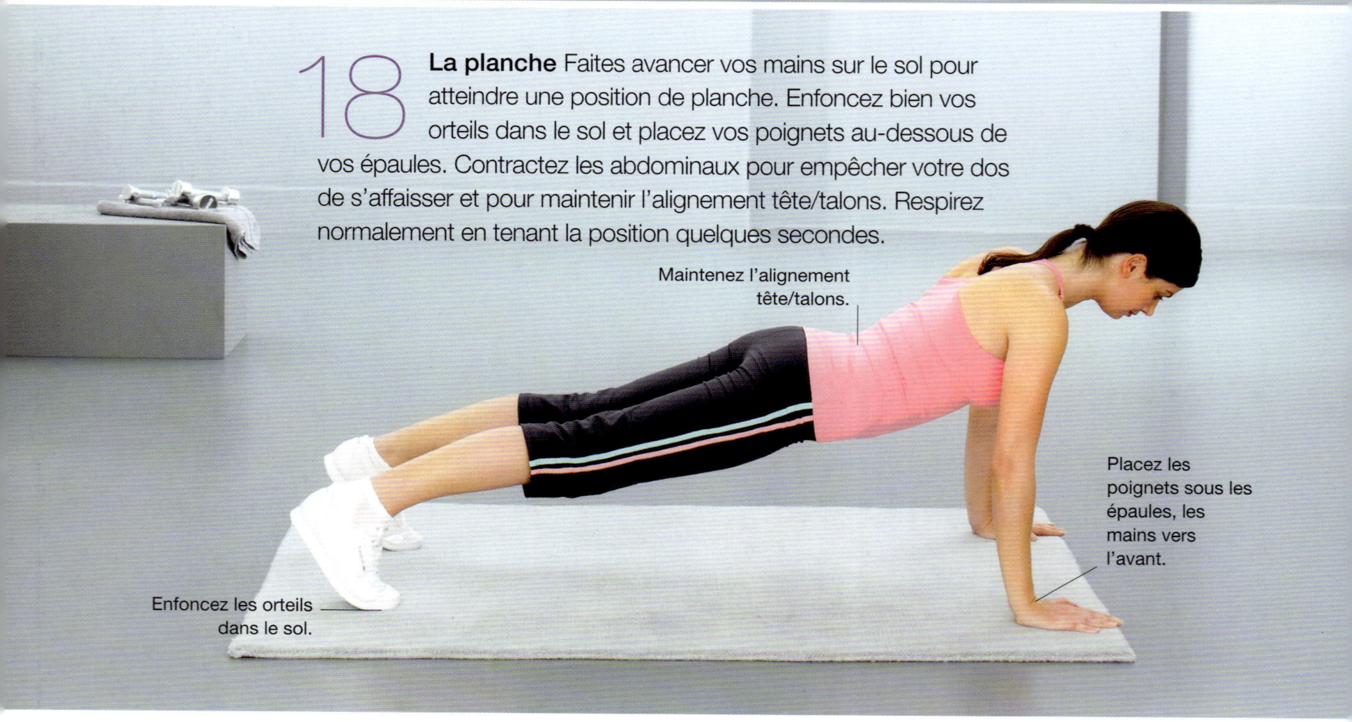
Maintenez l'alignement tête/talons.
Placez les poignets sous les épaules, les mains vers l'avant.
Enfoncez les orteils dans le sol.

18 **La planche** Faites avancer vos mains sur le sol pour atteindre une position de planche. Enfoncez bien vos orteils dans le sol et placez vos poignets au-dessous de vos épaules. Contractez les abdominaux pour empêcher votre dos de s'affaisser et pour maintenir l'alignement tête/talons. Respirez normalement en tenant la position quelques secondes.

>> **Endurance** pédalo

19a

Pédalo Allongez-vous sur le dos, les genoux repliés au-dessus des hanches, les mollets parallèles au sol, les pieds détendus. Veillez à ce que vos genoux et vos hanches forment un angle droit. Soutenez légèrement votre tête du bout de vos doigts, les pouces au niveau des oreilles.

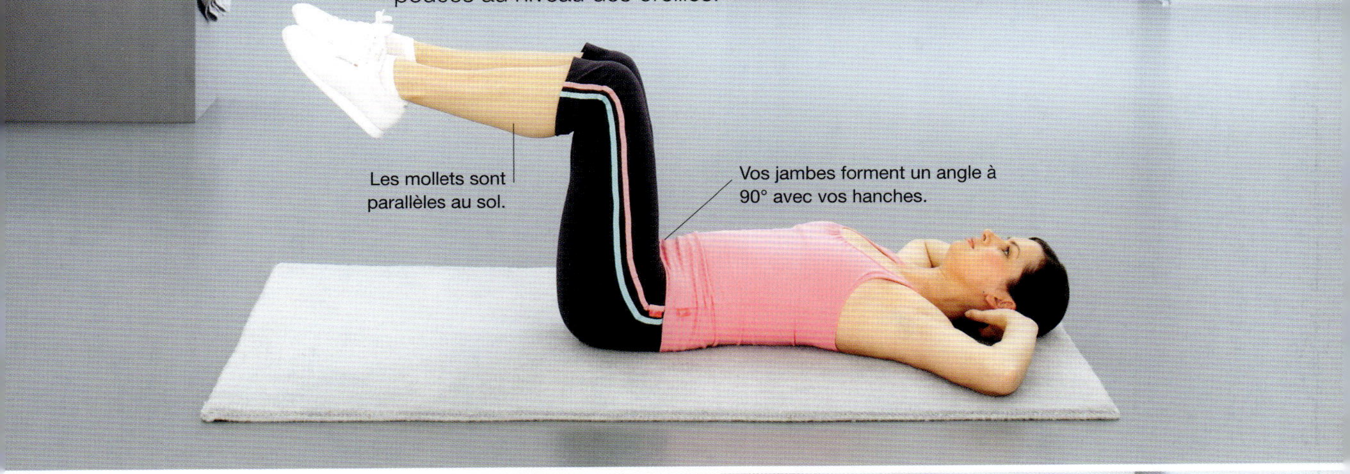
Les mollets sont parallèles au sol.
Vos jambes forment un angle à 90° avec vos hanches.

19b

Contractez vos abdos. Inspirez, puis expirez en soulevant les épaules du sol. Tendez votre jambe droite et amenez votre épaule droite vers votre genou gauche. Revenez au centre. Inspirez, puis expirez en répétant de l'autre côté. Faites dix mouvements de chaque côté.

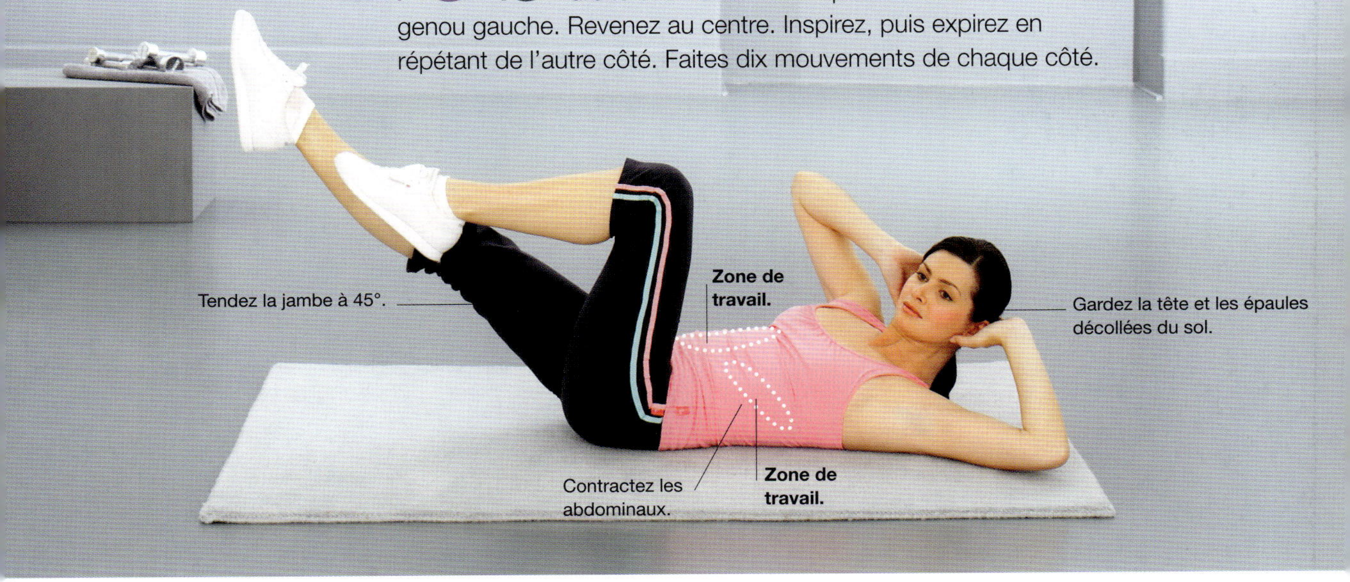
Tendez la jambe à 45°.
Zone de travail.
Gardez la tête et les épaules décollées du sol.
Contractez les abdominaux.
Zone de travail.

>> Relaxation rotation de la colonne vertébrale / étirement des quadriceps

20 **Rotation de la colonne vertébrale** Allongez-vous sur le dos, les genoux repliés et les pieds au sol. Tendez les bras sur le côté, les épaules et les paumes en contact avec le sol. Laissez tomber vos genoux sur le côté et tournez la tête du côté opposé. Respirez profondément.

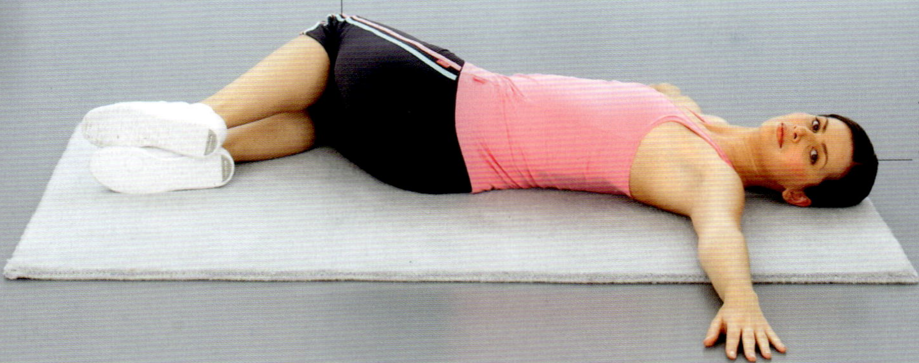

Laissez vos genoux retomber au sol.
Tournez la tête dans la direction opposée à celle de vos genoux.

21 **Étirement des quadriceps** Tournez-vous sur le côté, les hanches et les épaules alignées, les genoux repliés à 45° en avant. Pliez votre avant-bras et placez-le sous votre tête. Tendez l'autre bras vers l'arrière et saisissez votre pied, que vous amenez vers votre fesse. Le genou se trouve alors dans l'alignement de la hanche. Respirez profondément. Répétez le pivot et l'étirement des quadriceps de l'autre côté.

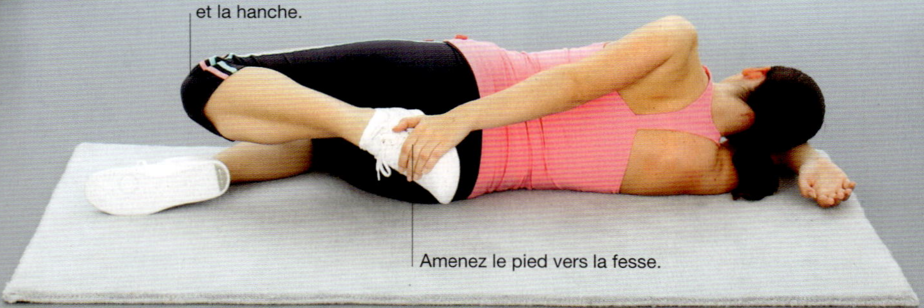

22 **Le sphinx** Mettez-vous à plat ventre. Pliez les coudes et posez les avant-bras au sol. Abaissez vos omoplates et soulevez la poitrine en faisant glisser vos coudes vers l'arrière pour qu'ils se retrouvent juste au-dessous de vos épaules. Tournez la tête à gauche puis à droite pour étirer le cou. Tenez chaque position et respirez normalement.

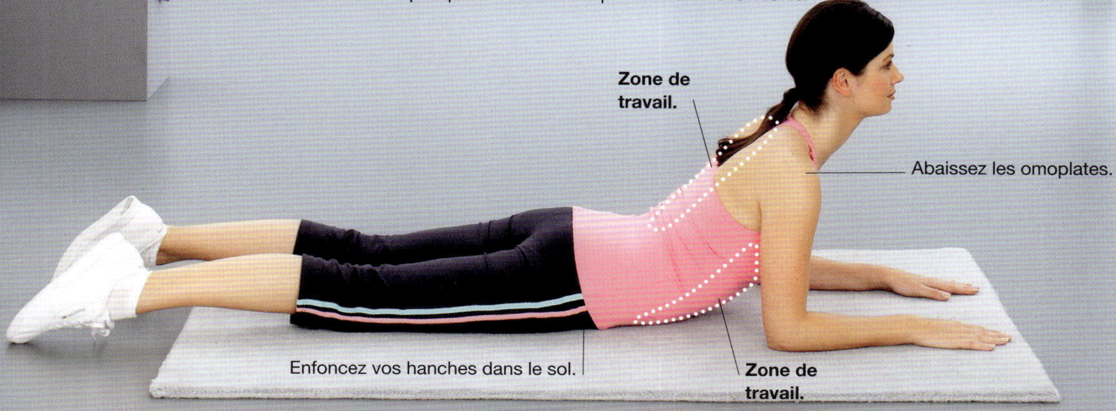

23 **La position de l'enfant** Asseyez-vous sur vos talons et penchez-vous vers l'avant, le front contre le sol, les bras tendus au-dessus de votre tête. Déplacez vos mains sur un côté en gardant la tête entre vos coudes, puis étirez-vous de l'autre côté. À chaque expiration, intensifiez la position.

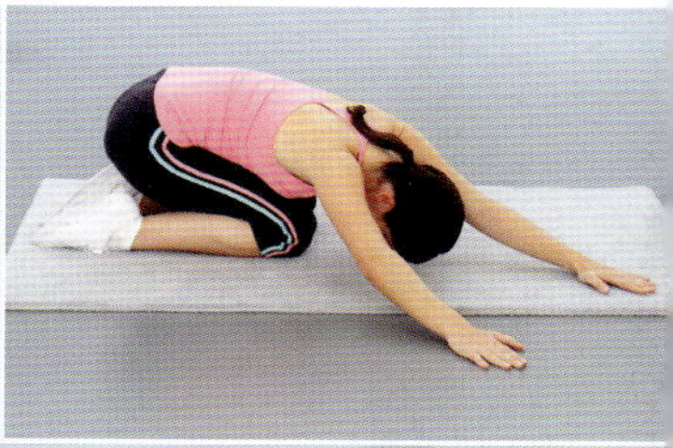

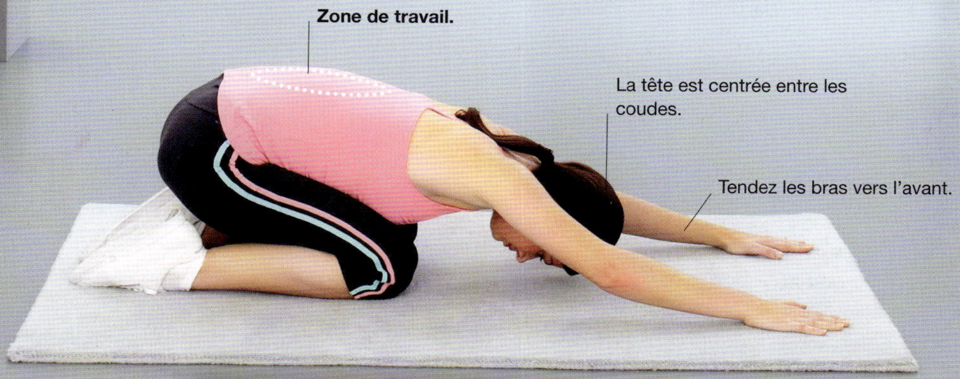

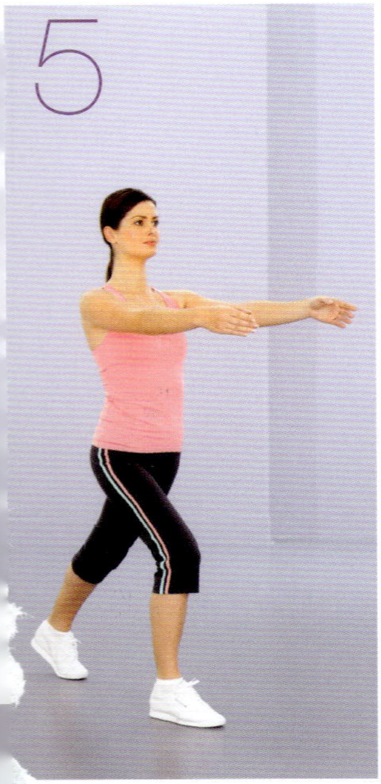

▲ **Échauffement,** Fente, page 22

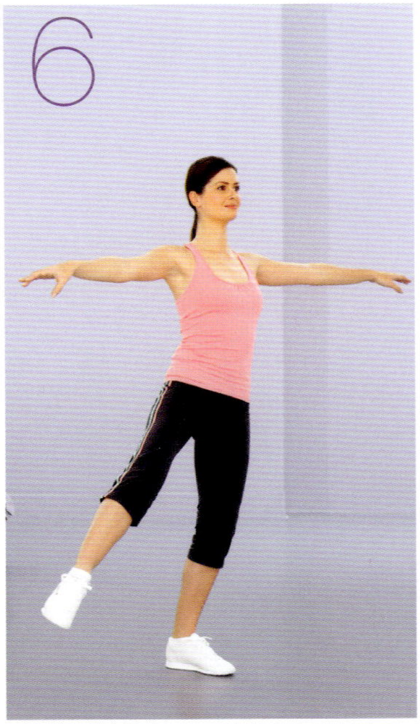

▲ **Échauffement** Jeté latéral, page 22. Répétez les exercices 5 à 1.

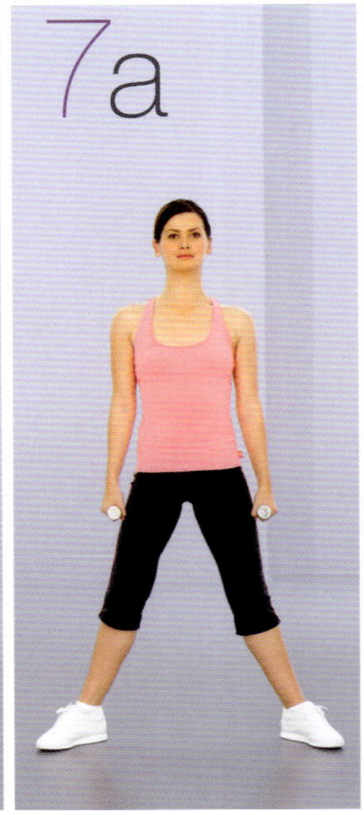

▲ **Endurance,** Plié, bras tendus, page 23

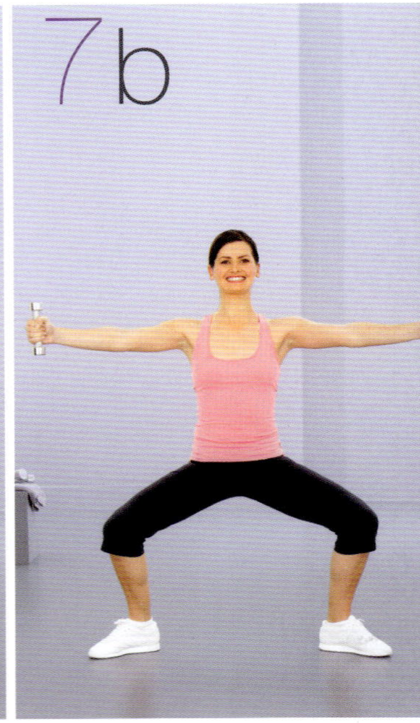

▲ **Endurance,** Plié, bras tendus, page 23

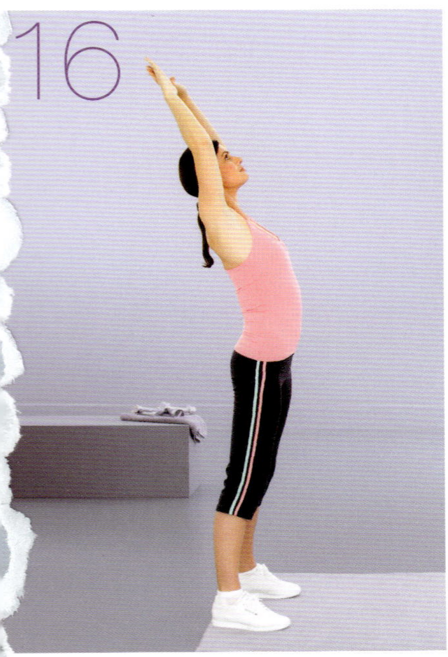

▲ **Relaxation,** le salut au Soleil, page 29

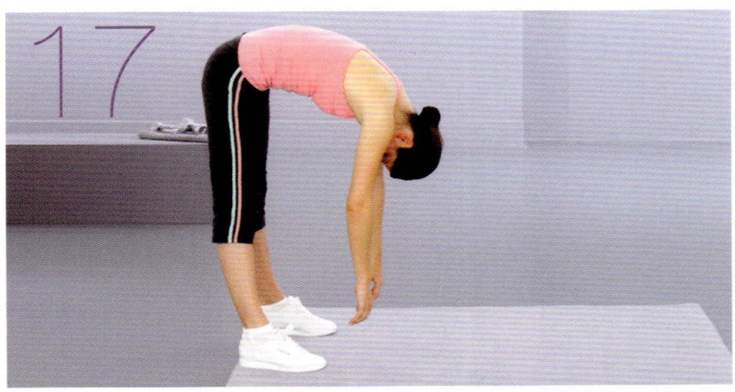

▲ **Relaxation,** Enroulé, page 30

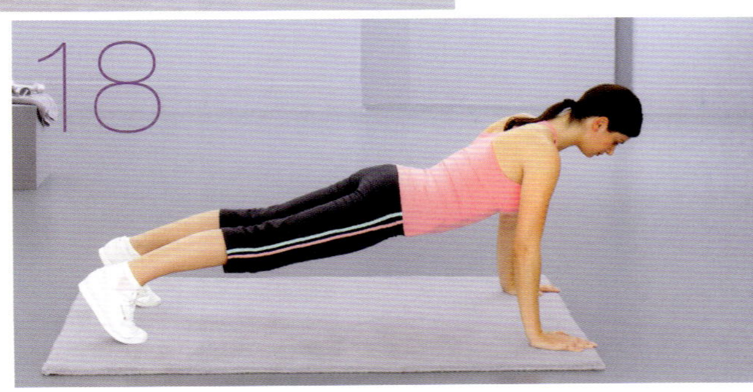

▲ **Relaxation,** La planche, page 30

Séance d'entraînement pas à pas

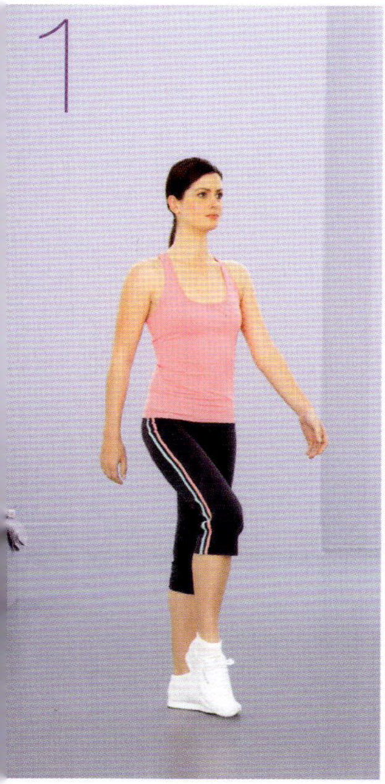

▲ **Échauffement,** Marche, page 20

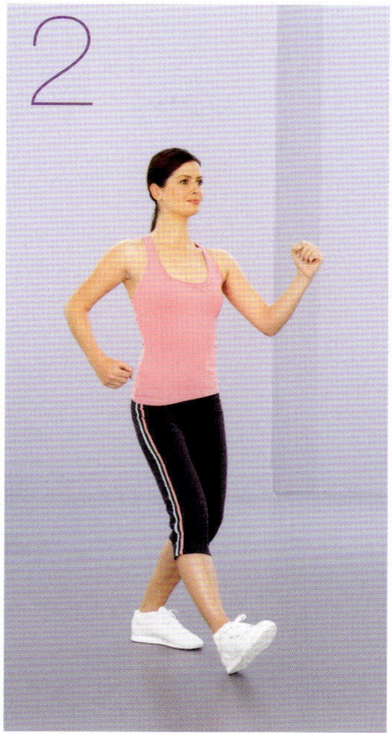

▲ **Échauffement,** Planté du talon, page 20

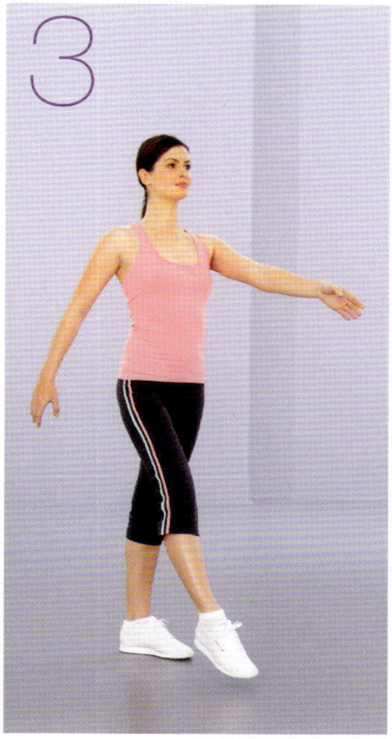

▲ **Échauffement,** Pointes, page 21

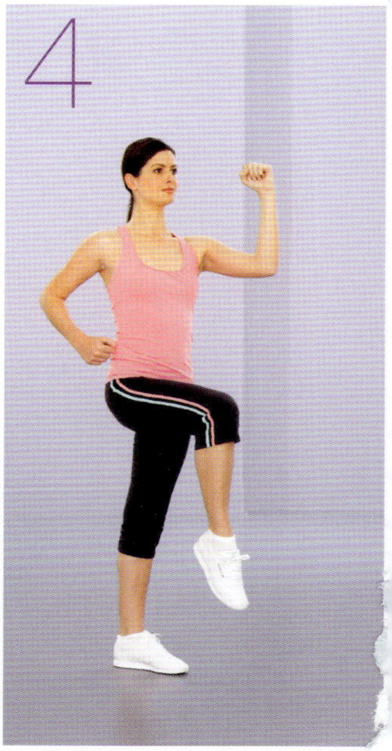

▲ **Échauffement,** Montée du genou, page 21

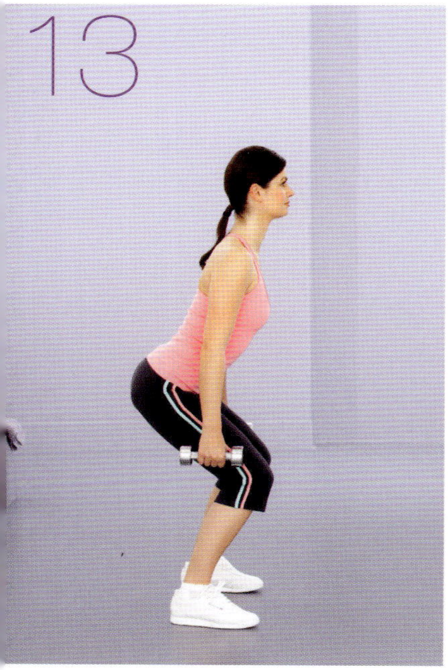

▲ **Endurance,** Flexion, page 28. Répétez les exercices 8 à 10.

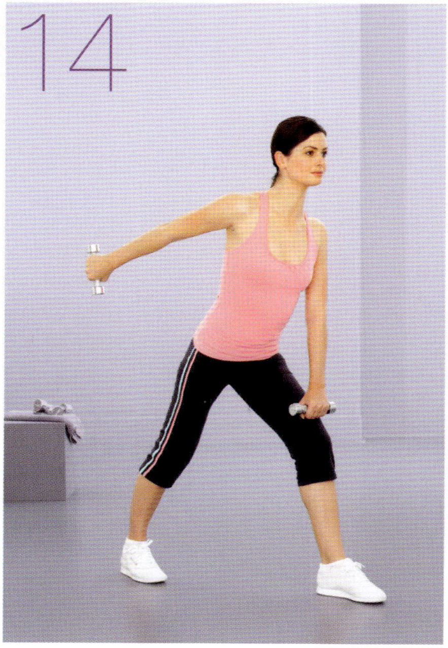

▲ **Endurance,** Contraction des triceps, page 28. Répétez les exercices 8 à 10.

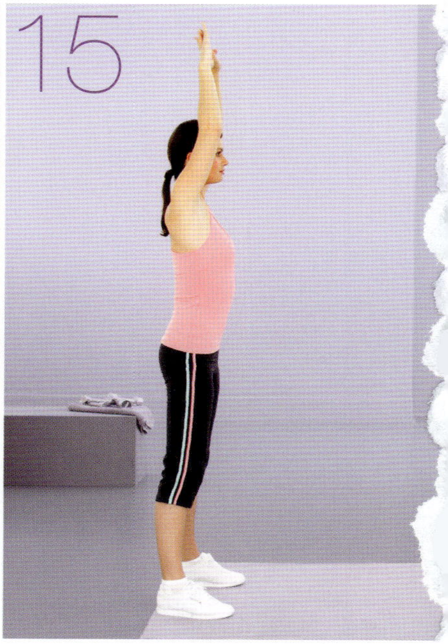

▲ **Relaxation,** Étirement, page 29

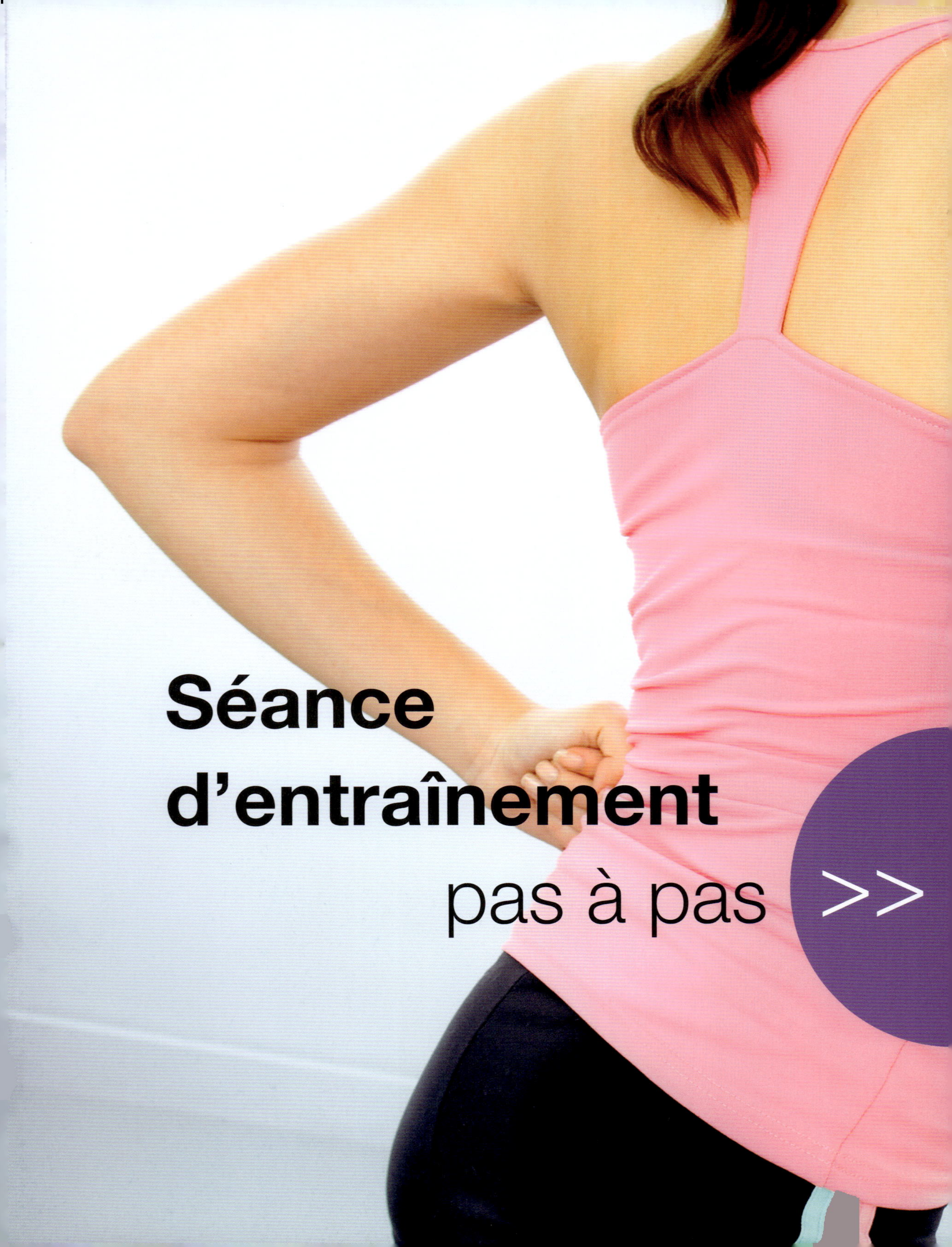

Séance d’entraînement pas à pas

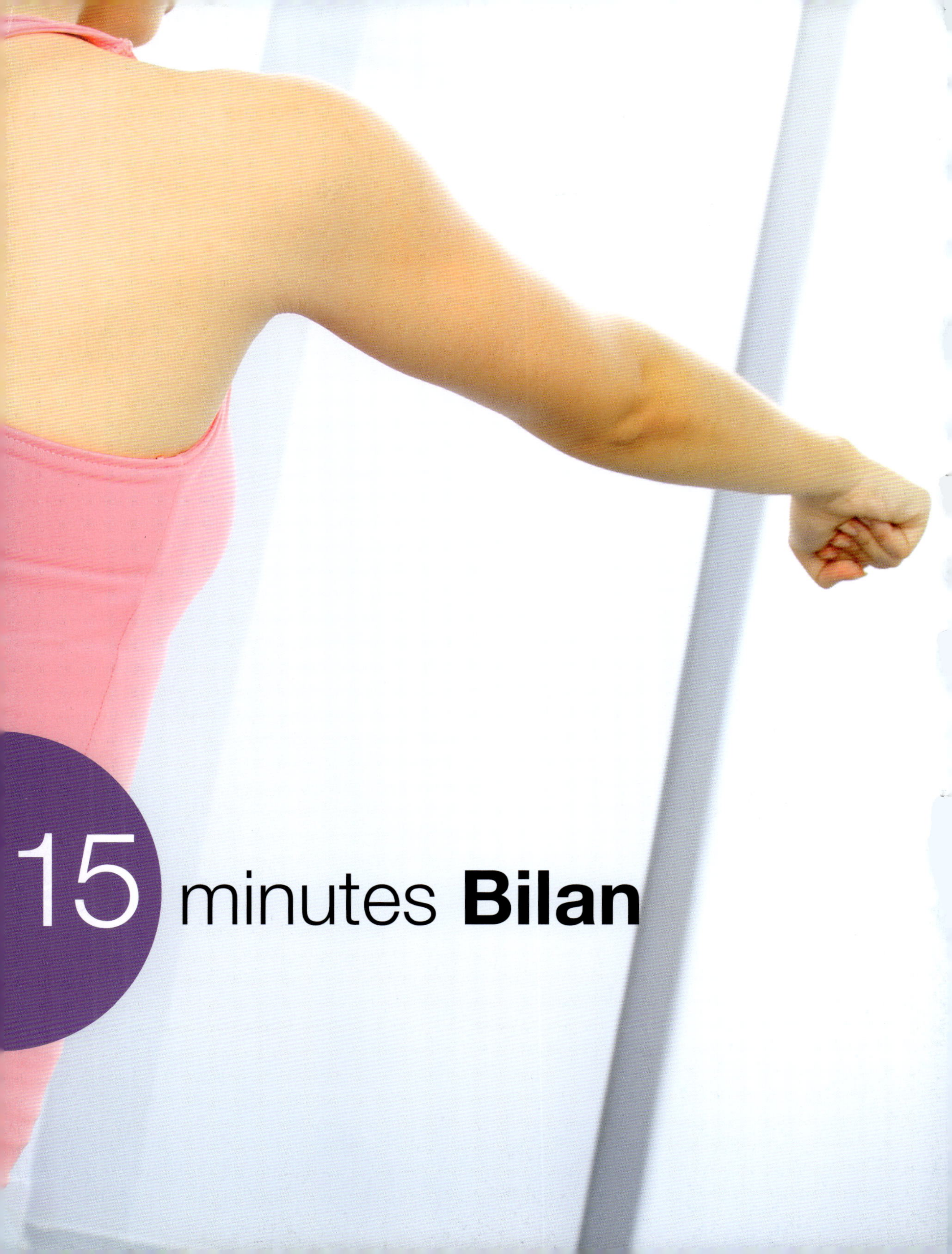

15 minutes **Bilan**

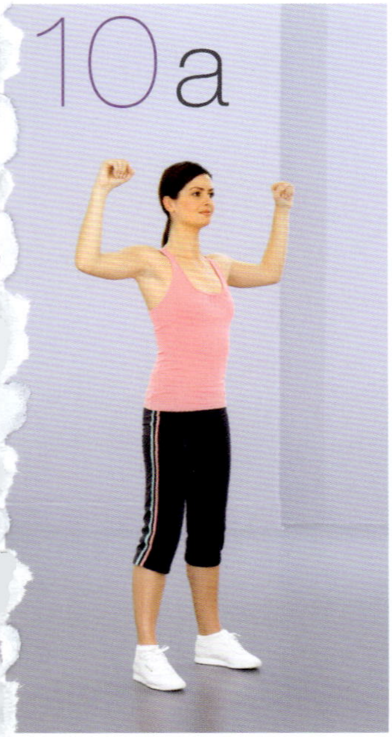

▲ **Cardio,** Montée du genou et rotation, page 26

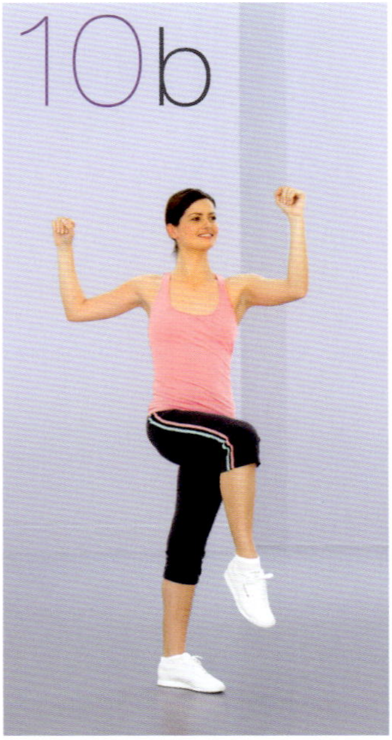

▲ **Cardio,** Montée du genou et rotation, page 26

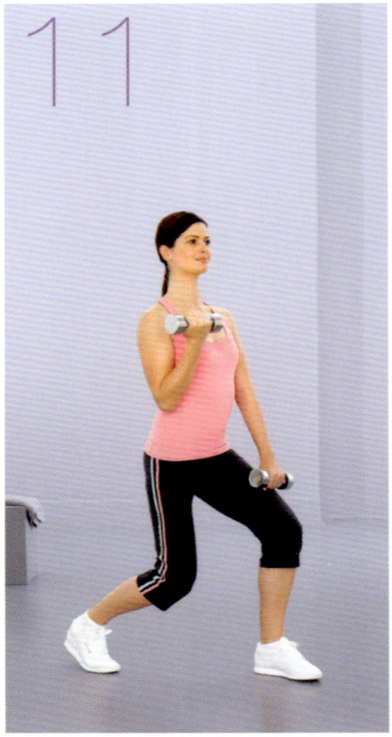

▲ **Endurance,** Fente, page 27. Répétez les exercices 8 à 10

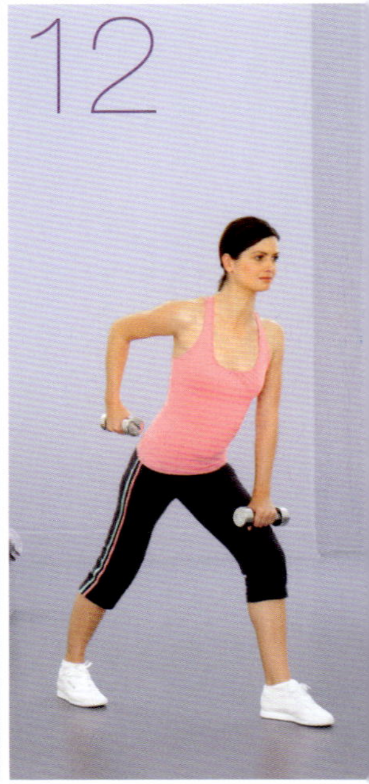

▲ **Endurance,** Traction du bras, page 27. Répétez les exercices 8 à 10

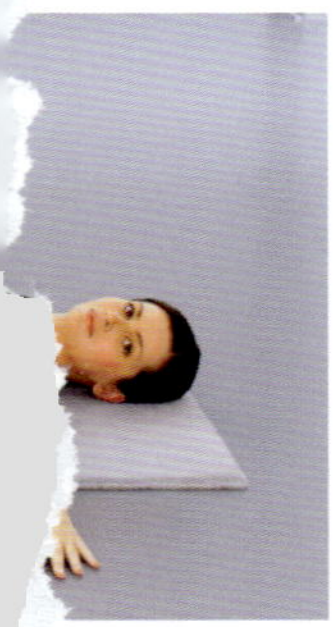

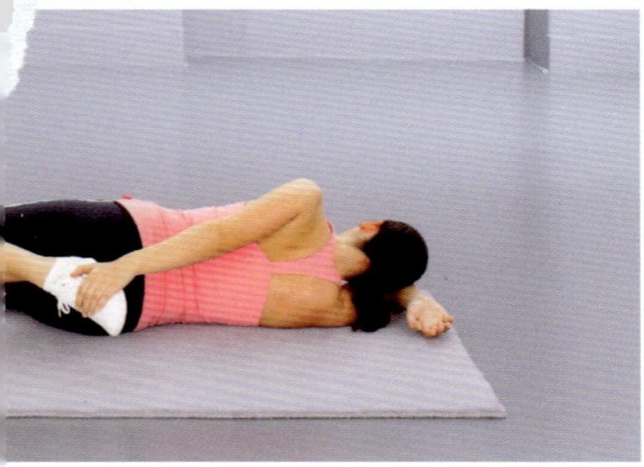

Étirement des
page 32

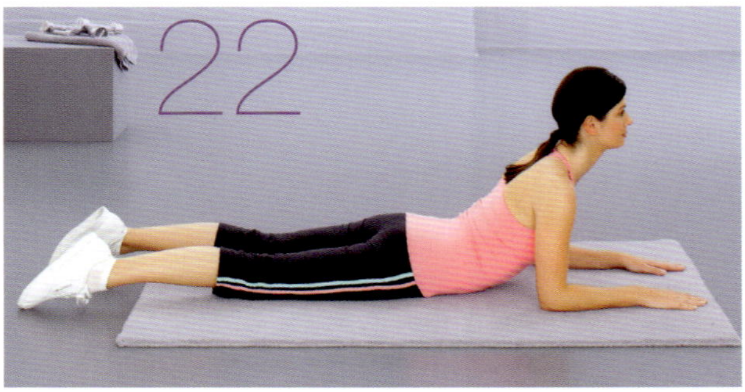

▲ **Relaxation,** Le sphinx, page 33

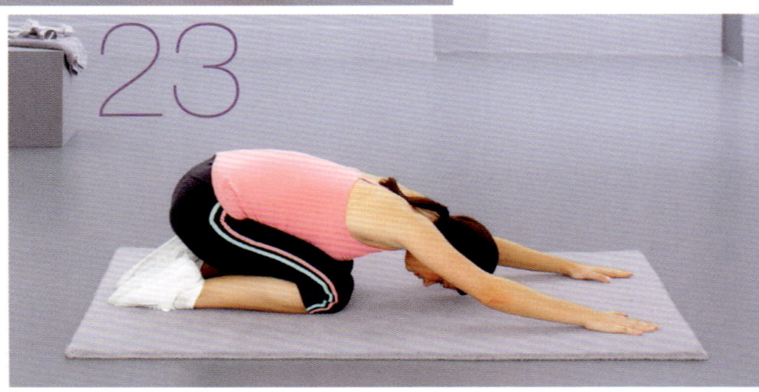

▲ **Relaxation,** La position de l'enfant, page 33

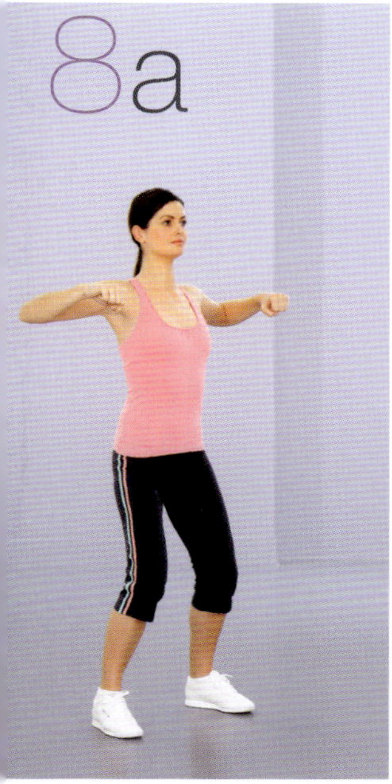

▲ **Cardio,** Marche et coup de poing, page 24

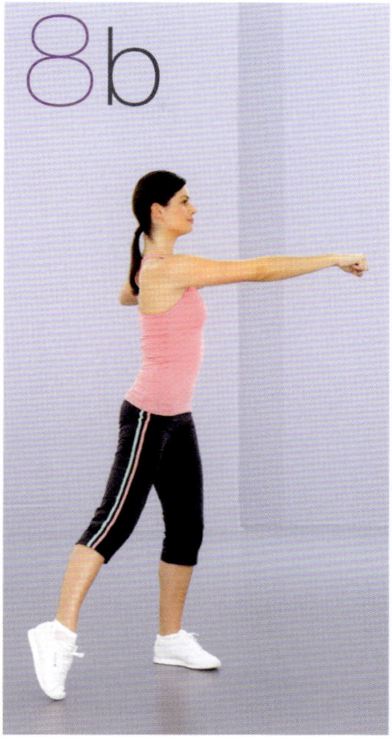

▲ **Cardio,** Marche et coup de poing, page 24

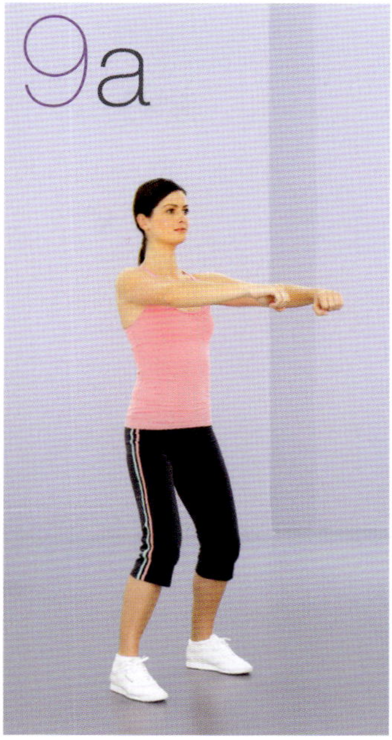

▲ **Cardio,** Plié et pressé, page 25

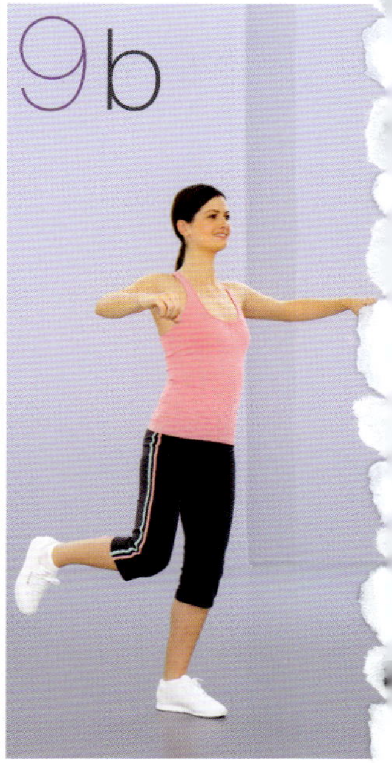

▲ **Cardio,** Plié et pressé, page 25

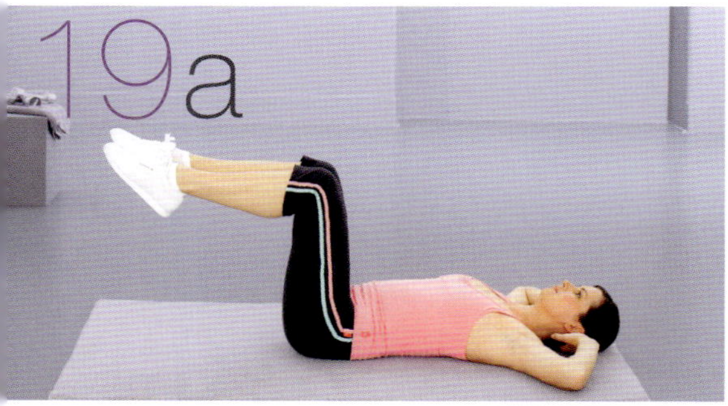

▲ **Endurance,** Pédalo, page 31

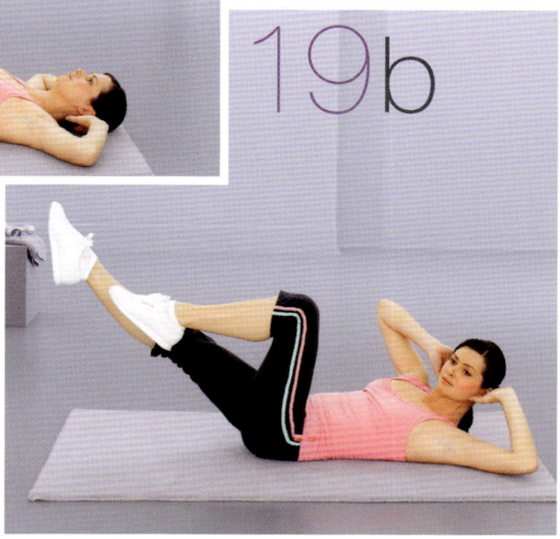

▲ **Endurance,** Pédalo, page 31

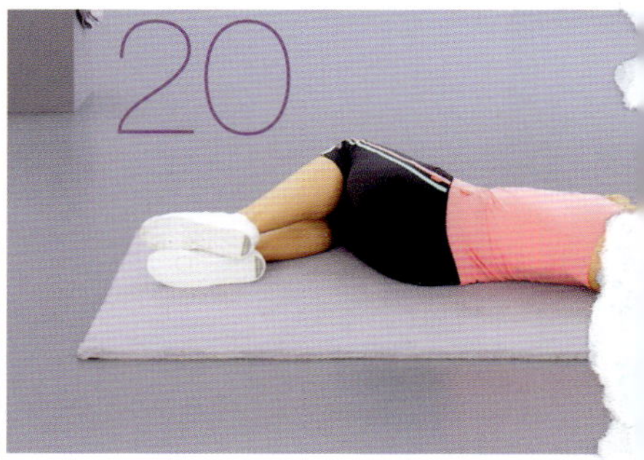

▲ **Relaxation,** Rotation de la colonne vertébrale, page 32

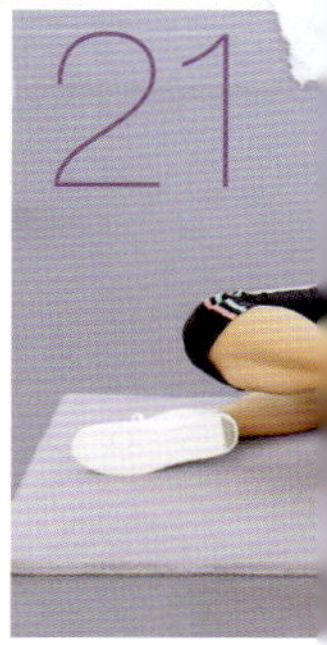

▲ **Relaxation,** quadriceps,

>> **Foire** aux questions

Lorsque vous commencez à vous entraîner, il se peut que vous vous posiez certaines questions. La liste de réponses ci-dessous est directement liée à cette première séance d'entraînement. Les questions concernent la fréquence des exercices, l'impact qu'ils ont sur le poids, ou encore comment les inclure dans un emploi du temps chargé.

>> Comment perdre le plus de poids possible, le plus vite possible ?

Tout d'abord, ne vous lancez pas dans un régime draconien : cela ne marche pas ! Un régime seul ne permet pas de perdre du poids de manière saine. Le métabolisme ralentit, l'appétit augmente et on perd du muscle. Au contraire, l'exercice permet d'accélérer le métabolisme, de couper la sensation de faim et de conserver la masse musculaire. Grâce à l'exercice, la perte de poids se fait d'abord par l'élimination des graisses. Vous devez manger et faire de l'exercice tous les jours pour perdre du poids à long terme.

>> Mon emploi du temps est si chargé que je ne trouve jamais le temps de faire de l'exercice. Que dois-je faire ?

Votre santé est en danger ; protégez-la en faisant de l'exercice ! Vous pouvez réduire les risques d'infarctus, de diabète et de cancer de l'endomètre, du côlon et du sein par des exercices de cardio-training et de renforcement musculaire quotidiens. Choisissez le moment le plus approprié pour vos séances d'entraînement et incluez-les dans votre planning. Soyez flexible et décalez vos horaires en cas d'imprévus afin de ne pas sauter de séance.

>> J'ai entendu dire que notre métabolisme ralentit après 30 ans. Faire de l'exercice peut-il y parer ?

Dès 25 ans, il se peut que vous commenciez à perdre de la masse musculaire et de la force sans même vous en rendre compte. Votre corps change et cela n'est pas forcément visible. Même si votre poids se maintient, sans exercice de renforcement, vous perdez du muscle, qui se transforme en graisse. Pour conserver un corps ferme, redonnez donc des ailes à votre métabolisme.

>> Je suis déjà mince, à quoi bon développer ma masse musculaire en soulevant des poids ?

Être mince ne signifie pas avoir une tonicité musculaire satisfaisante ni assez de force. Soulever des poids vous permet de sculpter les contours de votre corps et de renforcer vos os. En développant votre masse musculaire, vous stimulez votre métabolisme et votre énergie, et vous êtes donc plus fort face aux dommages du temps. Plus vous avez de force, plus vous êtes actif et indépendant.

>> De longues séances d'entraînement régulières permettent-elles de brûler les graisses ?

Même s'il est vrai que de longues séances d'exercices d'entretien permettent de brûler plus de calories, lorsqu'il s'agit d'éliminer la masse graisseuse, peu importe où ces calories sont stockées ; ce qui compte, c'est combien vous en brûlez au total. Des exercices intenses et courts permettent d'en éliminer autant que des séances plus longues et plus douces.

>> Je m'entraîne trois fois par semaine. Est-ce assez ?

Vous devez faire des exercices de renforcement musculaire avec des poids au moins deux fois par semaine pour en tirer les effets désirés, mais vous ne devez pas faire travailler un même muscle plus de trois fois par semaine. Un rythme de trois séances par semaine convient parfaitement à ce programme d'entraînement, car les séquences visent chacun des principaux groupes de muscles. Une journée de repos est nécessaire entre chaque session d'exercices. Vous pouvez profiter de vos jours de repos pour faire des exercices de cardio-training comme la marche, la natation ou le cyclisme.

>> Les séances me plaisent, mais je ne vois pas comment 15 minutes peuvent suffire à faire une différence.

Des études montrent que les effets de l'exercice s'additionnent pour le plus grand bénéfice de notre santé, pour le maintien de notre poids et d'une bonne condition physique générale. La clé du succès, c'est la constance. L'exercice régulier et à petite dose est efficace à long terme et permet de réduire les risques de développer certaines maladies chroniques comme le diabète ou l'hypertension. Les effets se font aussi ressentir sur notre apparence : la masse graisseuse est réduite, notre tonus musculaire et notre souplesse se développent.

15 minutes

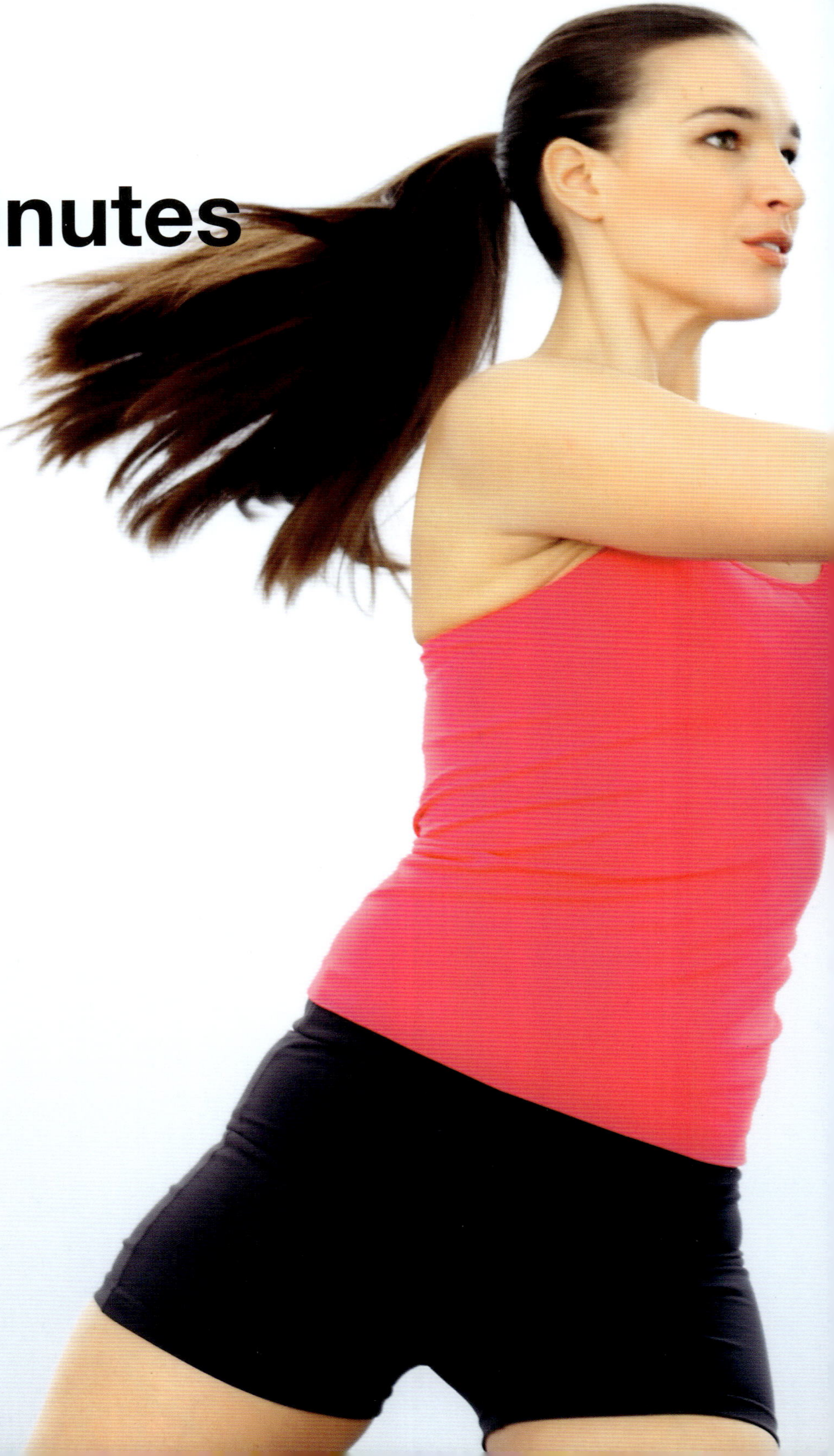

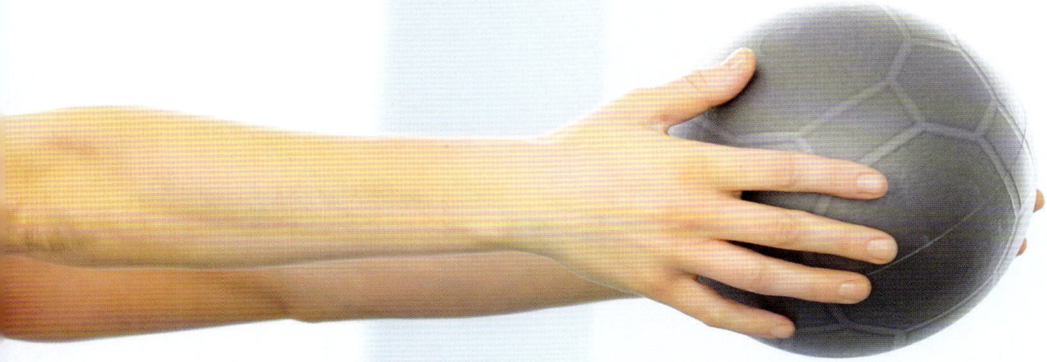

Séance de beach-ball >>

Améliorez votre coordination et votre équilibre grâce à cette séance agrémentée d'un ballon.

>> **Échauffement** le balancier / le patineur

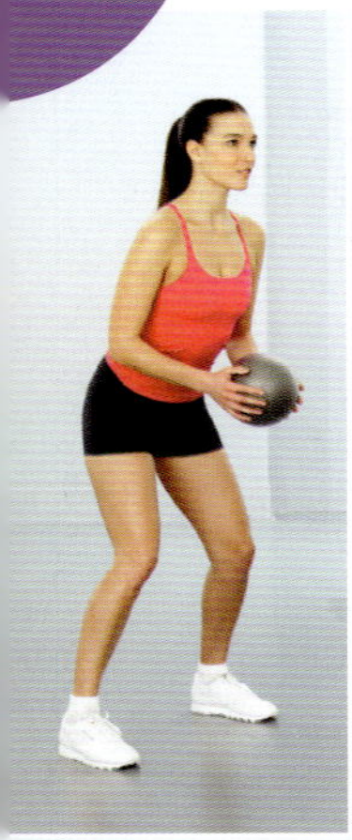

1 **Le balancier** Prenez une balle de fitness. Tenez-vous debout, les pieds parallèles, les jambes écartées et les genoux pliés. Inclinez-vous légèrement en avant et tenez la balle devant vos hanches. Tendez la jambe gauche et tenez-vous en fente sur la jambe droite, en déplaçant la balle contre votre hanche droite. Répétez huit fois en alternant les deux côtés.

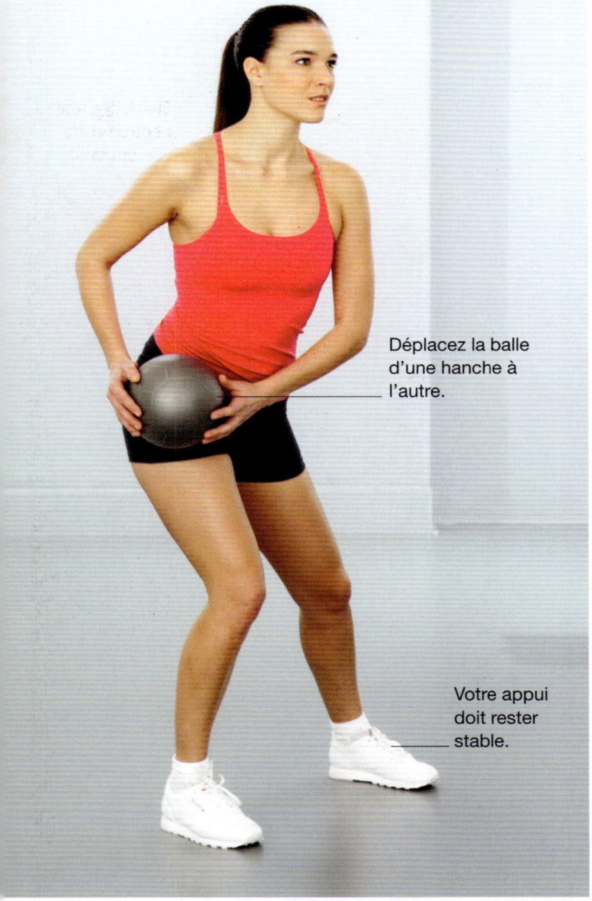
Déplacez la balle d'une hanche à l'autre.
Votre appui doit rester stable.

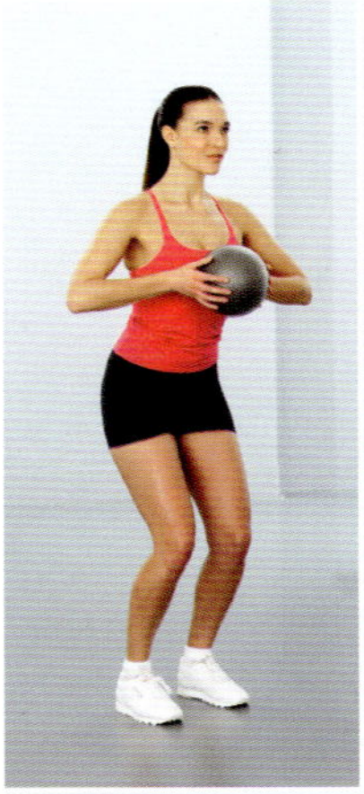

2 **Le patineur** Tenez-vous debout, les pieds parallèles, les jambes légèrement écartées et les genoux pliés. Tenez la balle devant votre poitrine. Gardez votre genou gauche plié et faites basculer dessus le poids de votre corps en tendant l'autre jambe sur le côté, pointe de pied au sol. Tendez les bras en diagonale sur la gauche et maintenez la balle à l'opposé de votre jambe tendue. Revenez à la position initiale et répétez huit fois en alternant les deux côtés.

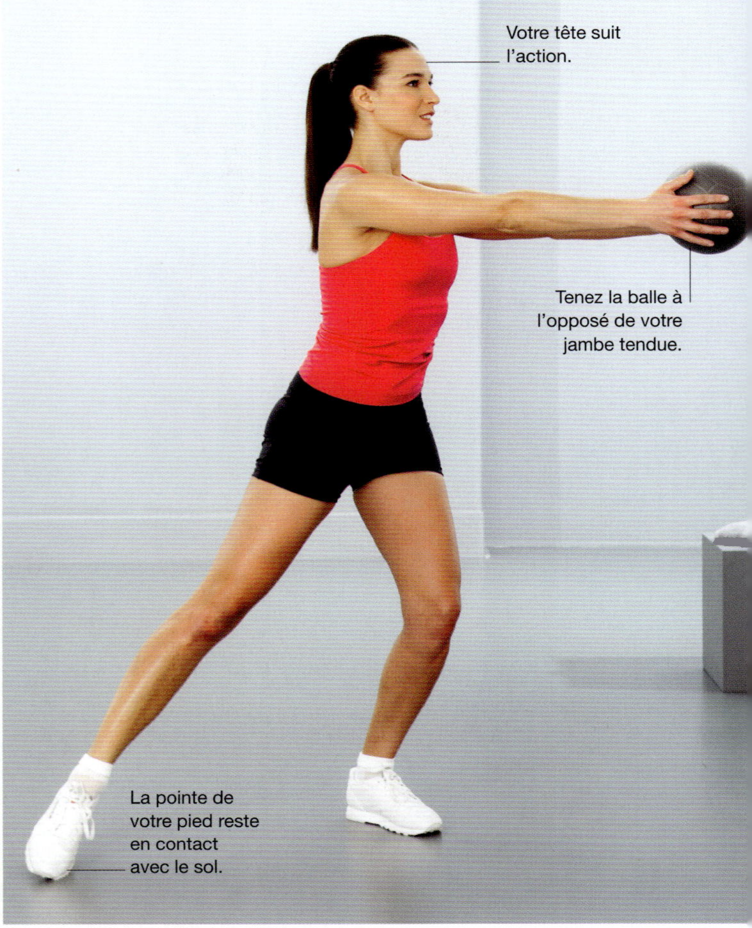
Votre tête suit l'action.
Tenez la balle à l'opposé de votre jambe tendue.
La pointe de votre pied reste en contact avec le sol.

>> **Échauffement** rotation / la pendule

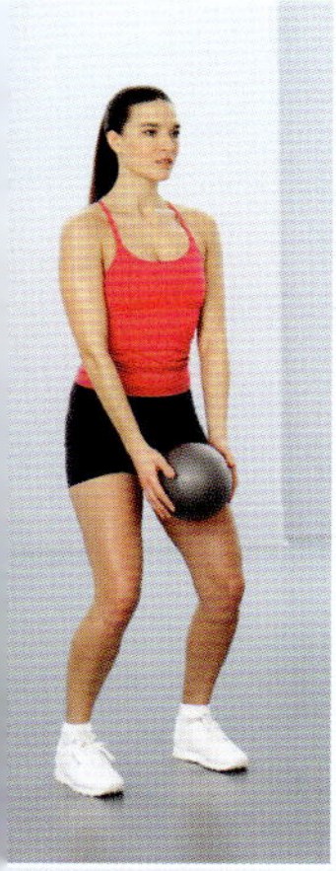

3 **Rotation** Tenez-vous debout, les pieds parallèles, les jambes écartées et les genoux pliés. Tenez la balle devant vous vers le bas. Amenez la balle vers le haut en tendant les bras et les jambes vers la gauche et en soulevant votre talon droit. Ramenez la balle à sa position de départ et répétez en alternant huit fois les deux côtés.

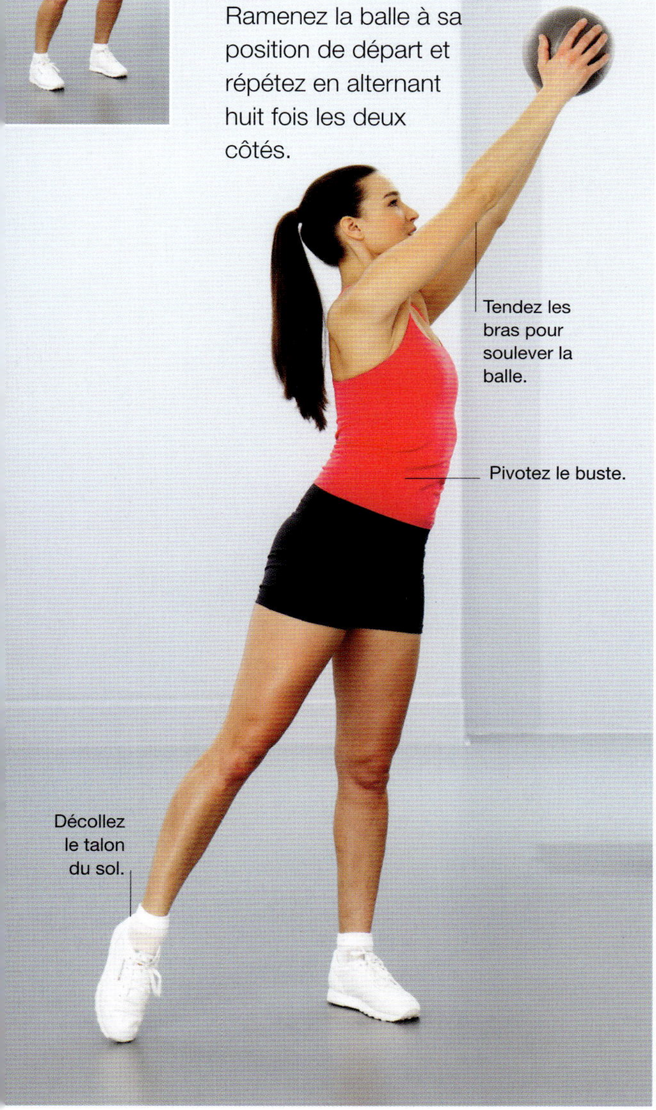
Tendez les bras pour soulever la balle.
Pivotez le buste.
Décollez le talon du sol.

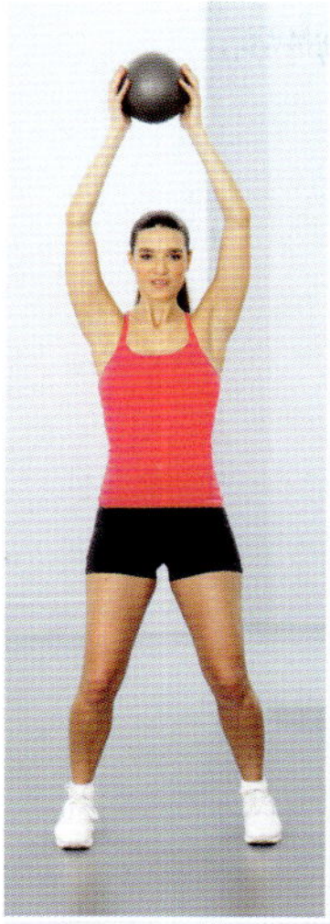

4 **La pendule** Tenez-vous debout, les pieds parallèles, les jambes écartées et les genoux pliés. Tenez la balle au-dessus de votre tête. Amenez votre jambe droite vers la gauche et penchez-vous sur le côté au niveau de la taille afin que la balle soit à gauche. Répétez huit fois en alternant les deux côtés.

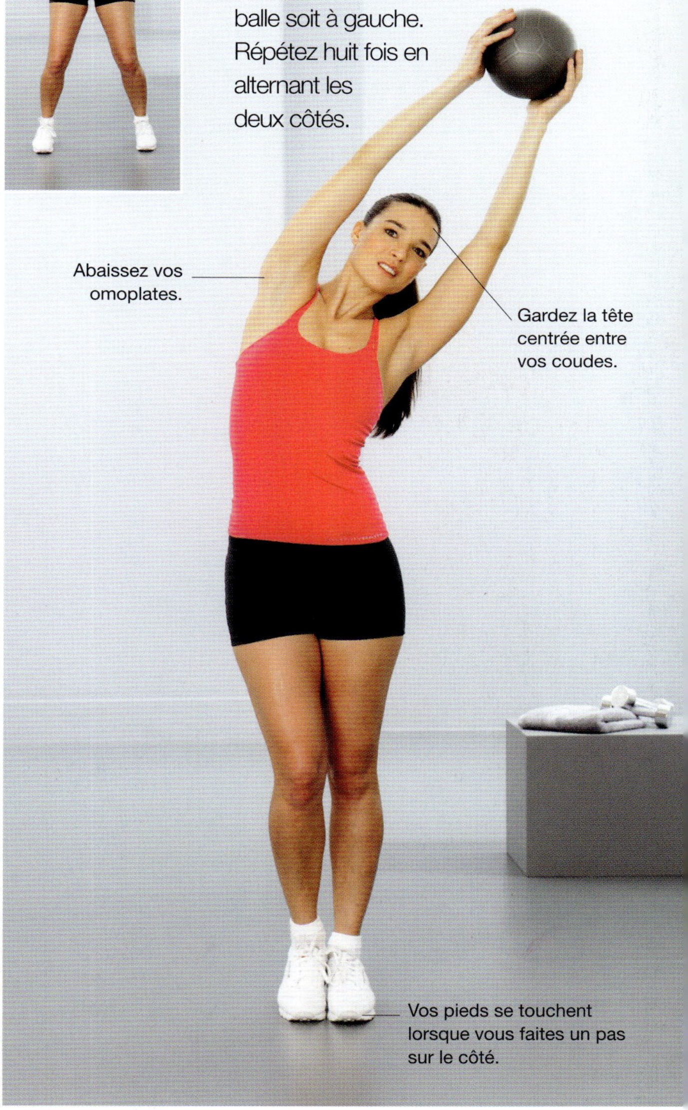
Abaissez vos omoplates.
Gardez la tête centrée entre vos coudes.
Vos pieds se touchent lorsque vous faites un pas sur le côté.

>> **Échauffement** le bûcheron / plié et pressé

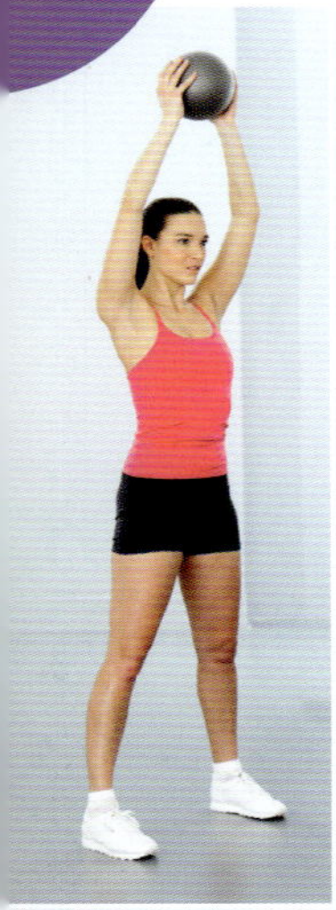

5 **Le bûcheron** La balle toujours au-dessus de votre tête, tenez-vous debout, les pieds parallèles, les épaules basses et les genoux souples. Pliez les genoux et amenez vos hanches en arrière en gardant bien les talons en contact avec le sol. Les bras bien tendus, abaissez la balle comme une hache jusqu'au niveau de vos genoux. Répétez huit fois.

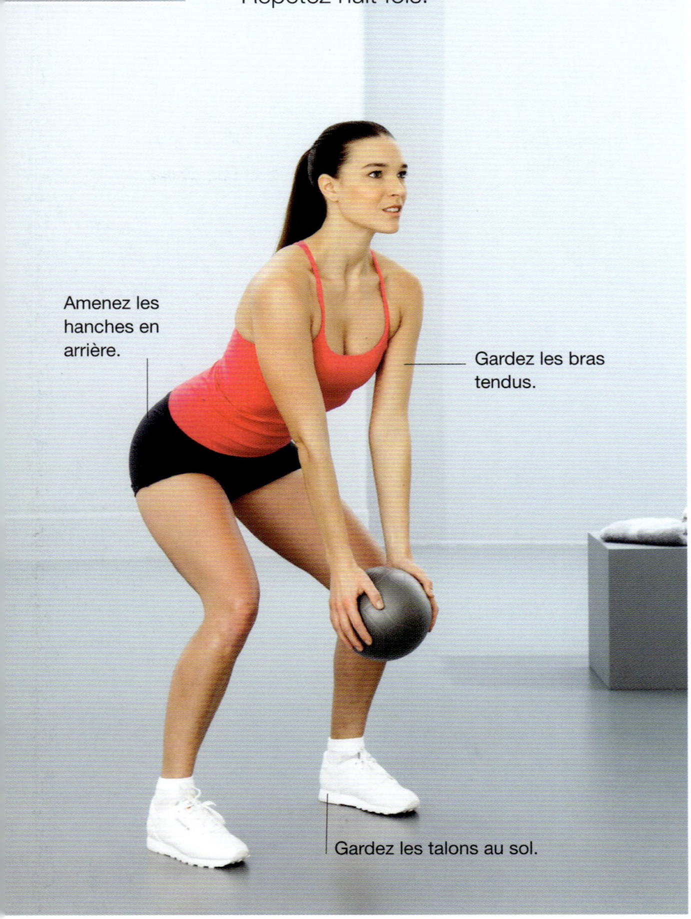
Amenez les hanches en arrière.
Gardez les bras tendus.
Gardez les talons au sol.

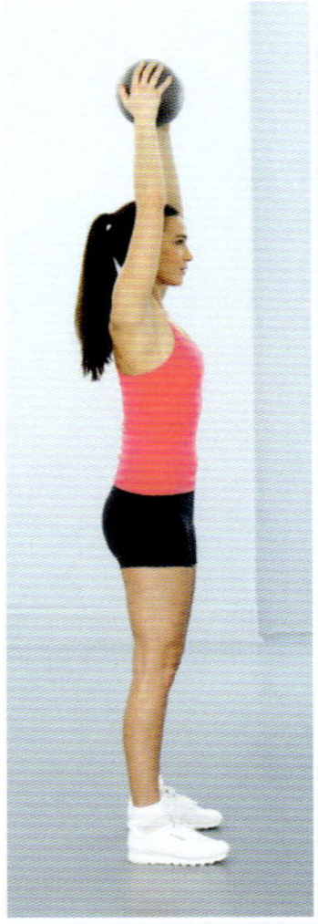

6 **Plié et pressé** Poussez la balle vers le plafond, puis pliez les coudes pour l'amener en arrière. En même temps, pliez une jambe en arrière en levant votre talon vers votre fesse. Répétez huit fois en alternant les deux jambes. **Reprenez l'ensemble de l'échauffement en commençant par l'étape 5 pour finir par l'étape 1.**

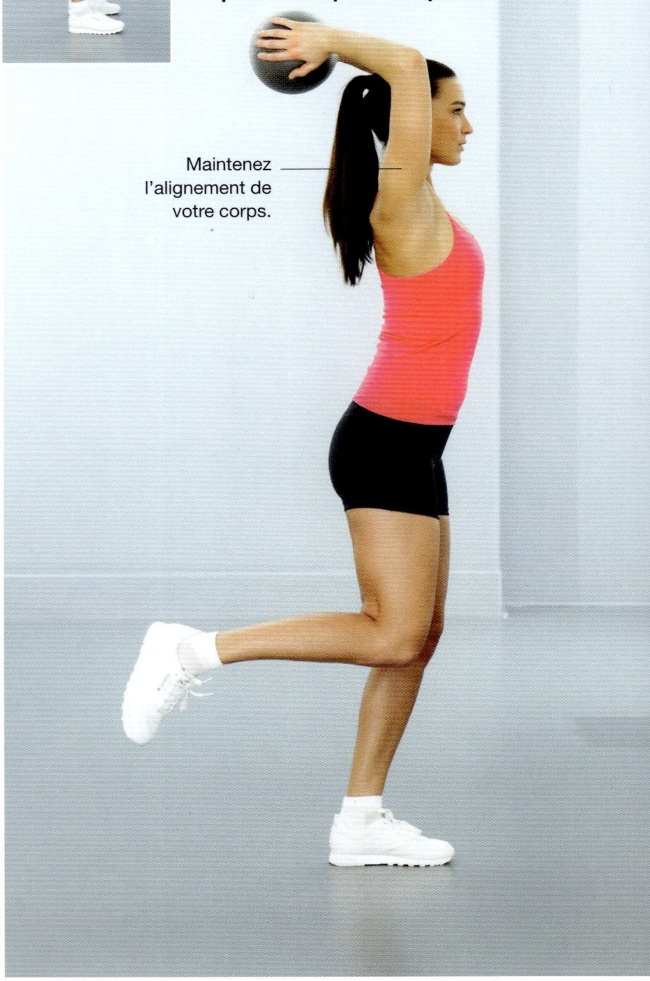
Maintenez l'alignement de votre corps.

>> **Endurance** plié et développé

7a **Plié développé** Reposez la balle et prenez un poids de taille moyenne pour ce premier exercice d'endurance. Tenez-vous debout, les pieds écartés. Basculez votre poids sur vos talons et ouvrez les hanches de sorte que vos pieds forment un angle de 45°. Maintenez le poids à l'horizontale avec vos deux mains, les bras tendus devant vous.

7b En inspirant, pliez les genoux de manière que vos cuisses soient le plus possible parallèles au sol. Simultanément, soulevez le poids à hauteur d'épaules en gardant les bras tendus. Expirez, appuyez bien sur vos talons et contractez les muscles de vos cuisses pour revenir à la position initiale. Répétez douze fois.

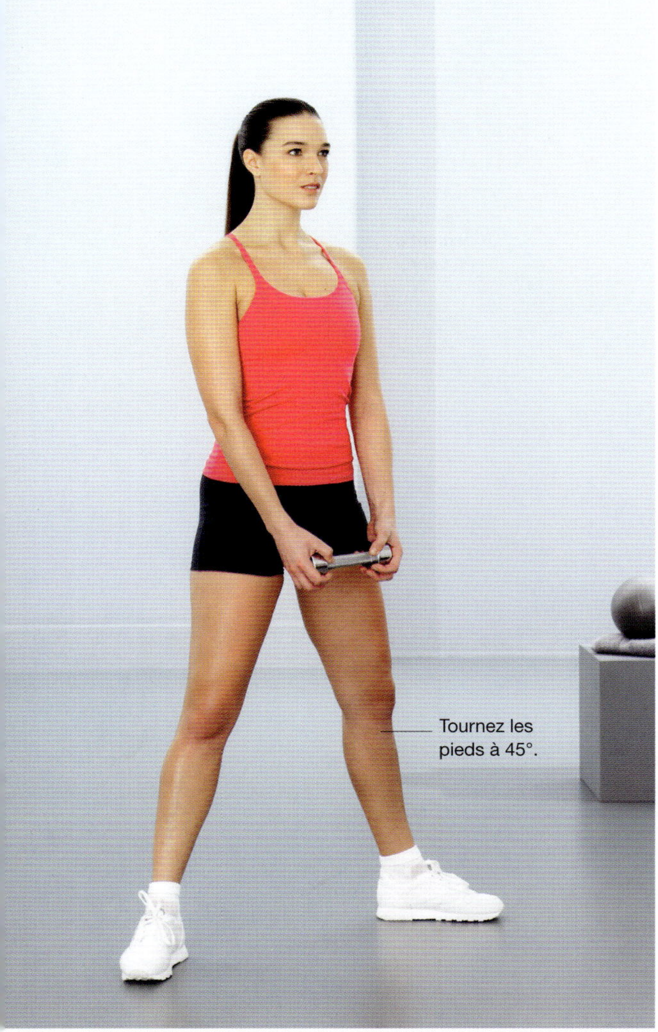
Tournez les pieds à 45°.

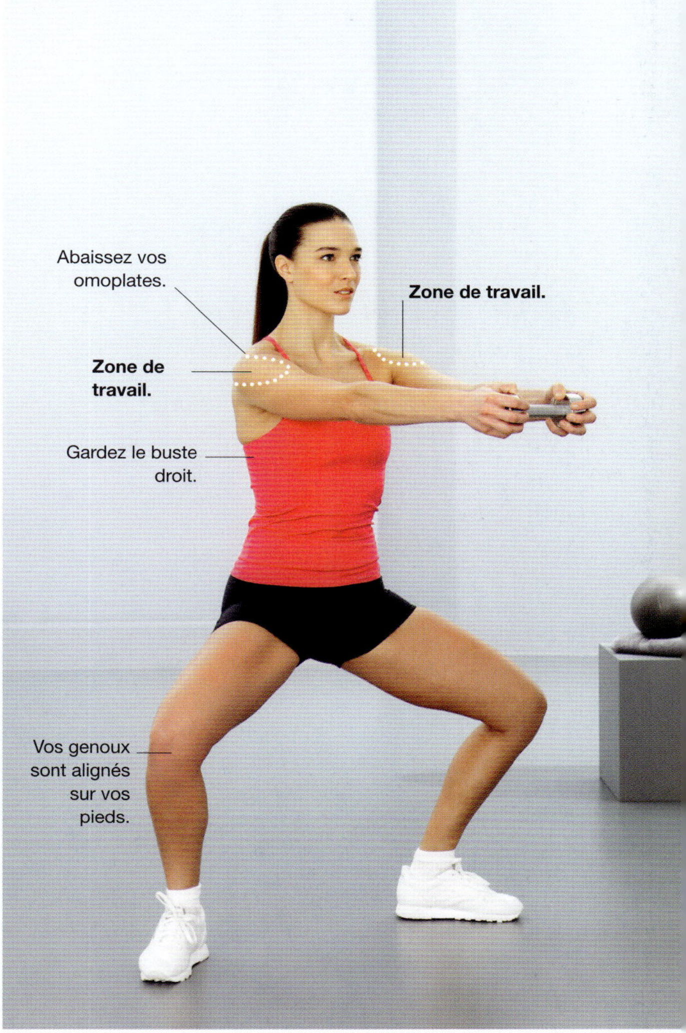
Abaissez vos omoplates.
Zone de travail.
Zone de travail.
Gardez le buste droit.
Vos genoux sont alignés sur vos pieds.

>> **Cardio** talon et pointe / balle au genou

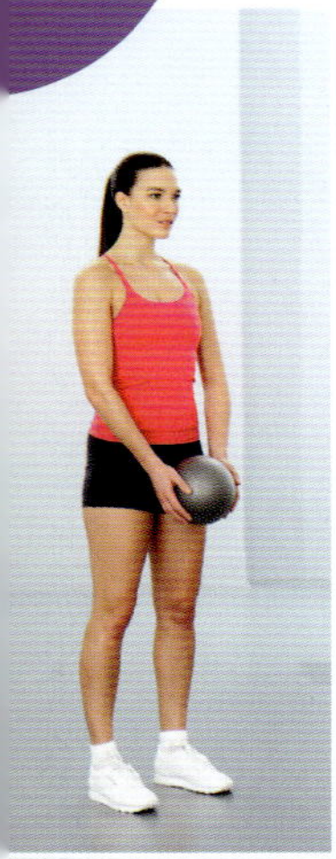

8 **Talon et pointe** Reprenez votre balle de fitness. Tenez-vous debout, les jambes écartées, les genoux souples, les pieds parallèles ou légèrement ouverts. Les bras tendus, tenez la balle devant vous, vers le bas. Avancez le talon en le plantant dans le sol, les orteils vers le plafond, et soulevez la balle à hauteur d'épaules. Gardez les bras tendus mais souples. Répétez huit fois en alternant les deux jambes. Pensez à bien respirer.

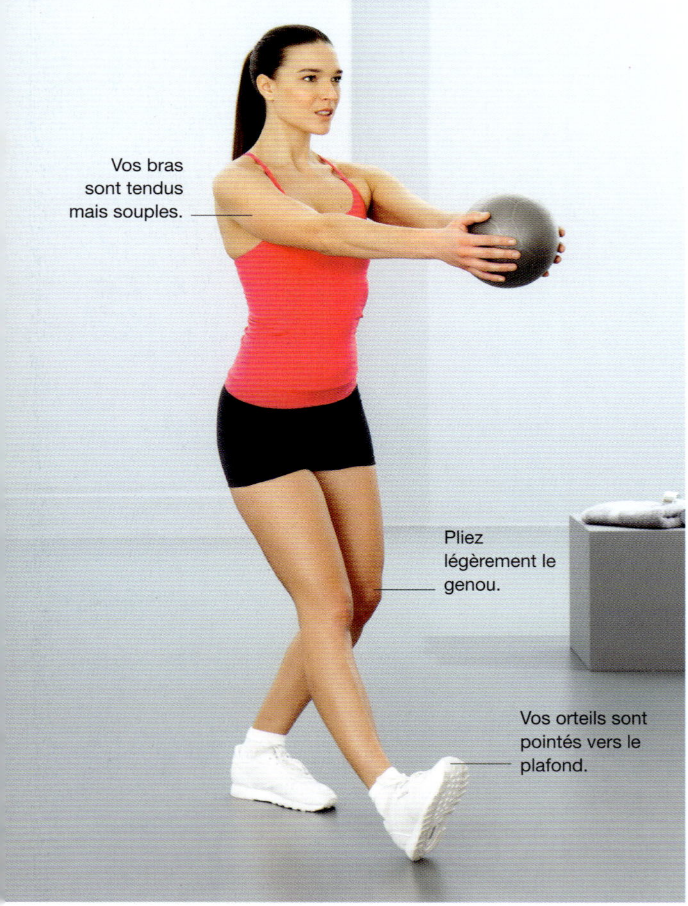
Vos bras sont tendus mais souples.
Pliez légèrement le genou.
Vos orteils sont pointés vers le plafond.

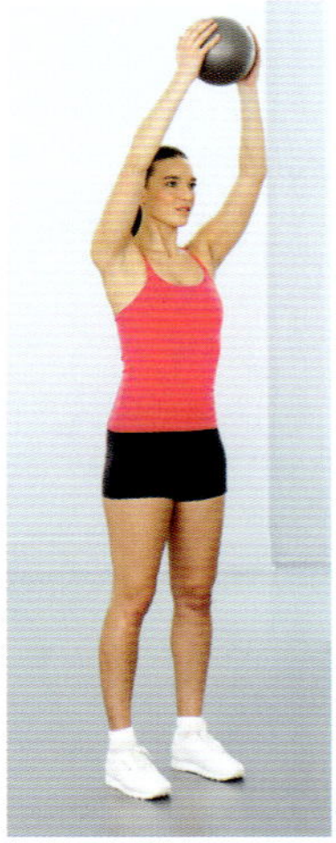

9 **Balle au genou** Tenez-vous debout, les pieds parallèles, les jambes écartées et les genoux légèrement pliés. Tenez la balle au-dessus de votre tête, les coudes un peu arrondis. Levez le genou à hauteur de la hanche et abaissez la balle vers le genou. Répétez huit fois en alternant les deux jambes. Pensez à bien respirer.

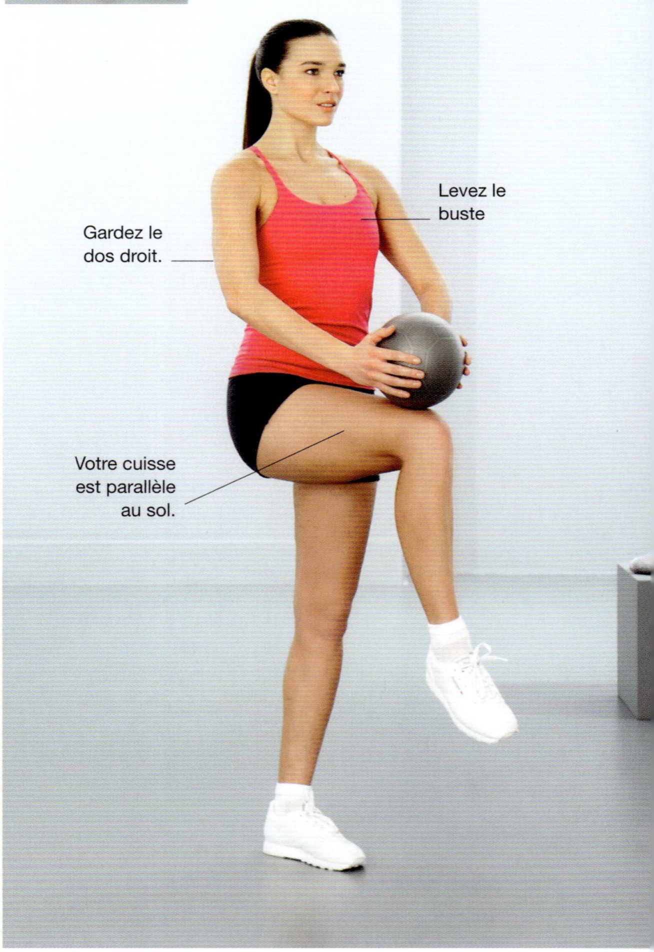
Levez le buste
Gardez le dos droit.
Votre cuisse est parallèle au sol.

>> **Cardio** flexion

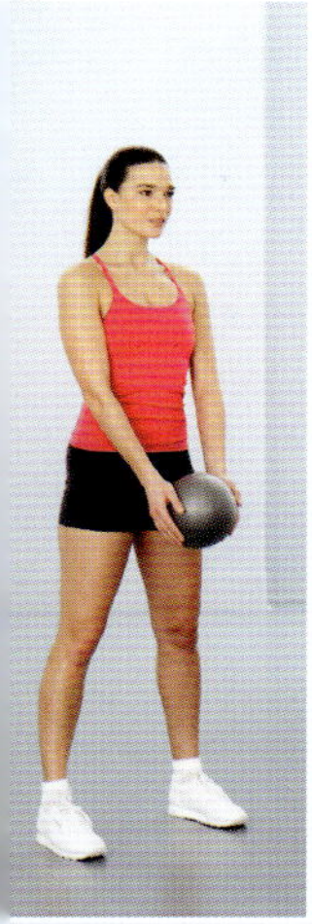

10a

Flexion Tenez-vous debout, les pieds écartés de la largeur de vos épaules. Les bras tendus, tenez la balle devant vous. Fléchissez les genoux et les coudes simultanément pour amener la balle vers votre poitrine. Gardez les talons au sol pour que le poids de votre corps soit bien réparti. Décalez vos hanches vers l'arrière, vos genoux alignés sur vos orteils.

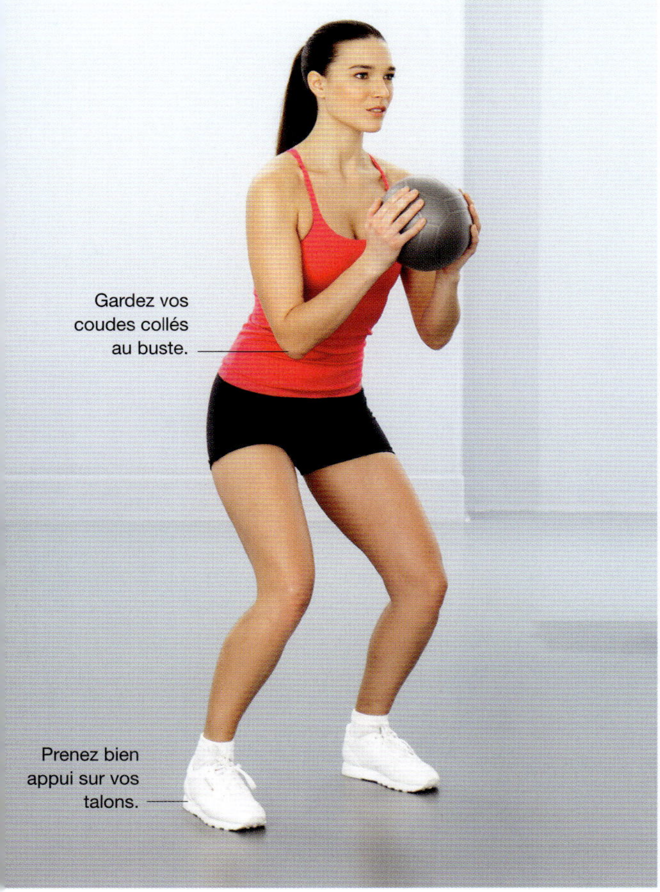
Gardez vos coudes collés au buste.
Prenez bien appui sur vos talons.

10b

Soulevez la balle au-dessus de votre tête en tendant les jambes. Puis renouvelez la flexion (10a) avant de revenir à la position de départ. Prenez de profondes respirations tout au long de l'exercice. Répétez douze fois.

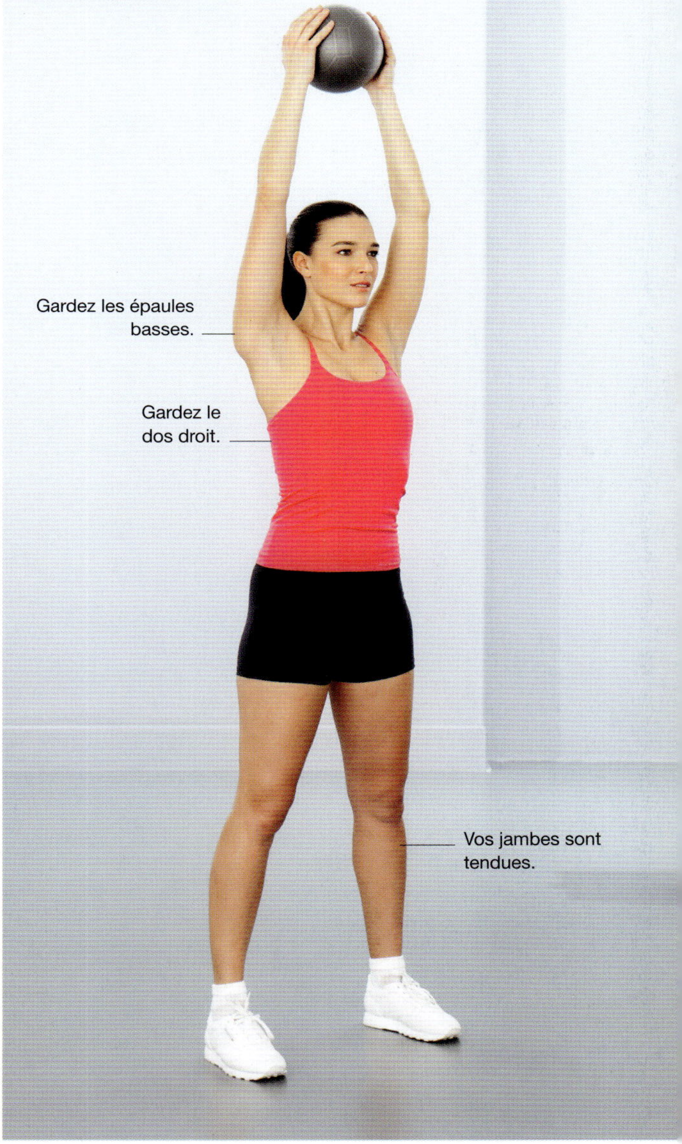
Gardez les épaules basses.
Gardez le dos droit.
Vos jambes sont tendues.

>> **Endurance** flexion et genou levé

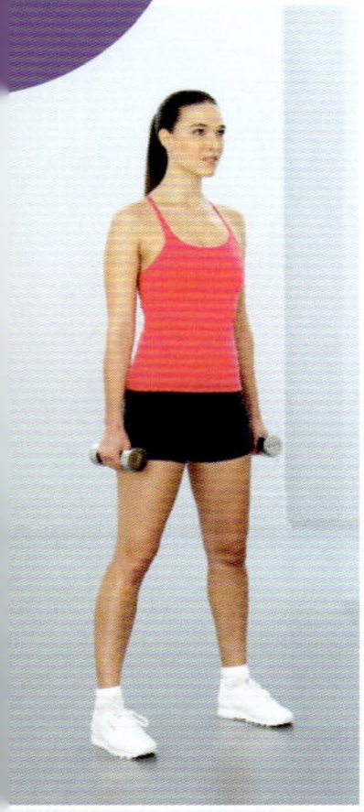

11a **Flexion et genou levé** Reposez la balle et prenez deux poids de taille moyenne ; gardez les bras le long du corps, paumes vers l'intérieur. Tenez-vous debout, les pieds parallèles, écartés de la largeur de vos épaules, et les genoux souples. Inspirez en fléchissant les jambes : mettez le poids de votre corps sur vos talons en basculant vos hanches vers l'arrière afin que votre buste soit légèrement incliné vers l'avant. Relâchez votre bassin pour permettre au dos d'adopter sa courbe naturelle.

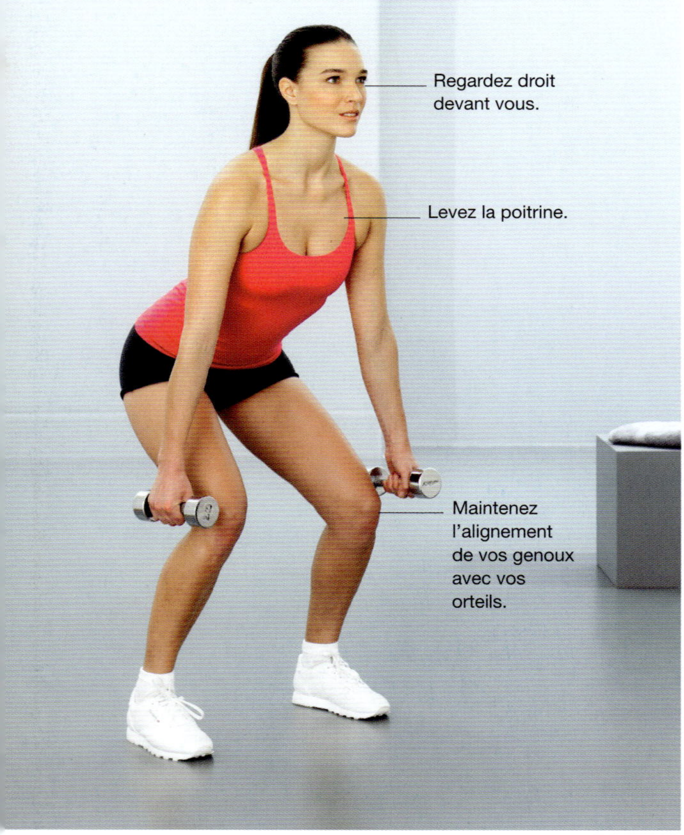
Regardez droit devant vous.
Levez la poitrine.
Maintenez l'alignement de vos genoux avec vos orteils.

11b Expirez en tendant les jambes. Basculez le poids de votre corps sur un pied et levez l'autre genou à hauteur de la hanche. Tenez la position avant de revenir à celle de départ. Pliez à nouveau les jambes (11a), tendez-les et répétez en changeant de genou. Vos hanches restent fixes, votre buste, levé et votre regard, vers l'avant. Répétez huit fois. **Répétez les exercices 8 à 10 pp. 48-49).**

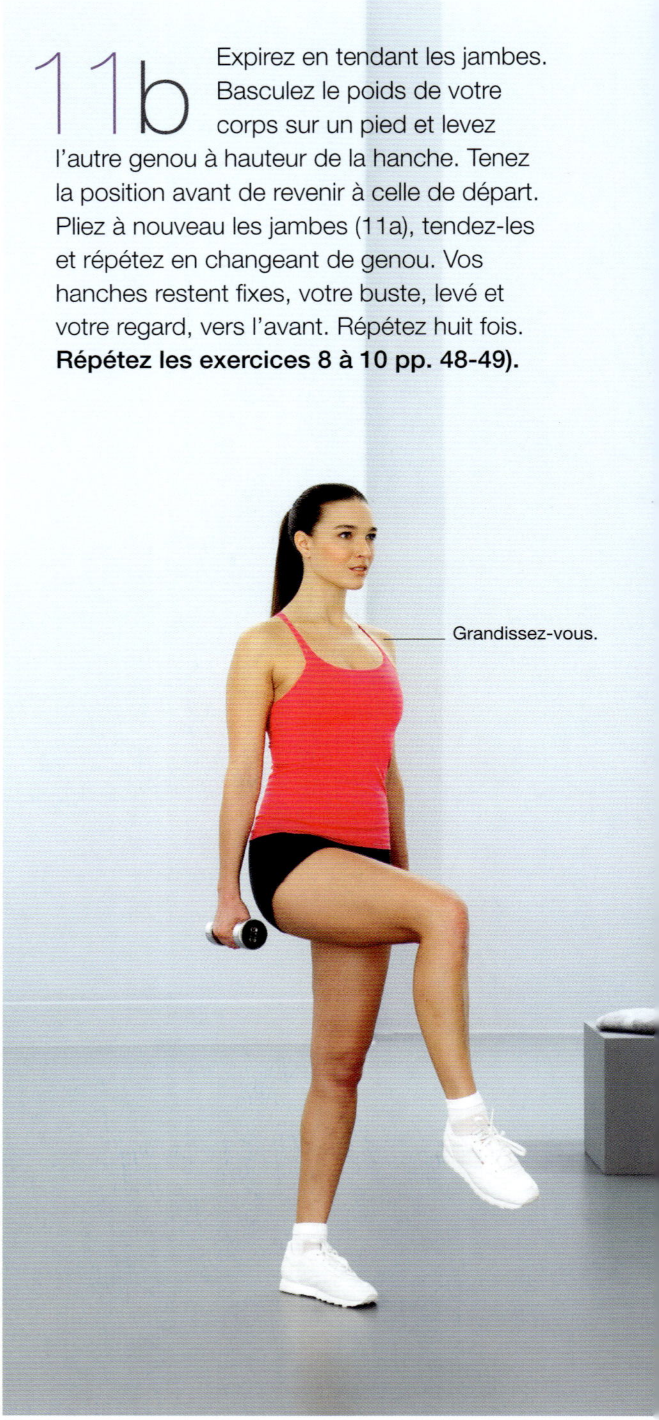
Grandissez-vous.

>> **Endurance** fente et rameur

12a **Fente et rameur** Échangez la balle contre deux poids de taille moyenne. Tenez-vous debout, les pieds parallèles et écartés, les genoux souples. Portez les poids au niveau de votre taille, les paumes vers l'intérieur, les coudes pliés à angle droit sur le côté. Stabilisez vos épaules en descendant vos omoplates. Gardez les poignets droits, dans l'alignement de vos avant-bras.

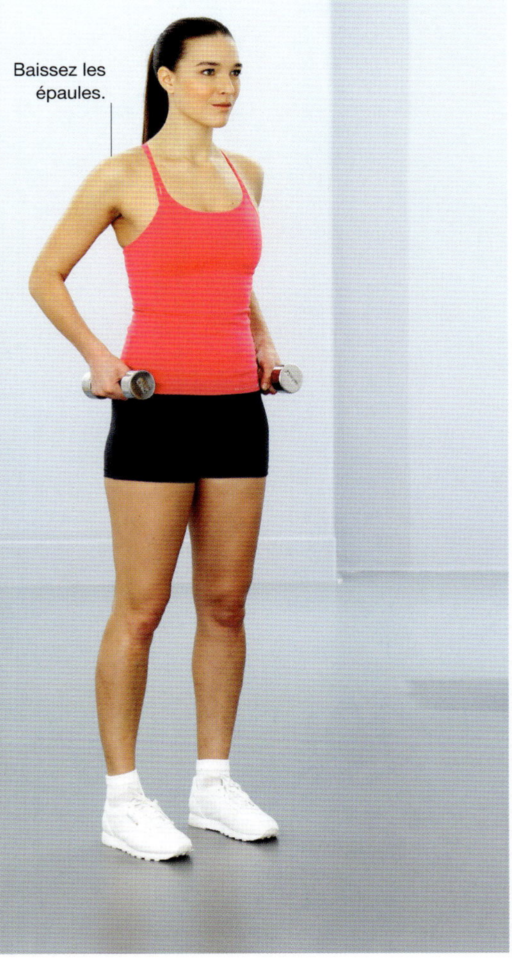
Baissez les épaules.

12b Inspirez en avançant une jambe, les deux genoux pliés. En même temps, tendez les bras pour amener les poids vers votre genou en avant. Expirez en reculant et ramenez les poids à votre taille. Répétez huit fois en alternant les deux jambes. **Répétez les exercices 8 à 10 (pp. 48-49).**

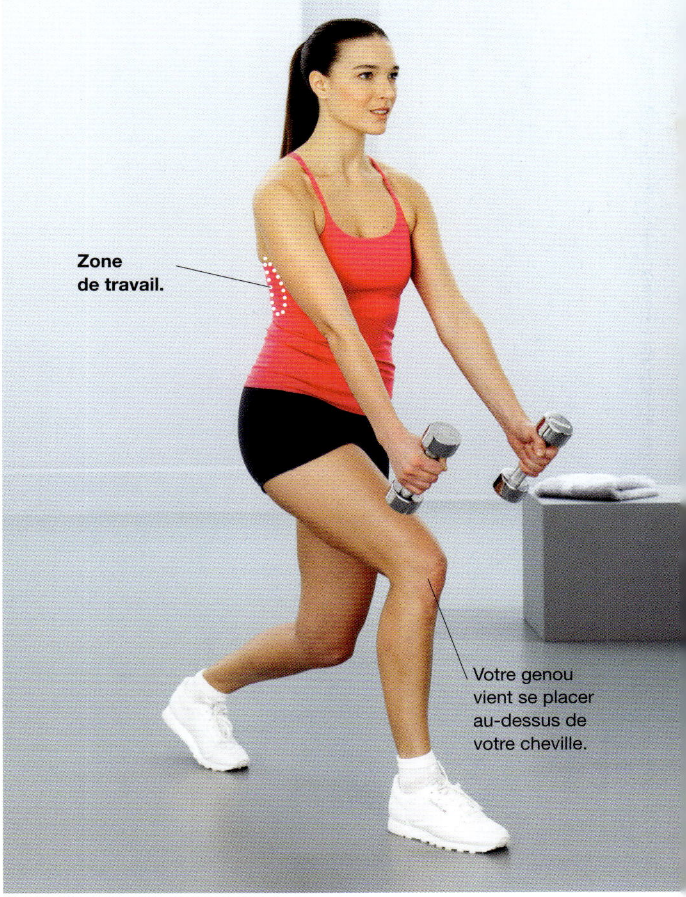
Zone de travail.
Votre genou vient se placer au-dessus de votre cheville.

>> **Endurance** flexion basculée

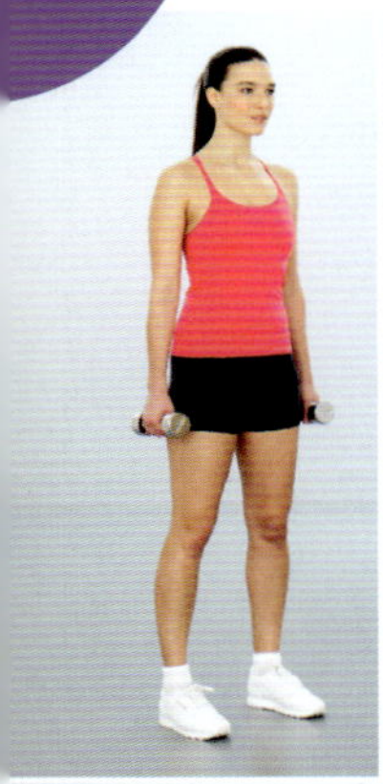

13a **Flexion basculée**

Prenez deux poids de taille moyenne. Tenez-vous debout, les pieds parallèles et écartés, les bras le long du corps. Maintenez les poids à vos côtés. En basculant le poids de votre corps sur vos talons, inspirez en fléchissant les genoux et pliez simultanément les coudes pour soulever les poids vers vos épaules.

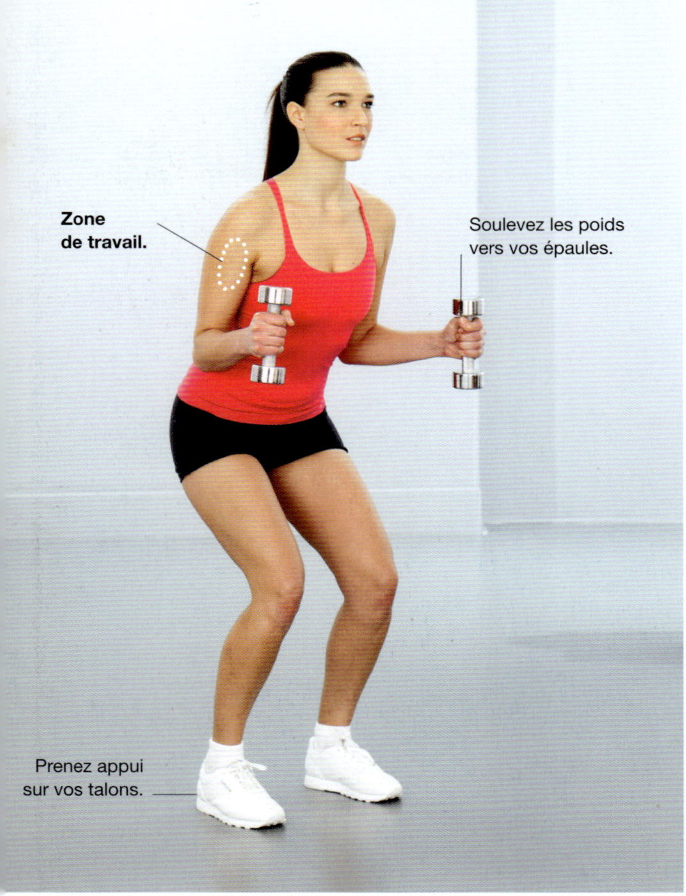
Zone de travail.
Soulevez les poids vers vos épaules.
Prenez appui sur vos talons.

13b

Expirez en tendant vos bras et vos jambes pour revenir à la position de départ. Inspirez, puis expirez en basculant le poids de votre corps sur la pointe de vos pieds et décollez vos talons du sol. Tenez en équilibre, puis posez à nouveau les talons pour la flexion suivante. Répétez huit fois les deux mouvements. **Répétez les exercices 8 à 10 (pp. 48-49).**

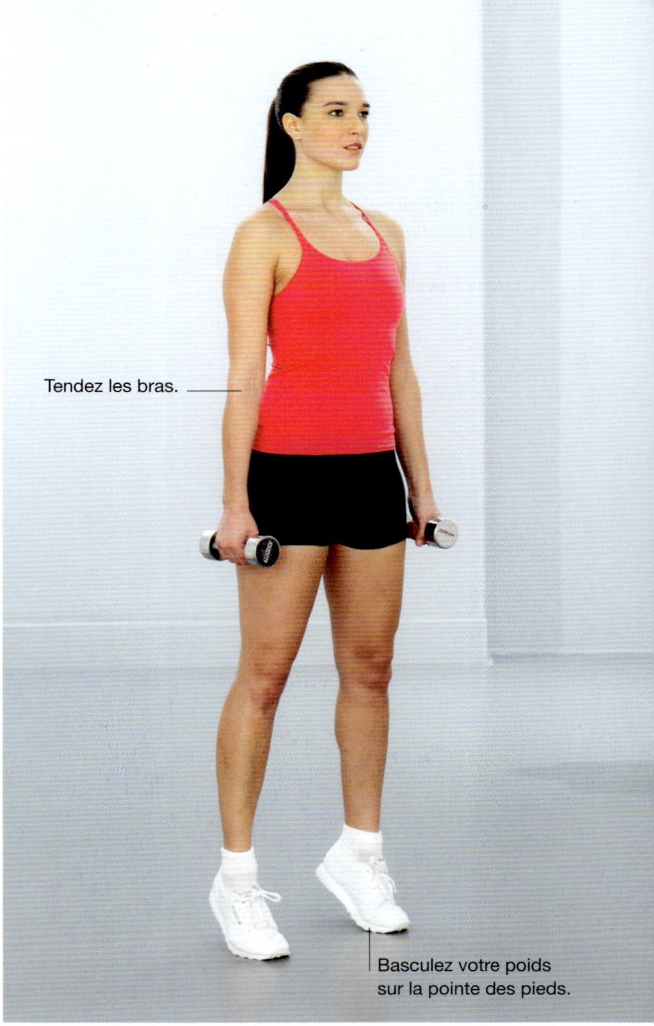
Tendez les bras.
Basculez votre poids sur la pointe des pieds.

>> **Endurance** les ailes de mouche / contraction des triceps

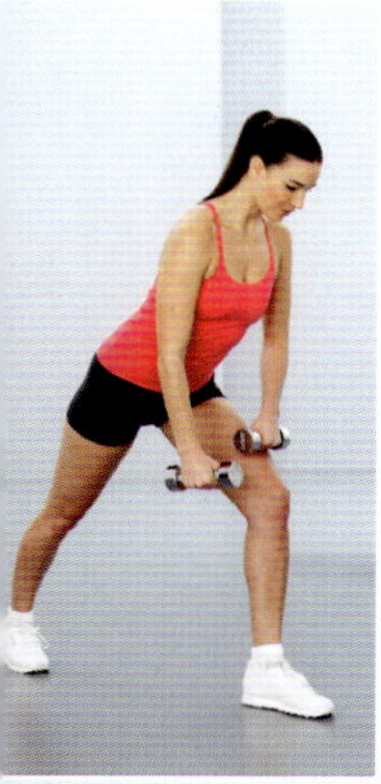

14 **Les ailes de mouche** Échangez la balle contre deux poids de taille moyenne. Placez-vous en fente, le pied gauche en avant, le bras gauche appuyé sur la cuisse. Abaissez votre épaule droite et soulevez le bras sur le côté. Répétez douze fois, puis changez de côté. **Répétez les exercices 8 à 10 (pp. 48-49).**

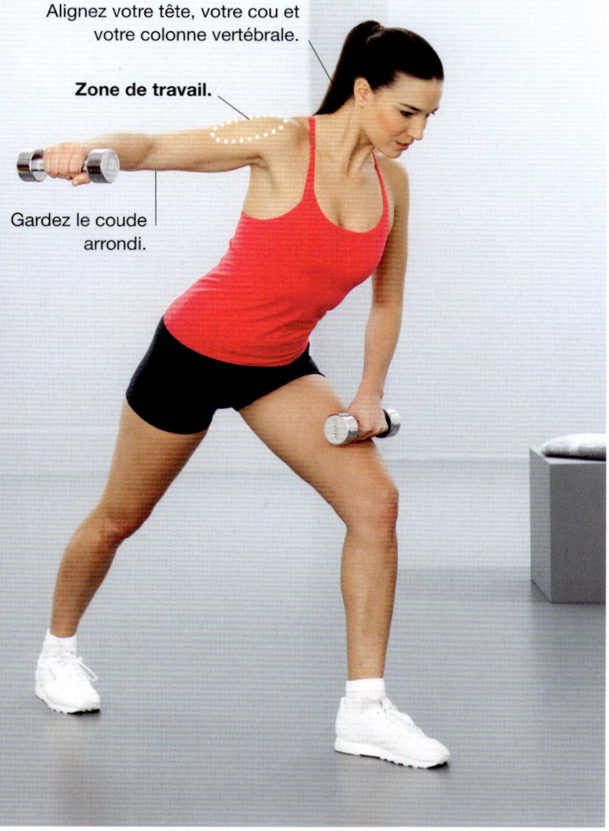
Alignez votre tête, votre cou et votre colonne vertébrale.
Zone de travail.
Gardez le coude arrondi.

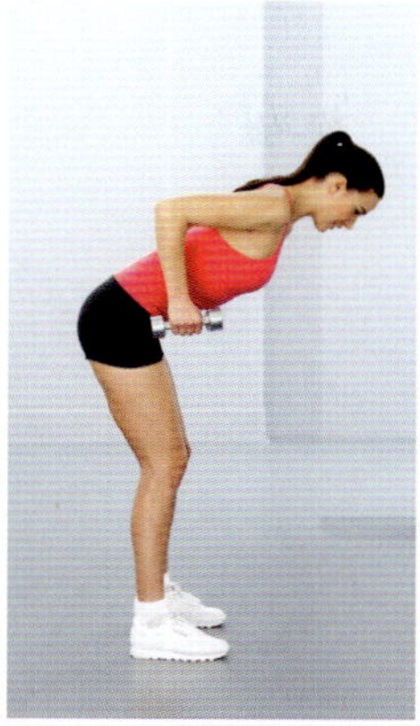

15 **Contraction des triceps** Toujours avec vos deux poids de taille moyenne, pieds parallèles, pliez les genoux et inclinez-vous en avant. Pliez les coudes à 90°, vos avant-bras parallèles au sol. Expirez en tendant vos bras vers l'arrière. Inspirez en repliant les coudes. Recommencez douze fois. **Répétez les exercices 8 à 10 (pp. 48-49).**

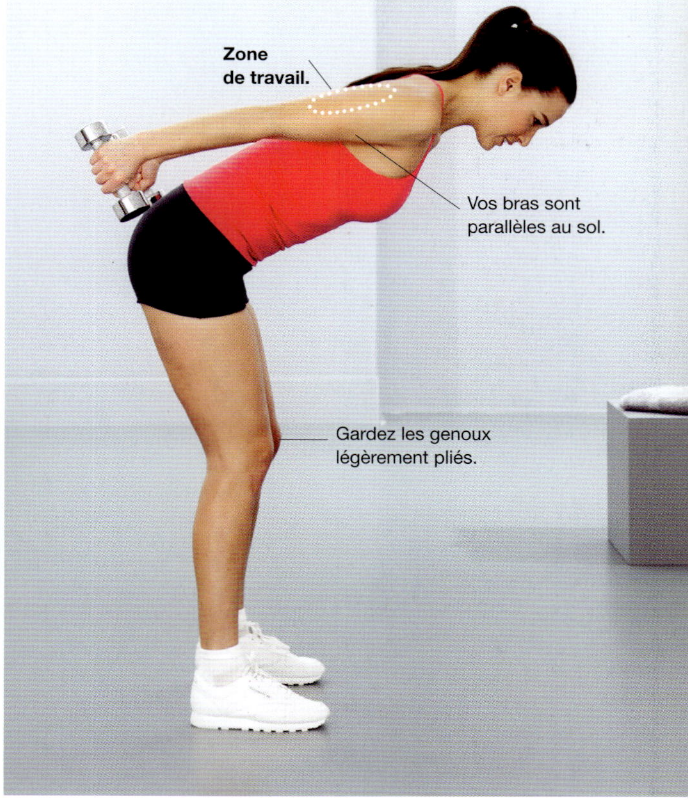
Zone de travail.
Vos bras sont parallèles au sol.
Gardez les genoux légèrement pliés.

>> **Relaxation** étirement des épaules / étirements des triceps

16 **Étirement des épaules** Il est temps de se détendre. Posez les poids. Tenez-vous debout, les pieds parallèles, les jambes écartées et les genoux souples. Descendez vos omoplates. Levez les deux bras au-dessus de la tête, les paumes vers l'intérieur. Respirez profondément en détachant bien chacune de vos vertèbres pour allonger la colonne vertébrale. Tenez la position sur deux ou trois respirations.

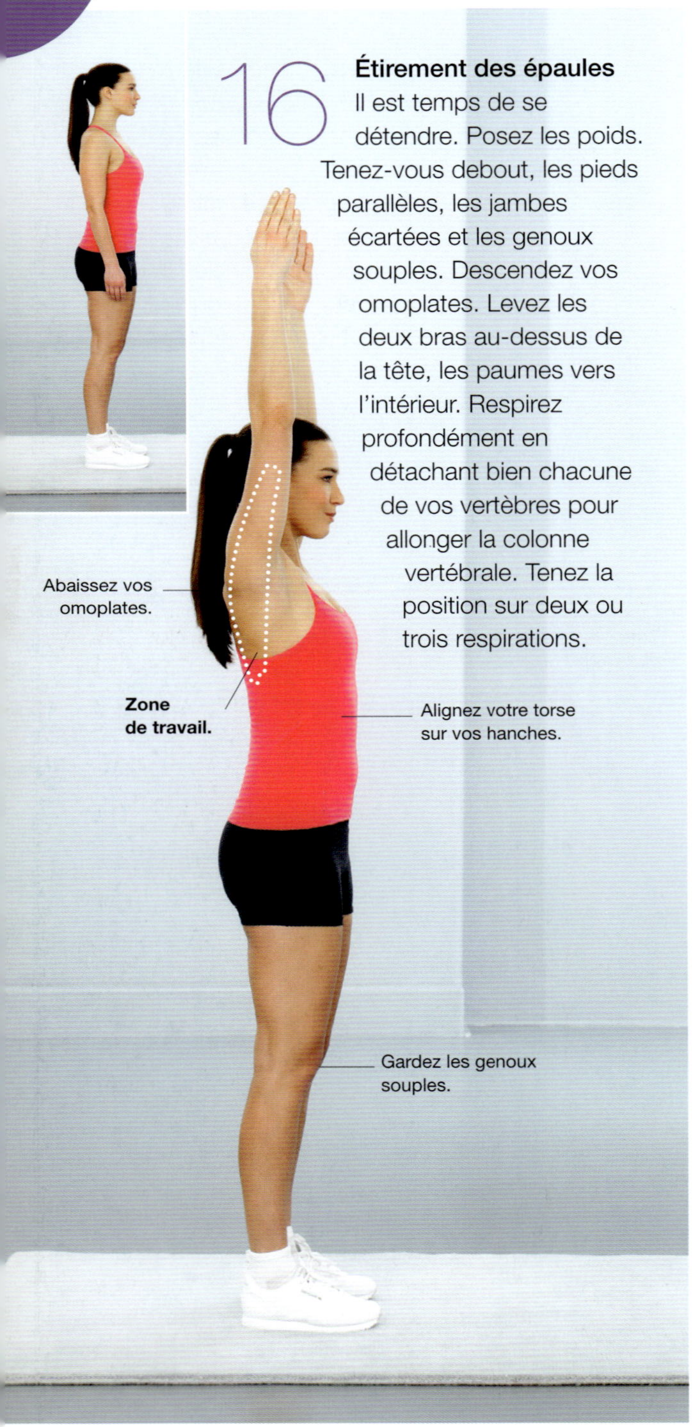

17 **Étirement des triceps** Croisez les bras au-dessus de votre tête en tenant vos coudes dans vos mains. Tirez doucement vos coudes vers l'arrière. Si c'est trop dur, ne tirez que sur un coude à la fois. Un cycle de deux ou trois respirations est idéal pour un étirement, car le muscle peut se détendre progressivement. Étirez-vous lentement sans à-coups. Respirez profondément.

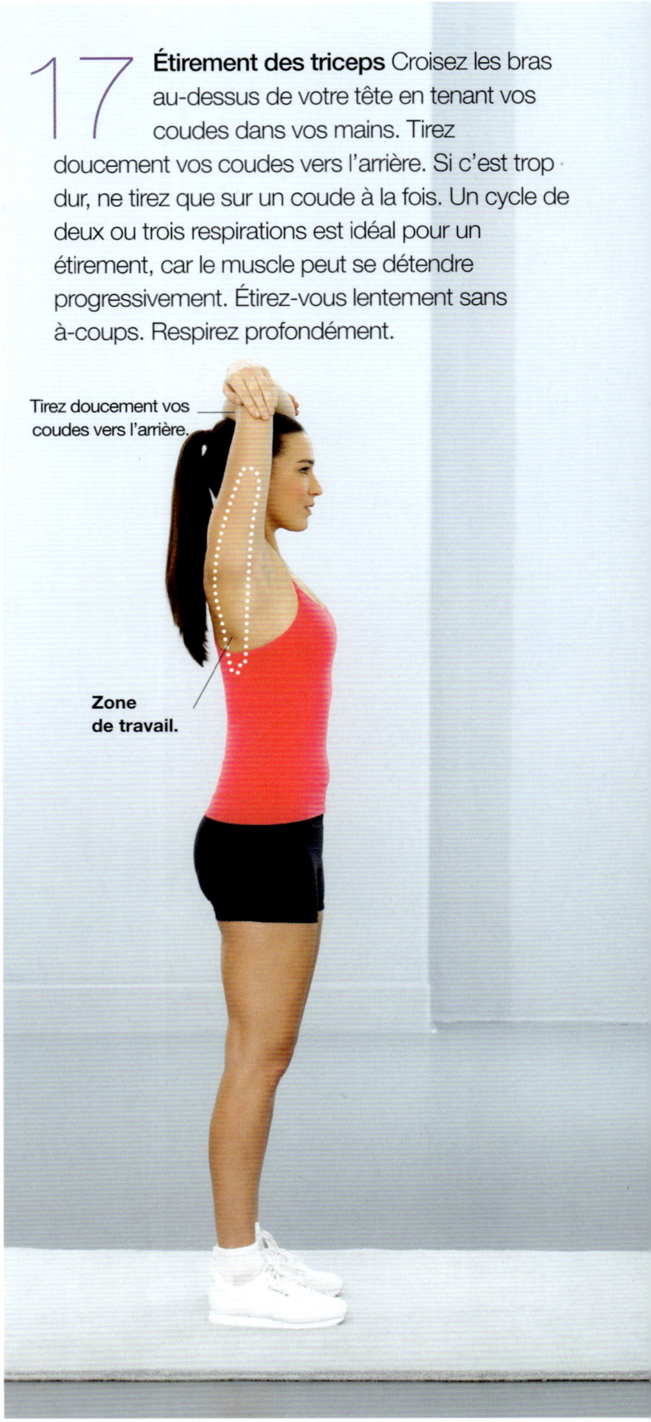

>> **Relaxation** étirement latéral / étirement en avant

18 **Étirement latéral** En tenant toujours vos coudes dans vos mains, au-dessus de votre tête, soulevez la taille et inclinez-vous sur le côté. Vous ressentez l'étirement parcourir votre corps jusqu'aux hanches. Tenez la position en respirant bien ; puis revenez au centre et inclinez-vous de l'autre côté. Tenez, prenez une profonde inspiration, puis revenez au centre.

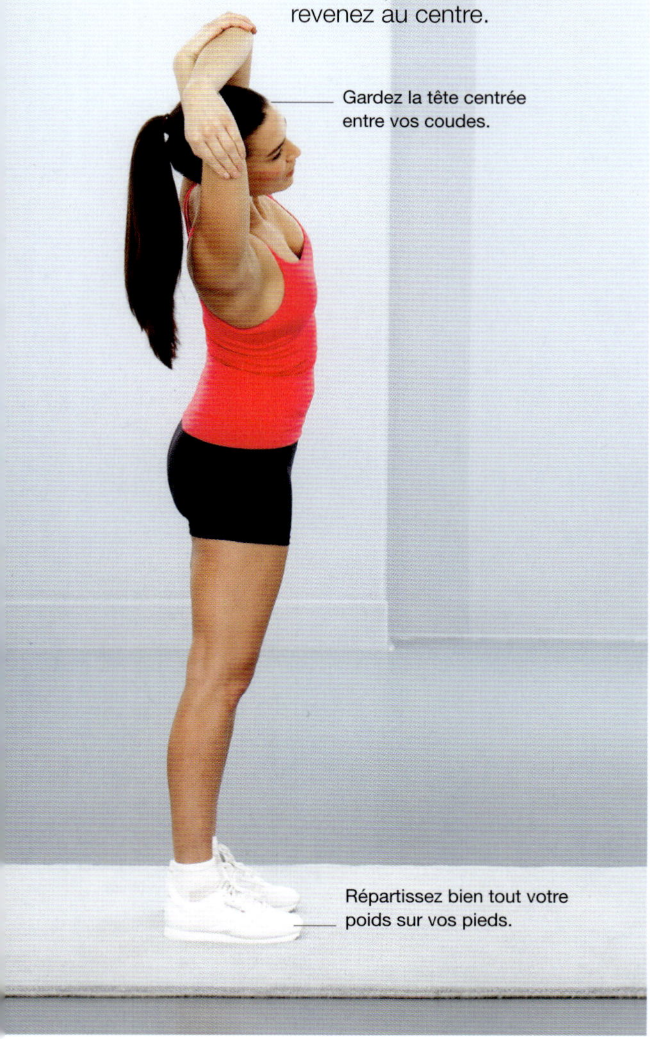
Gardez la tête centrée entre vos coudes.
Répartissez bien tout votre poids sur vos pieds.

19 **Étirement en avant** Debout, les bras levés au-dessus de la tête, croisez les poignets et joignez les paumes de vos mains, les pouces vers le bas. Enroulez le haut de votre dos, la tête et le cou en ligne avec la colonne vertébrale, les oreilles entre les avant-bras. Séparez bien vos omoplates et allez chercher aussi loin que vous le pouvez vers l'avant. Respirez tout au long de l'étirement.

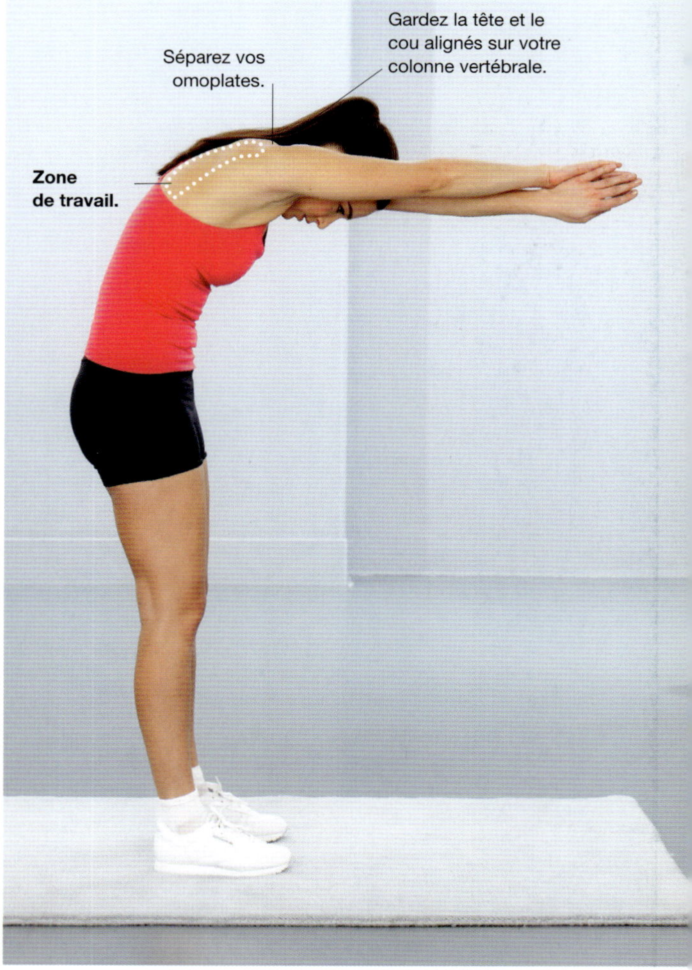
Gardez la tête et le cou alignés sur votre colonne vertébrale.
Séparez vos omoplates.
Zone de travail.

>> **Relaxation** dos rond / le chien

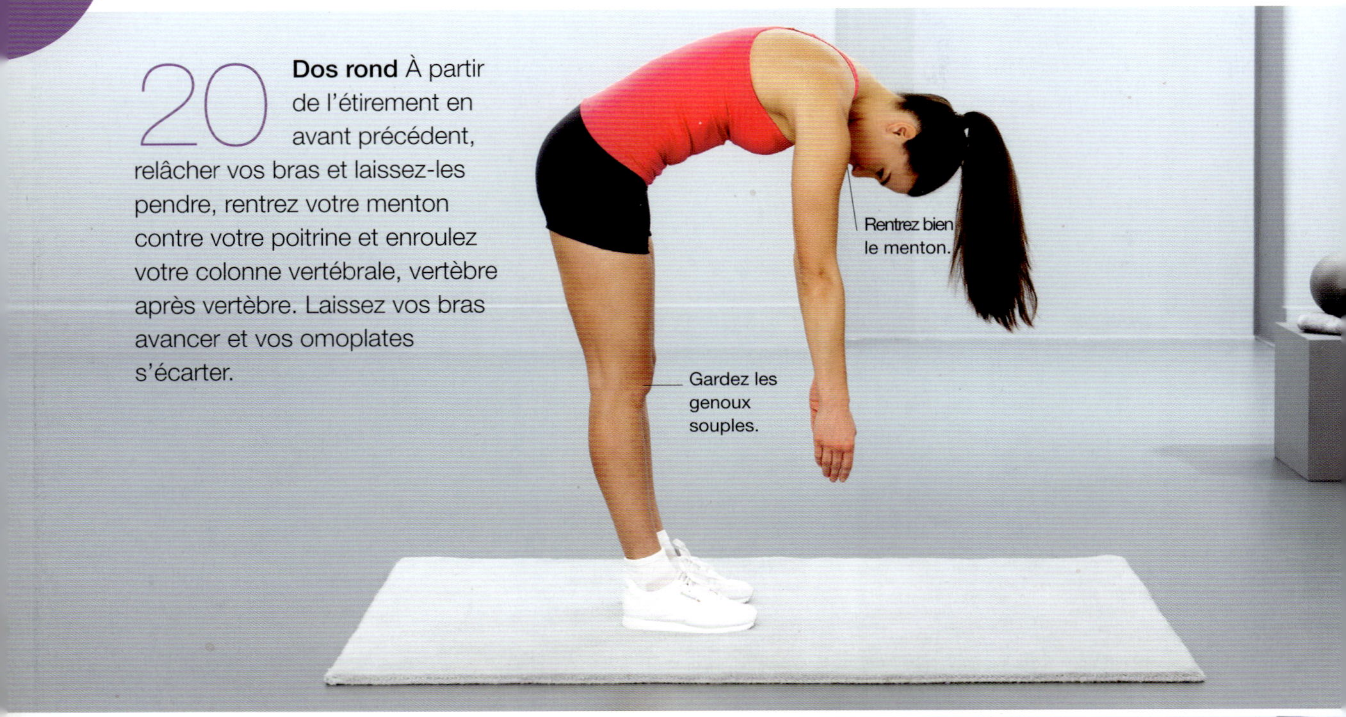

20 **Dos rond** À partir de l'étirement en avant précédent, relâcher vos bras et laissez-les pendre, rentrez votre menton contre votre poitrine et enroulez votre colonne vertébrale, vertèbre après vertèbre. Laissez vos bras avancer et vos omoplates s'écarter.

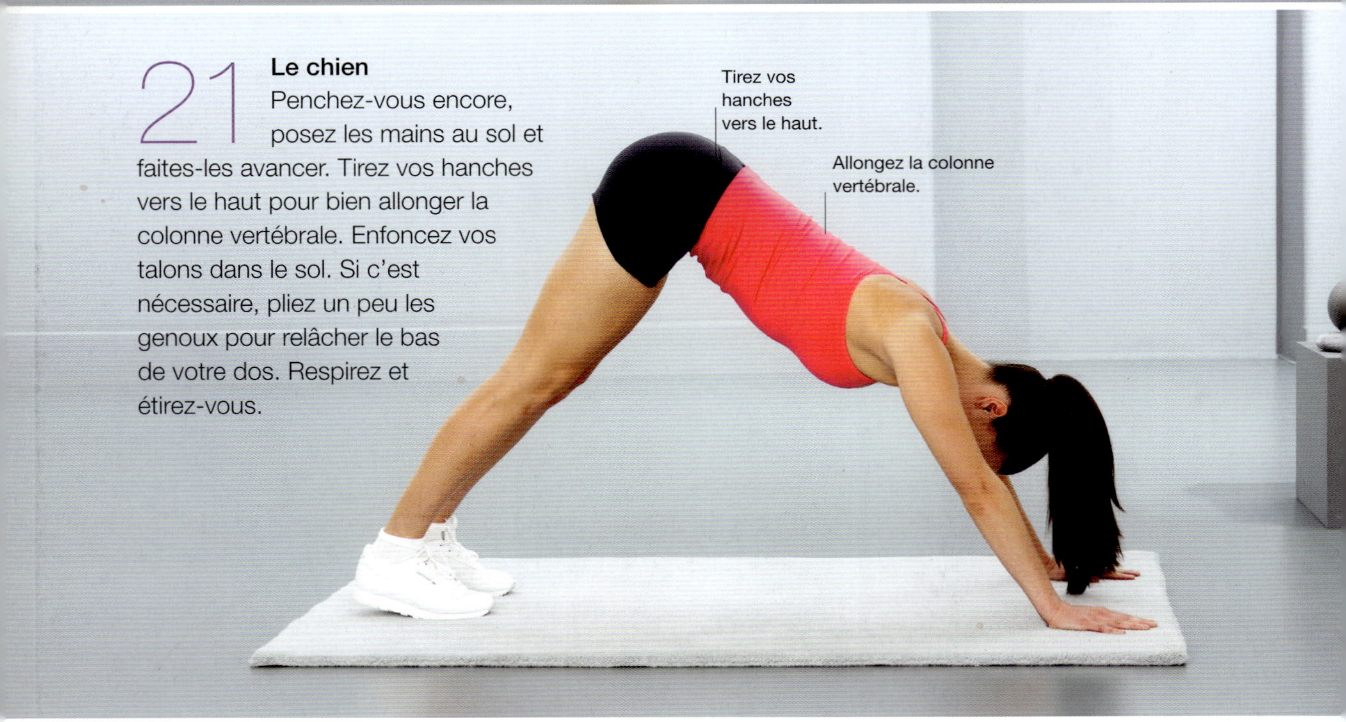

21 **Le chien** Penchez-vous encore, posez les mains au sol et faites-les avancer. Tirez vos hanches vers le haut pour bien allonger la colonne vertébrale. Enfoncez vos talons dans le sol. Si c'est nécessaire, pliez un peu les genoux pour relâcher le bas de votre dos. Respirez et étirez-vous.

>> **Relaxation** la planche / la position de l'enfant

22 **La planche** Faites encore avancer vos mains sur le sol pour atteindre une position de planche. Enfoncez bien vos orteils dans le sol et placez vos coudes au-dessous de vos épaules. Contractez les abdominaux pour empêcher votre dos de s'affaisser et pour maintenir l'alignement tête/talons. Respirez normalement en tenant la position quelques secondes.

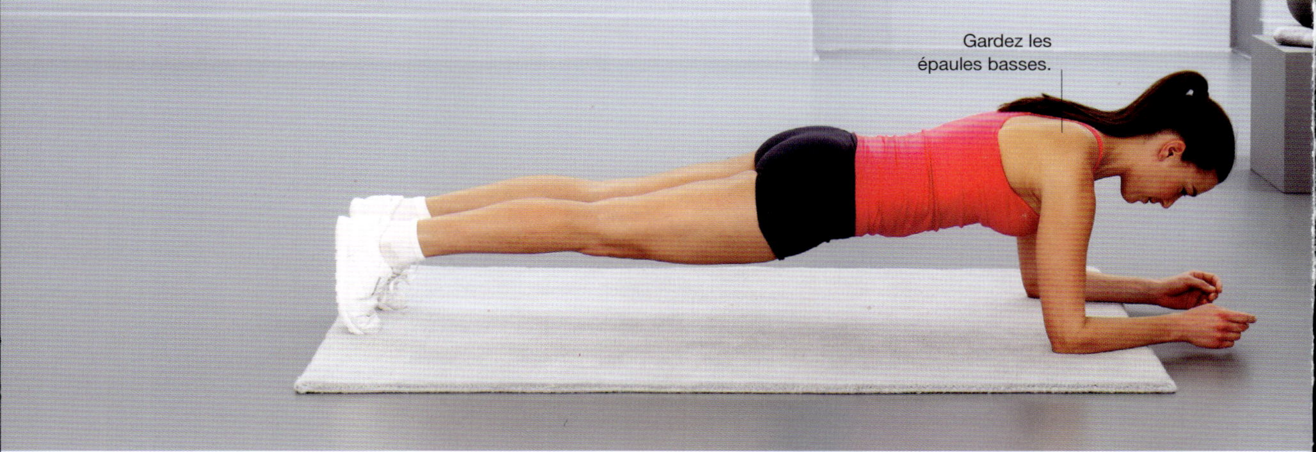

23 **La position de l'enfant** Asseyez-vous sur vos talons et penchez-vous vers l'avant, le front contre le sol, les bras tendus au-dessus de votre tête. Déplacez vos mains sur un côté en gardant la tête entre les coudes, puis étirez-vous de l'autre côté. À chaque expiration, intensifiez la position. Répétez la planche (22), en pliant les coudes et en tendant les jambes. Enfin, terminez par la position de l'enfant.

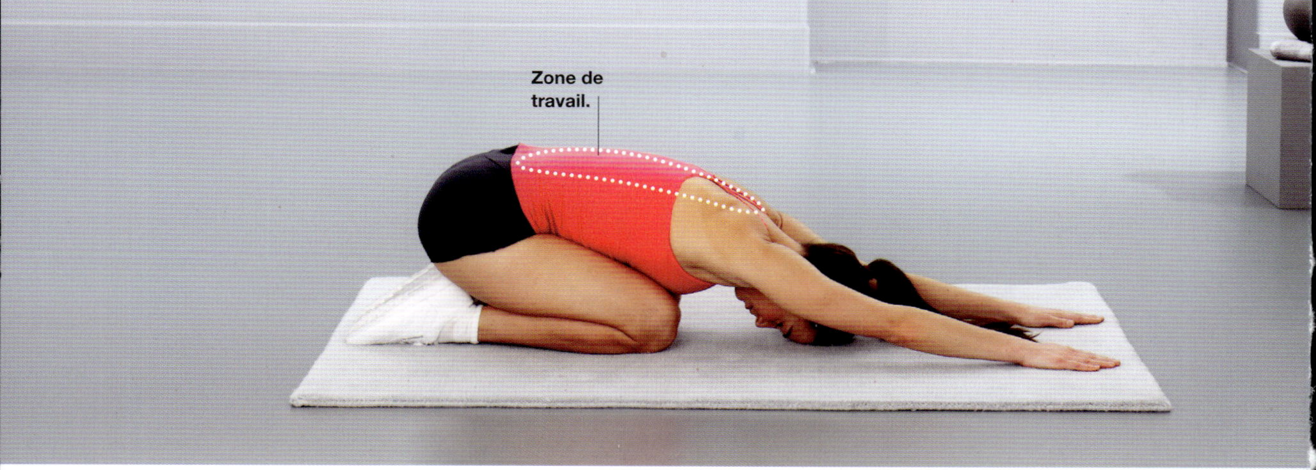

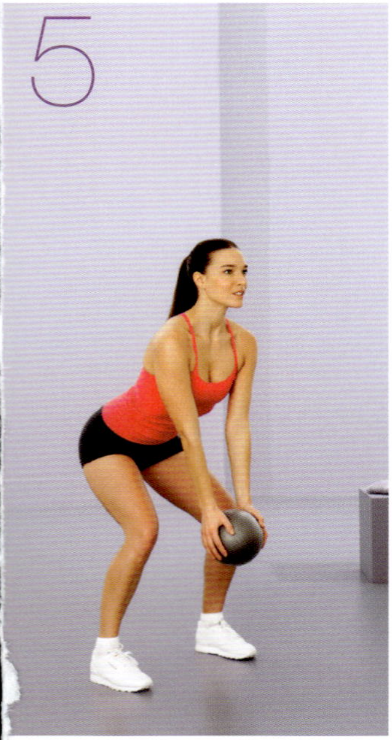

▲ **Échauffement,** Le bûcheron, page 46

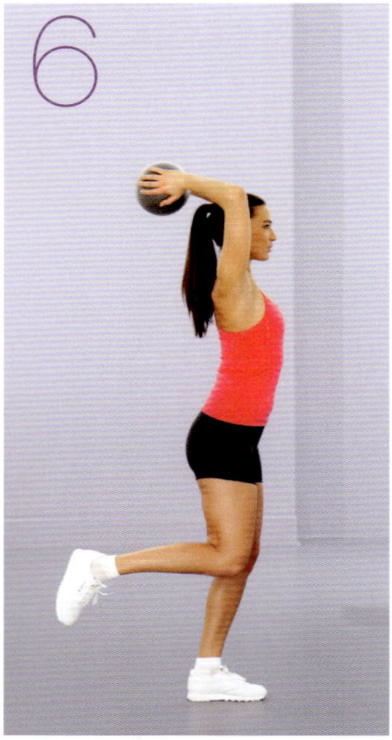

▲ **Échauffement,** Plié et pressé, page 46. Répétez les exercices 5 à 1.

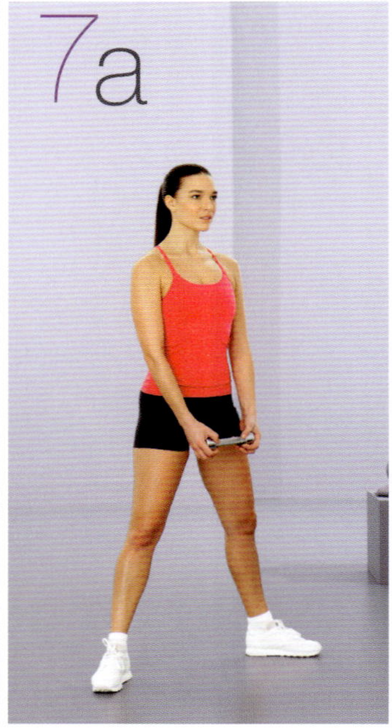

▲ **Endurance,** Plié et développé, page 47

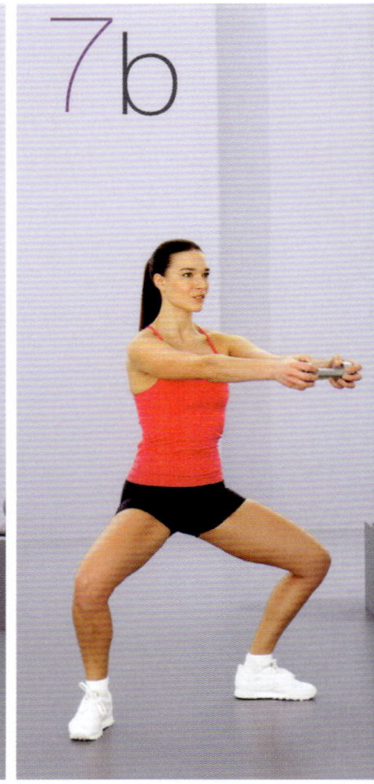

▲ **Endurance,** Plié et développé, page 47

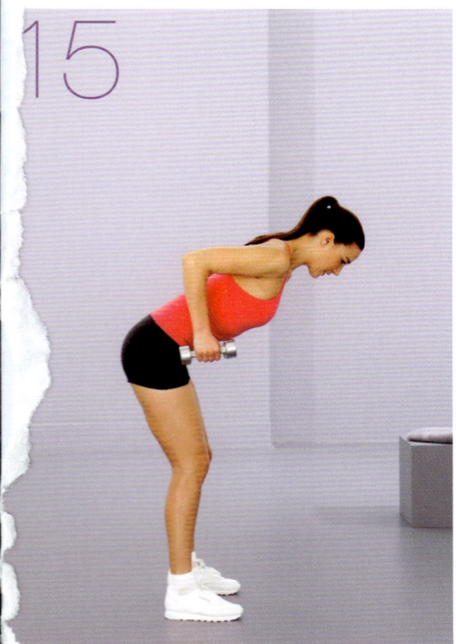

▲ **Endurance,** Contraction des triceps, page 53. Répétez les exercices 8 à 10.

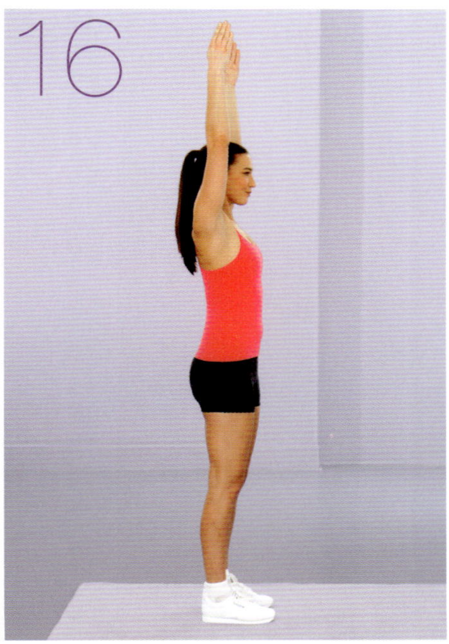

▲ **Relaxation,** Étirement des épaules, page 54

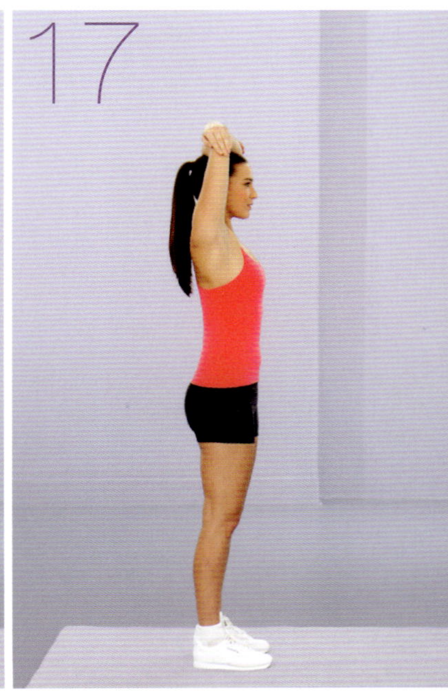

▲ **Relaxation,** Étirement des triceps, page 54

Séance de beach-ball

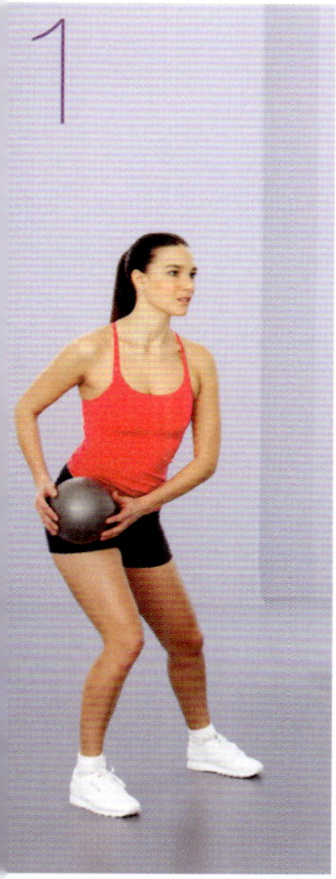

▲ **Échauffement,** Le balancier, page 44

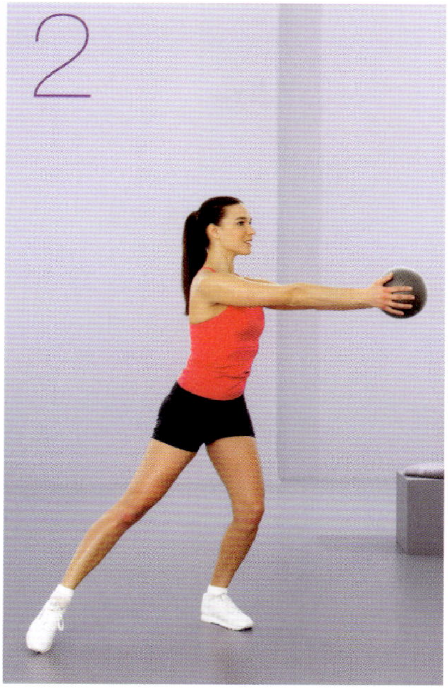

▲ **Échauffement,** Le patineur, page 44

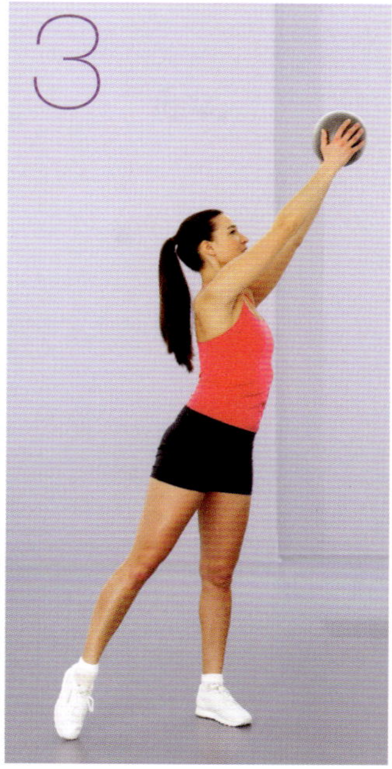

▲ **Échauffement,** Rotation, page 45

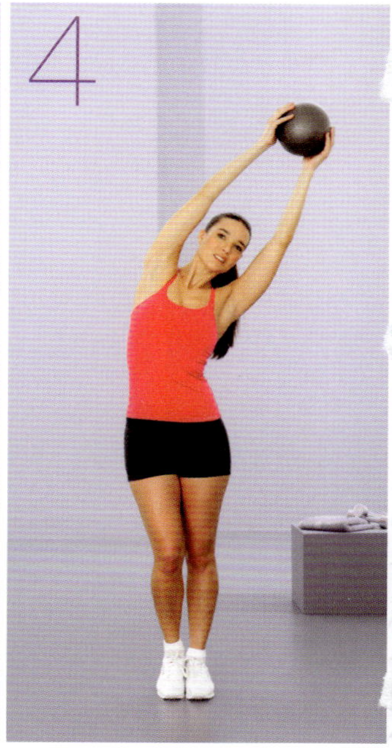

▲ **Échauffement,** La pendule, page 45

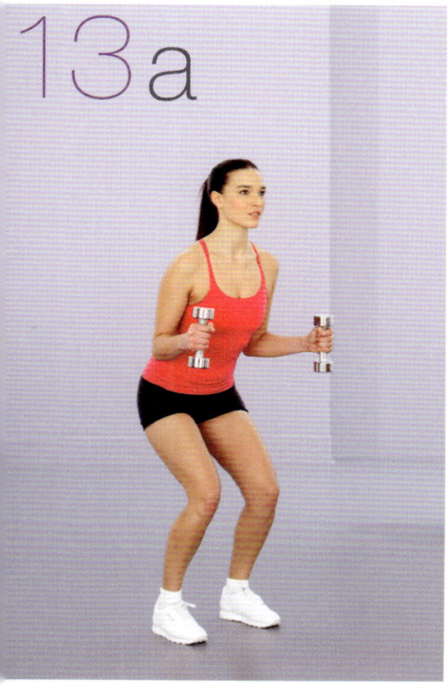

▲ **Endurance,** Flexion basculée, page 52

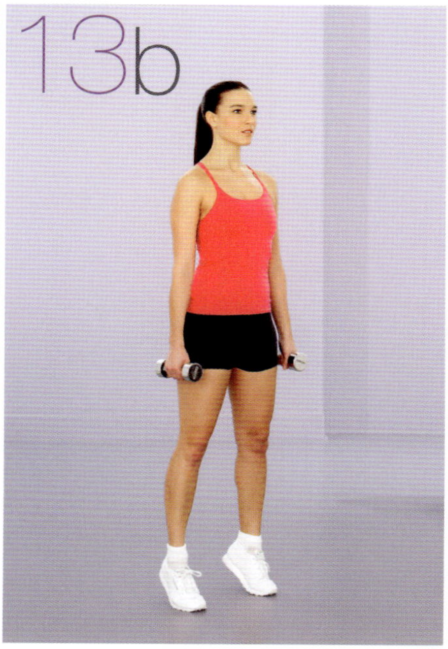

▲ **Endurance,** Flexion basculée, page 52. Répétez les exercices 8 à 10.

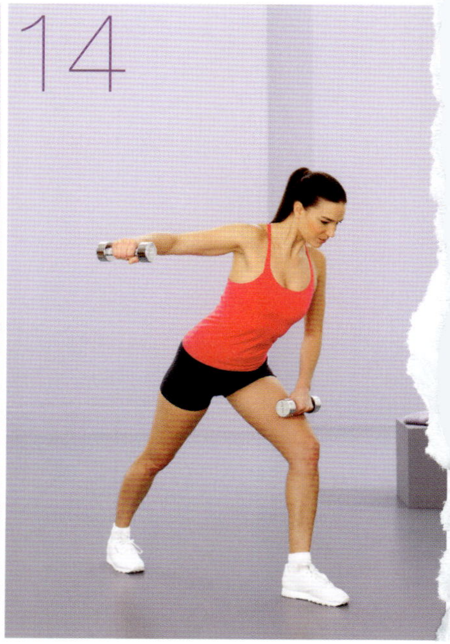

▲ **Endurance,** Les ailes de mouche, page 53. Répétez les exercices 8 à 10.

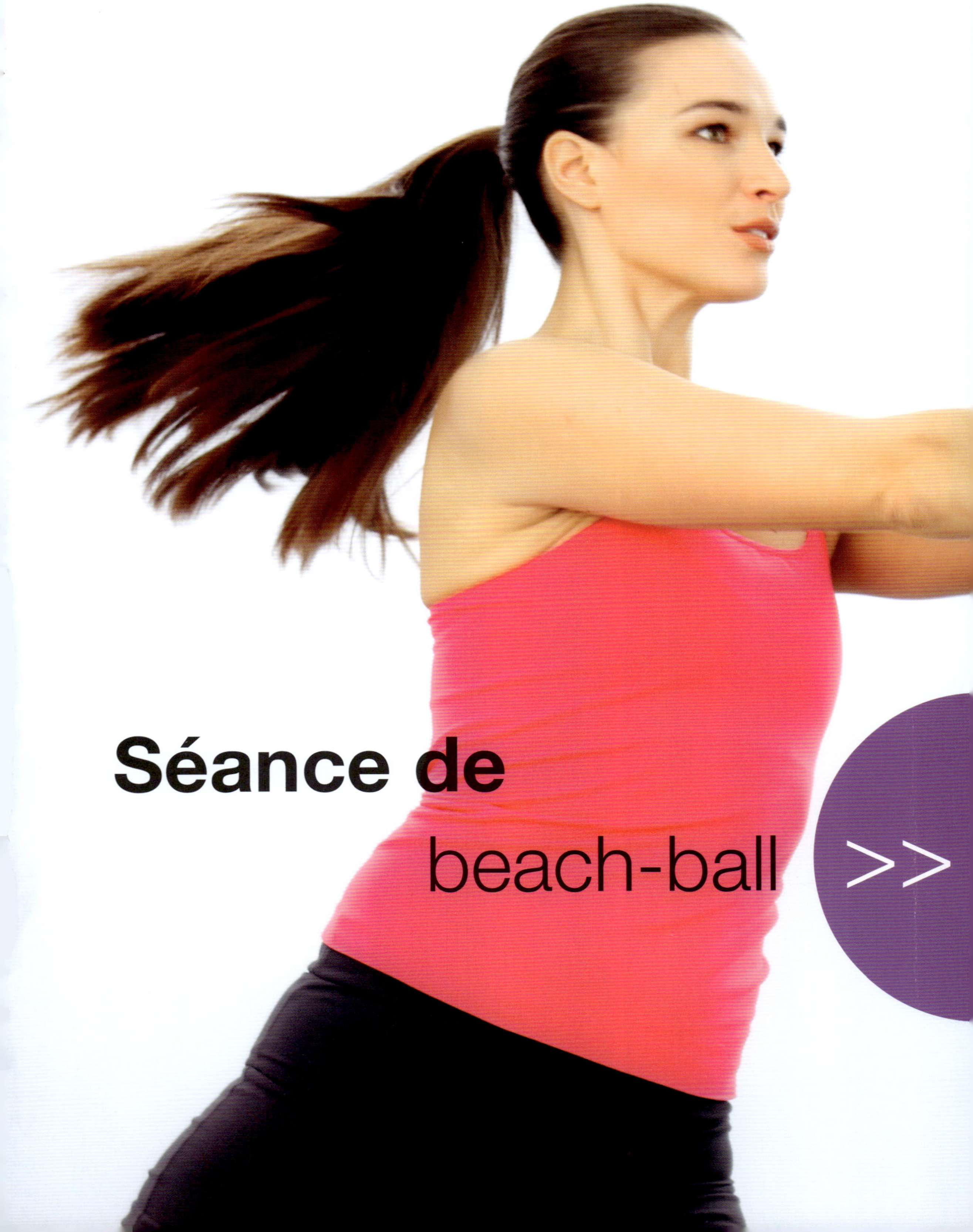

Séance de beach-ball

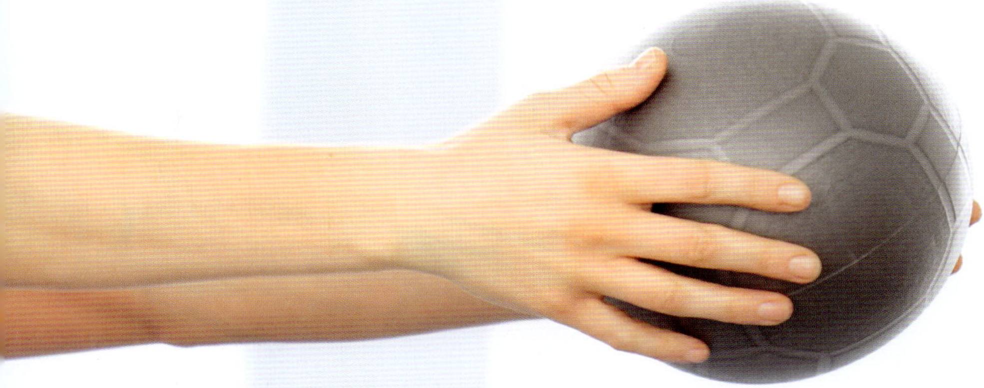

15 minutes **Bilan**

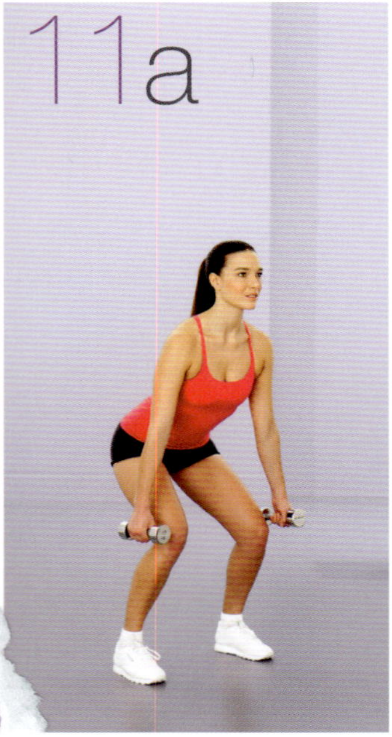

Endurance, Flexion et genou levé, page 50

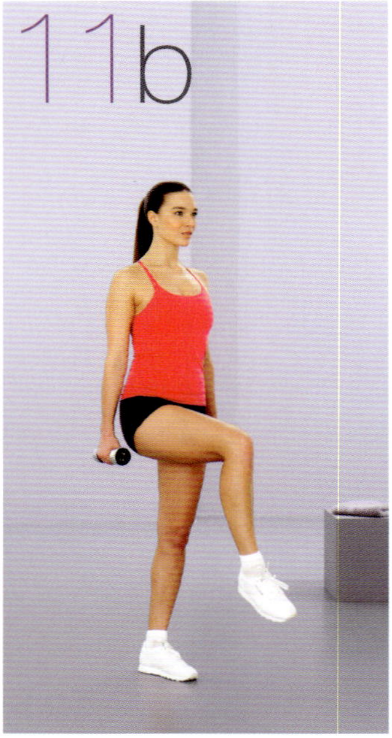

▲ **Endurance,** Flexion et genou levé, page 50. Répétez les exercices 8 à 10

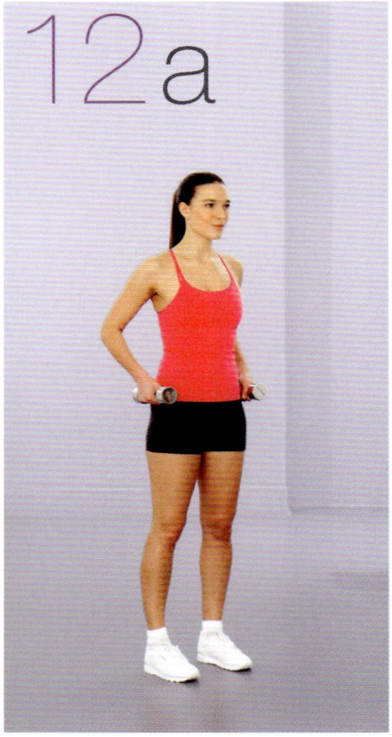

▲ **Endurance,** Fente et rameur, page 51

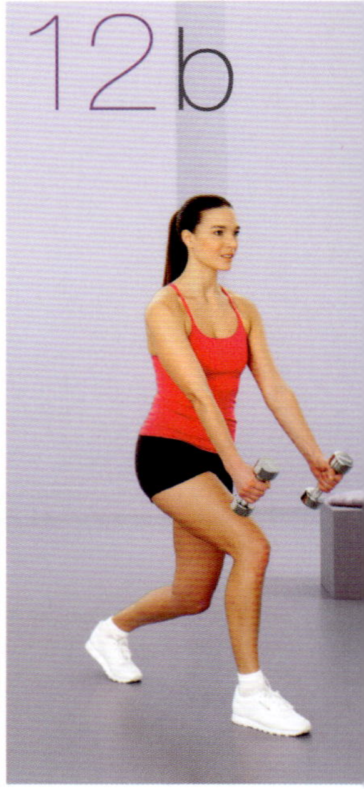

▲ **Endurance,** Fente et rameur, page 51. Répétez les exercices 8 à 10.

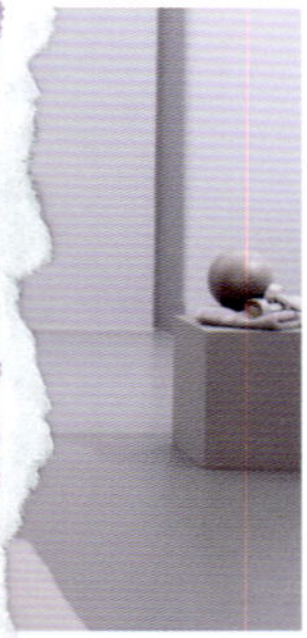

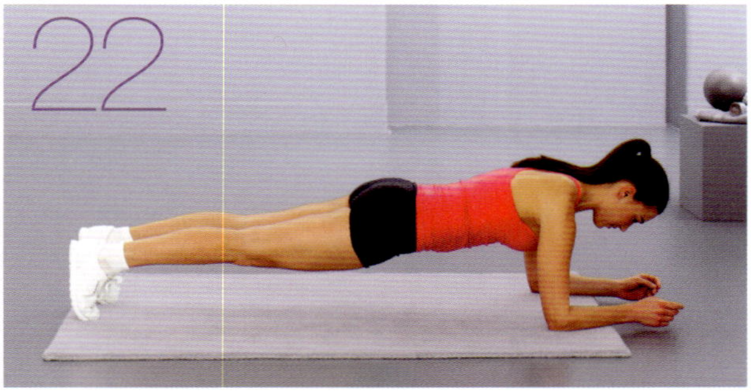

▲ **Relaxation,** La planche, page 57

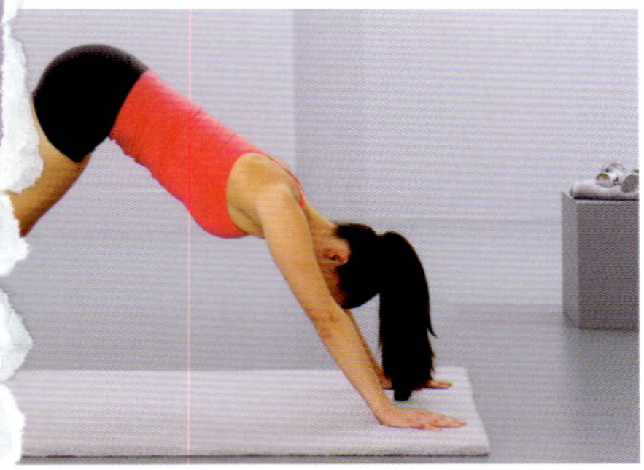

chien, page 56

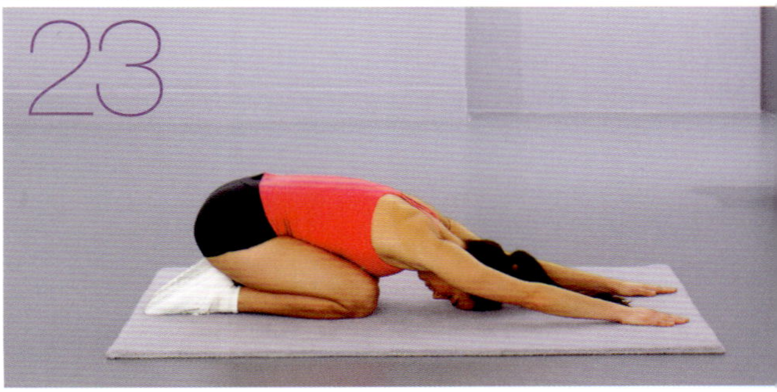

▲ **Relaxation,** La position de l'enfant, page 57

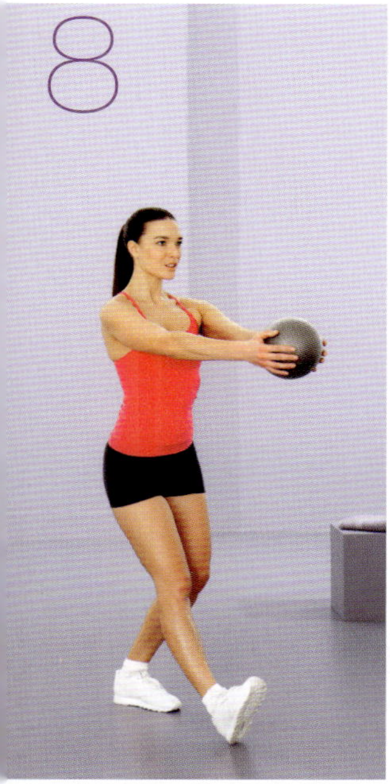

▲ **Cardio,** Talon et pointe, page 48

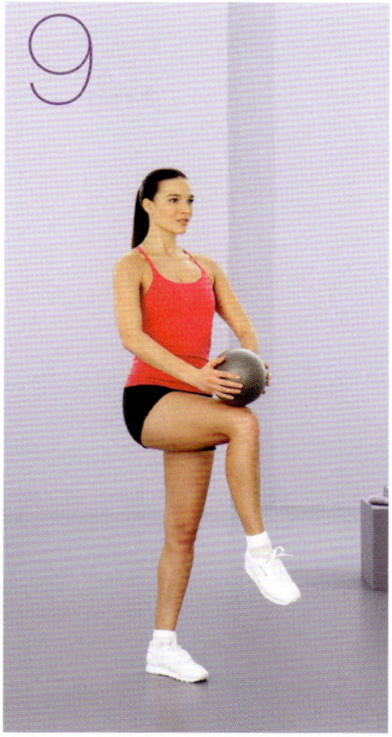

▲ **Cardio,** Balle au genou, page 48

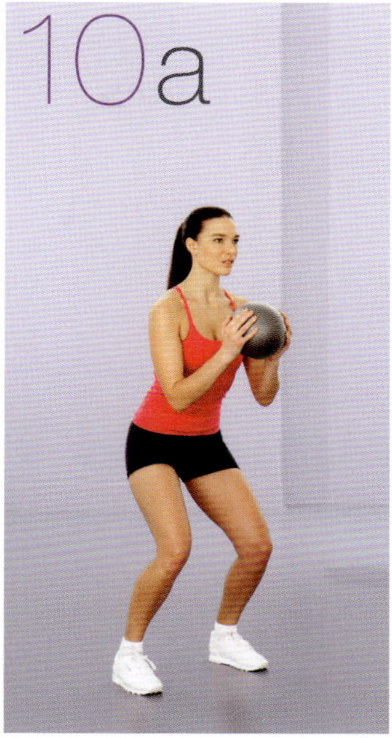

▲ **Cardio,** Flexion, page 49

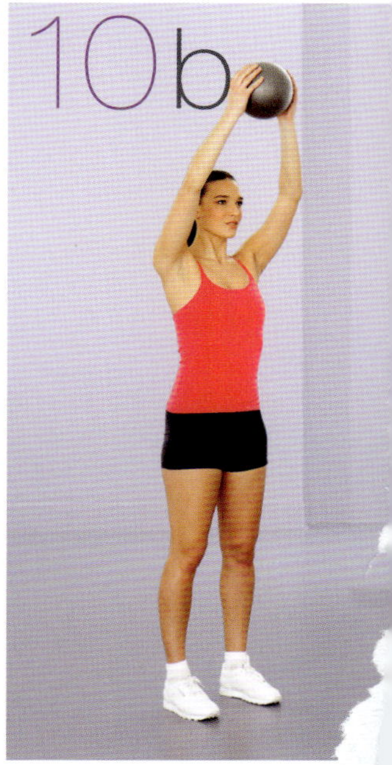

▲ **Cardio,** Flexion, page 49

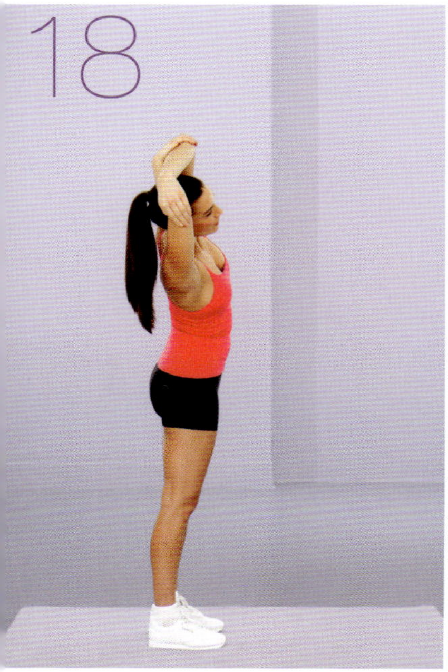

▲ **Relaxation,** Étirement latéral, page 55

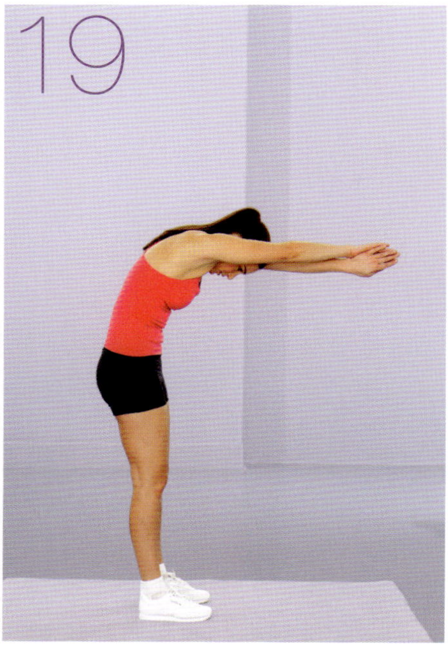

▲ **Relaxation,** Étirement en avant, page 55

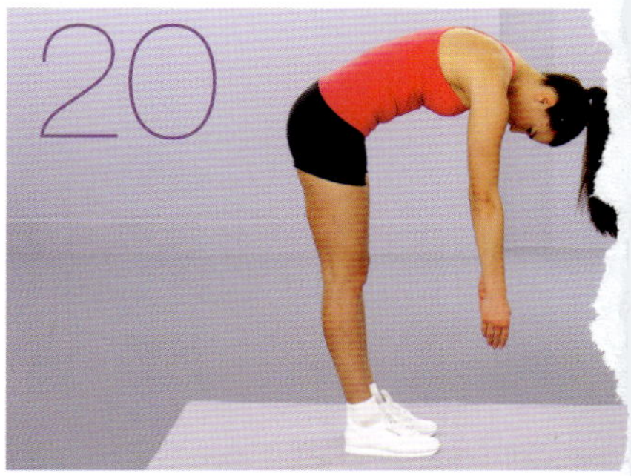

▲ **Relaxation,** Dos rond, page 56

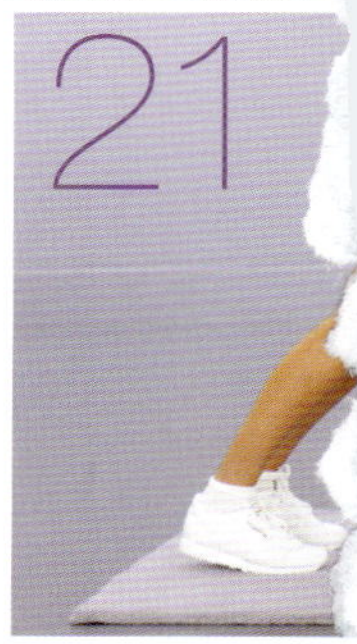

▲ **Relaxation,** Le

>> **Foire** aux questions

Au fil des exercices, il se peut que vous vous posiez des questions quant à vos progrès ou à l'efficacité de votre entraînement. Cette sélection de questions se concentre sur les poids et leur bonne utilisation.

>> Ne suis-je pas trop vieux, trop gros et en trop mauvaise forme pour soulever des poids ?

Quels que soient votre âge et votre condition physique, vous pouvez entraîner votre système cardio-vasculaire pour développer votre endurance et votre énergie, augmenter votre masse musculaire, et donc vos muscles de soutien et votre force, et étirer vos muscles pour plus d'aisance dans vos mouvements. Si vous débutez, commencez par la « Séance d'entraînement pas à pas » et avancez progressivement. Au bout de 1 mois, essayez de répéter la séance pendant 30 minutes. Au bout de 2 mois, passez à la « Séance de beach-ball ».

>> Si je soulève des poids, ne vais-je pas avoir l'air masculin ?

En vérité, un entraînement avec des poids ne permet pas aux femmes de développer réellement leur masse musculaire, mais plutôt de raffermir leur physique. Votre ventre sera plus plat, vos bras et vos jambes, plus fermes, et vous serez splendide dans votre petite robe noire. La propension à produire de la masse musculaire est liée au taux de testostérones que vous sécrétez, et le taux d'une femme ne représente pas plus d'un dixième du taux d'un homme.

>> Je ne suis pas sûr de bien utiliser les poids. Pouvez-vous m'aider ?

Le rythme et la respiration sont très importants. Soulevez le poids en comptant deux temps, marquez une pause, puis baissez-le sur quatre temps. Variez les mouvements en maintenant toujours la tension du muscle. Expirez pendant l'effort, lorsque vous soulevez le poids contre la gravité, par exemple quand vous pliez le coude pour contracter les biceps ou lorsque vous vous redressez après une flexion.

>> Comment savoir par quels types de poids commencer pour les différents exercices ?

Vous devez toujours être en forme, même après avoir répété un exercice. Vos muscles s'adaptent graduellement, car les tissus qui les connectent aux os (les tendons et les ligaments) ont besoin de temps pour s'habituer à ce qu'on leur demande. En mettant progressivement ces tissus en condition, vous renforcez vos articulations et évitez les risques de blessures telles que déchirure ou tendinite. Même si vous êtes naturellement capable de soulever des poids importants, si vous ne vous êtes pas déjà entraînés, vous devez protéger vos articulations et augmenter progressivement la charge à soulever.

>> Il m'est facile de soulever et de baisser le poids. Est-ce normal ?

Le but des exercices de force est de travailler jusqu'à épuisement du muscle tout en préservant une bonne condition physique. Vous devez atteindre le stade où vous vous dites : « Je n'en peux plus, pas un de plus », et vous devez ressentir une fatigue musculaire. Vos muscles se développent grâce aux dommages (soulever des poids) que vous leur imposez et aux réparations de leurs fibres (les jours de repos). En se réparant, ils deviennent plus forts.

>> L'aérobic n'est-elle pas la meilleure activité pour perdre du poids ?

L'aérobic associée à des exercices de renforcement musculaire est la meilleure formule pour perdre du poids. Les exercices d'aérobic permettent de brûler des calories et d'éliminer les graisses stockées dans l'ensemble du corps, tandis qu'avec les poids nos muscles deviennent plus toniques et plus fermes alors que nous maigrissons.

>> Obtient-on plus de bénéfices en travaillant avec des haltères ou avec des appareils de musculation ?

Les appareils de musculation offrent un soutien à votre corps et vous aident à maintenir une position correcte. Ainsi vous arrivez à soulever plus de poids que vous ne le feriez en travaillant simplement avec des haltères. Toutefois, ces derniers soulignent et accentuent les déséquilibres de votre corps car ils sollicitent vos membres de manière individuelle ; ils peuvent être utilisés pour corriger ces défauts et permettre à votre corps de retrouver son bon alignement. Grâce à eux, soulever du poids devient vraiment un sport.

15 minutes

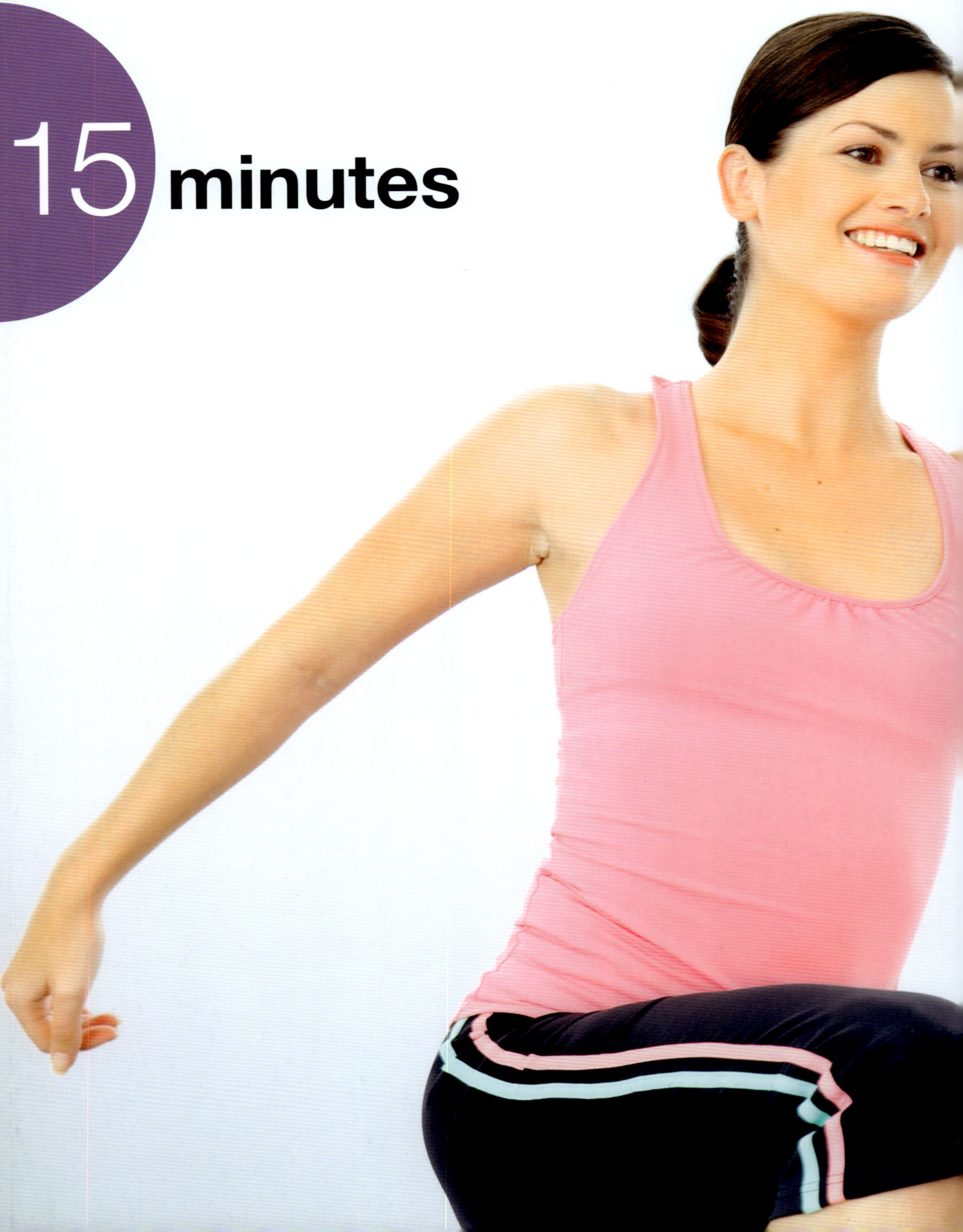

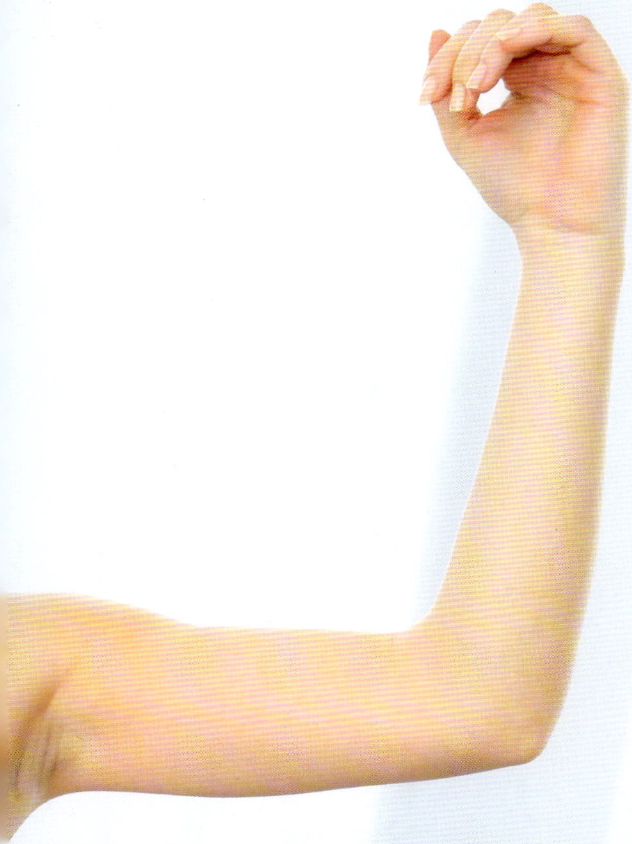

Sautez, tournez, dansez !

Retrouvez la joie des rondes de votre enfance ; sautez et tournez grâce à cette séance pleine de gaieté qui vous fera libérer des endorphines.

>> Échauffement extension / balancement des bras

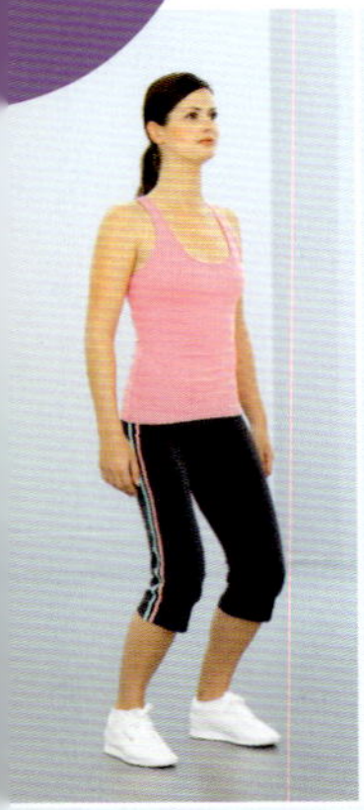

1 **Extension** Tenez-vous debout, les pieds parallèles, les jambes écartées et les genoux souples. Contractez les abdominaux et levez la poitrine. Pliez les genoux, puis tendez les jambes. Basculez le poids de votre corps sur la pointe de vos pieds et décollez les talons du sol. Enchaînez les pliés et les extensions en laissant vos bras se balancer naturellement. Répétez huit fois.

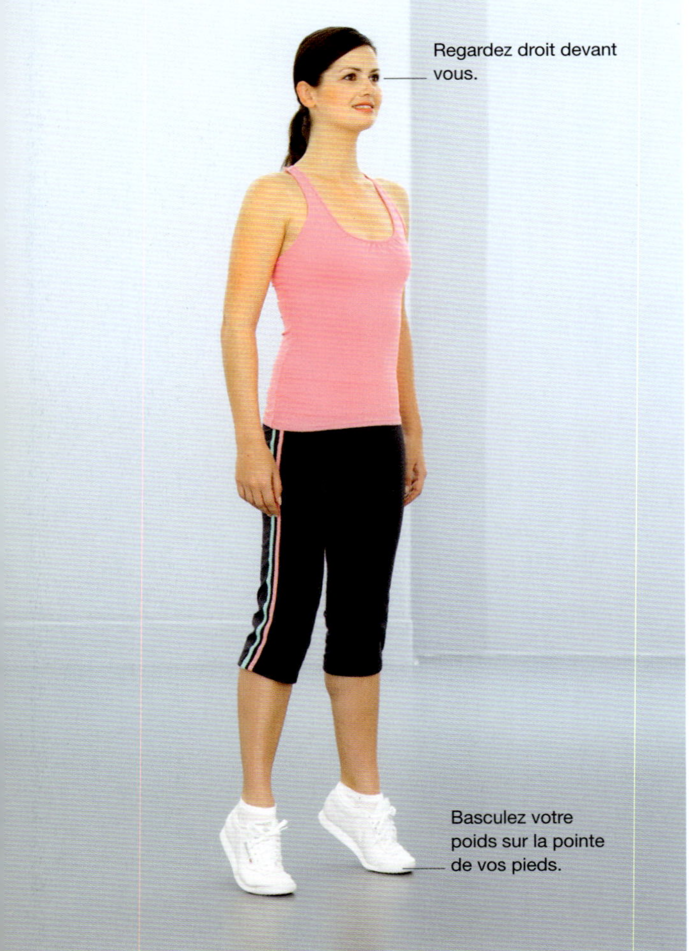

2 **Balancement des bras** Continuez de plier et de tendre les genoux en rythme tout en balançant vos bras d'avant en arrière. Depuis la position de départ, genoux pliés, talons au sol, tendez les jambes et lancez vos bras en arrière. Pliez les genoux pour ramener les bras le long du corps et tendez à nouveau les jambes en lançant cette fois vos bras en avant. Répétez huit fois, en avant et en arrière.

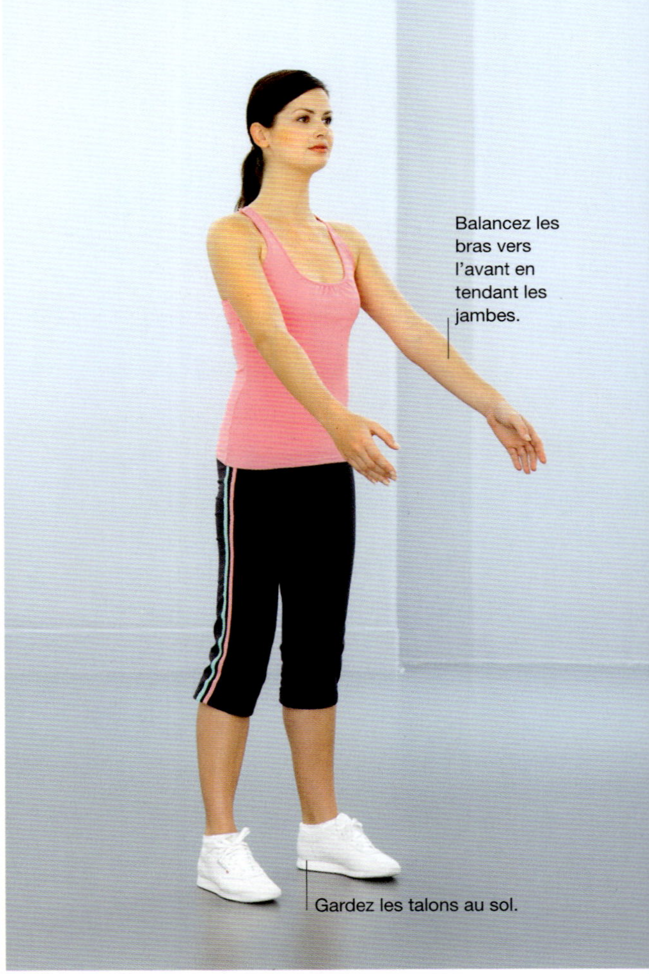

>> **Échauffement** bras contraires / chassé-croisé

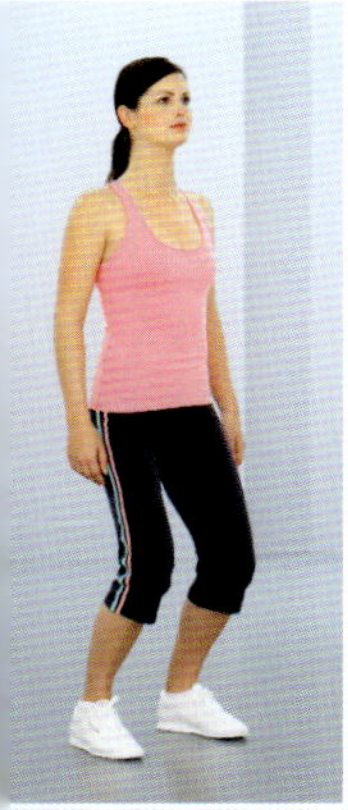

3 **Bras contraires** Continuez de plier les genoux en rythme, mais modifiez le mouvement de vos bras : un vers l'avant et l'autre vers l'arrière simultanément. Gardez les talons au sol et les genoux dans l'alignement de vos orteils. Vos épaules doivent rester basses lorsque vous balancez les bras. Levez le buste et le menton. Répétez huit fois.

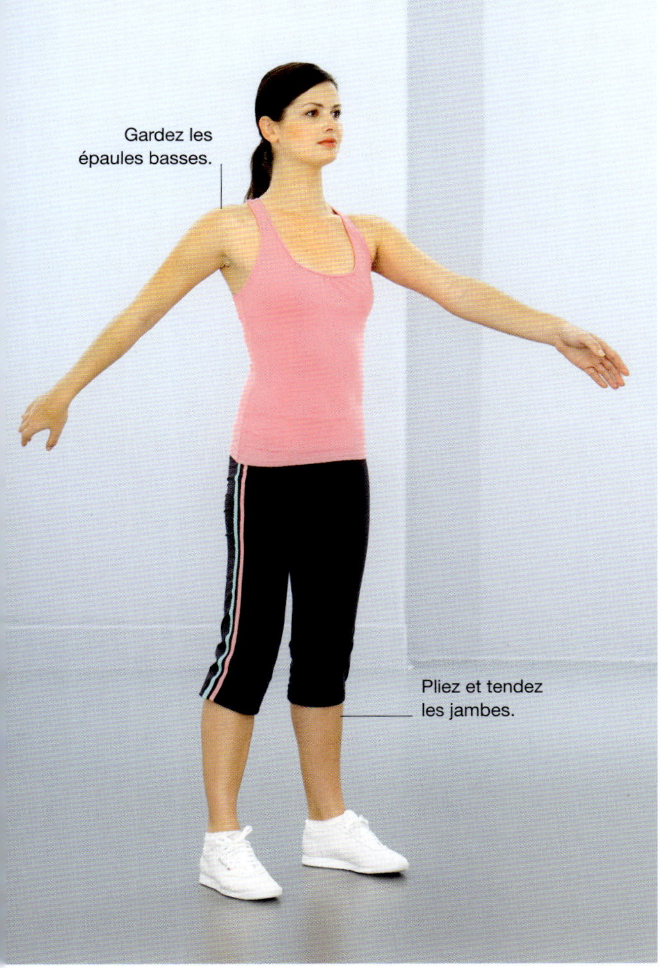

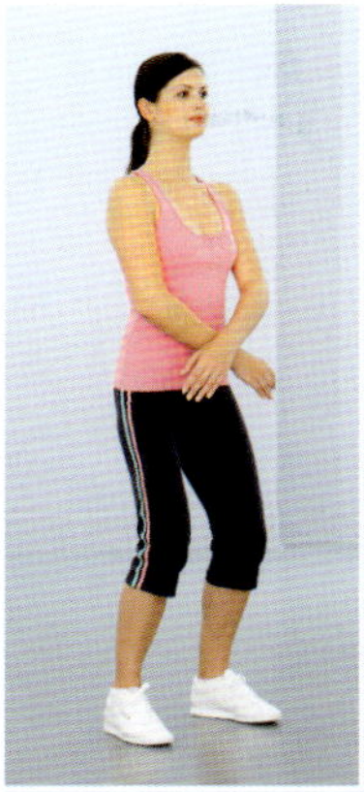

4 **Chassé-croisé** En gardant le rythme des pliés, croisez vos bras devant vous en pliant les genoux et tendez-les sur le côté à hauteur d'épaules en tendant les jambes. Gardez les épaules basses en levant les bras, les paumes vers le bas. Pliez et tendez les jambes en tendant les bras seize fois de suite.

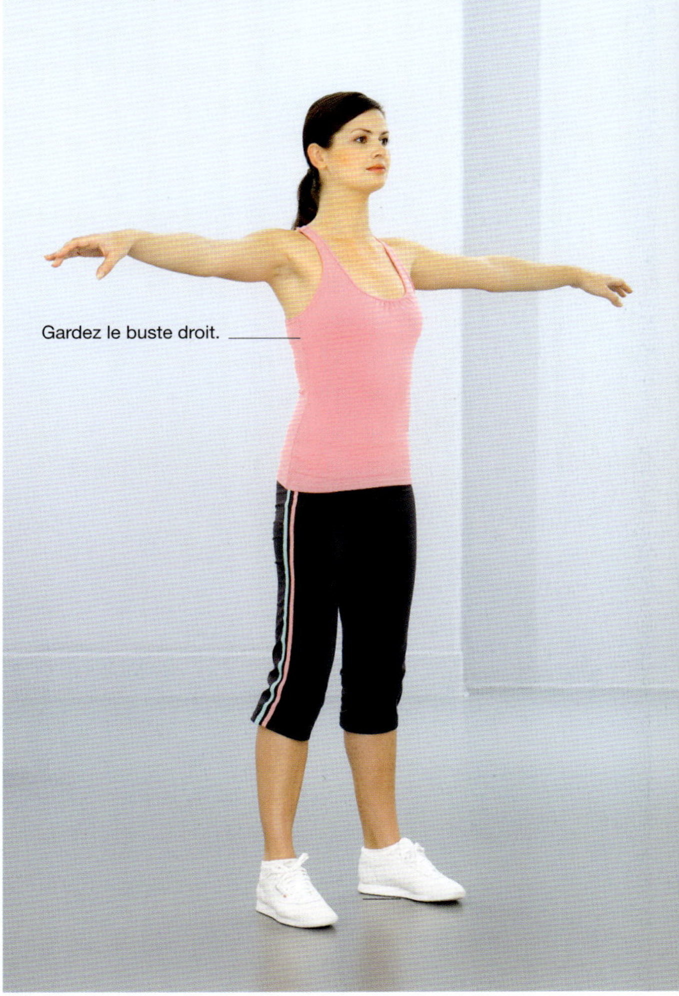

>> **Échauffement** jeté latéral / saut de chat

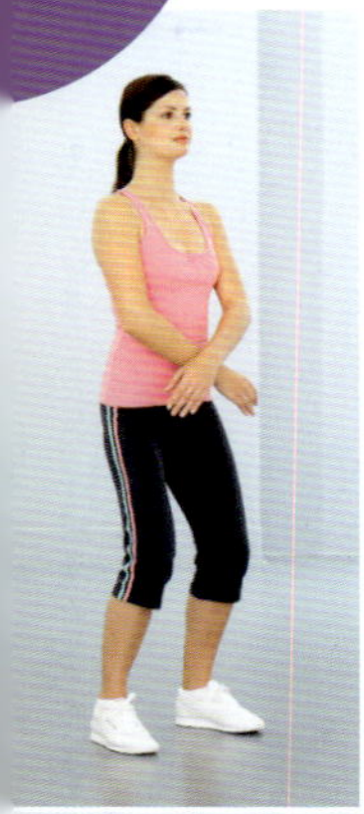

5 **Jeté latéral** Le mouvement de vos bras reste le même pour accompagner vos jambes, mais vous ajoutez un jeté de jambe latéral. Pliez les genoux en croisant vos bras devant vous, puis tendez les jambes et lancez-en une sur le côté en tendant vos bras. Maintenez l'équilibre de vos hanches et gardez les épaules basses. Répétez huit fois en alternant les deux jambes.

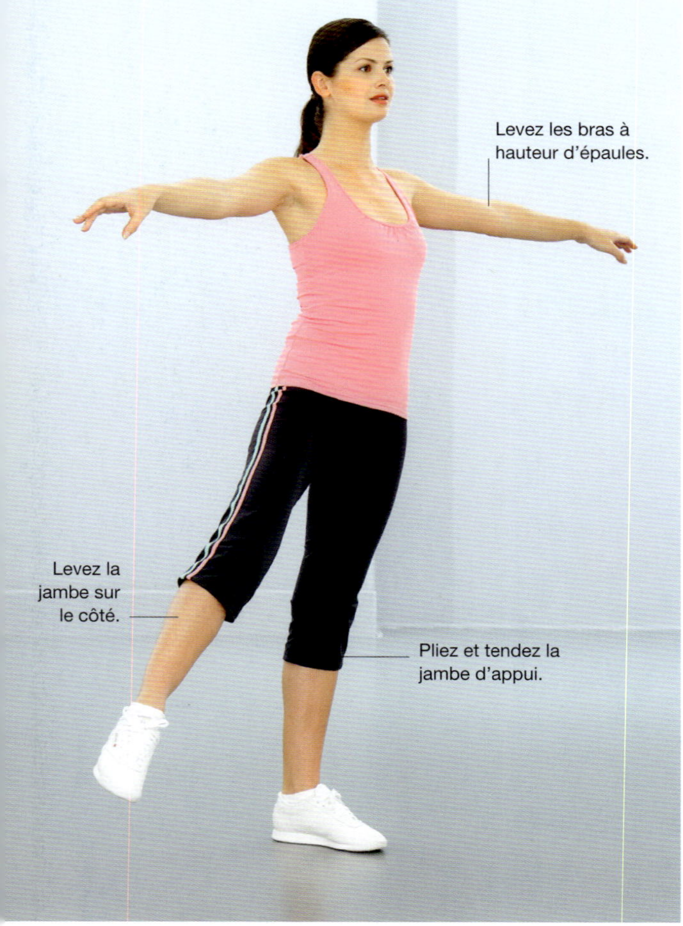

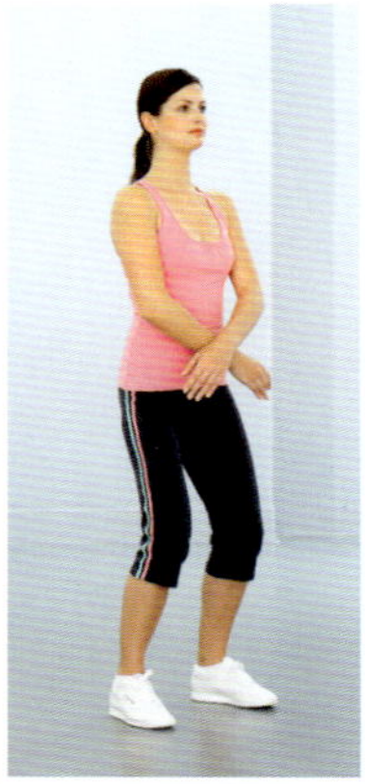

6 **Saut de chat** Le mouvement des bras reste le même, mais celui des jambes change. Pliez les genoux en croisant vos bras devant vous ; en les levant, faites un saut sur le côté, sur un pied. Répétez huit fois en alternant les deux côtés. **Reprenez l'ensemble de l'échauffement en commençant par l'étape 5 pour finir par l'étape 1**.

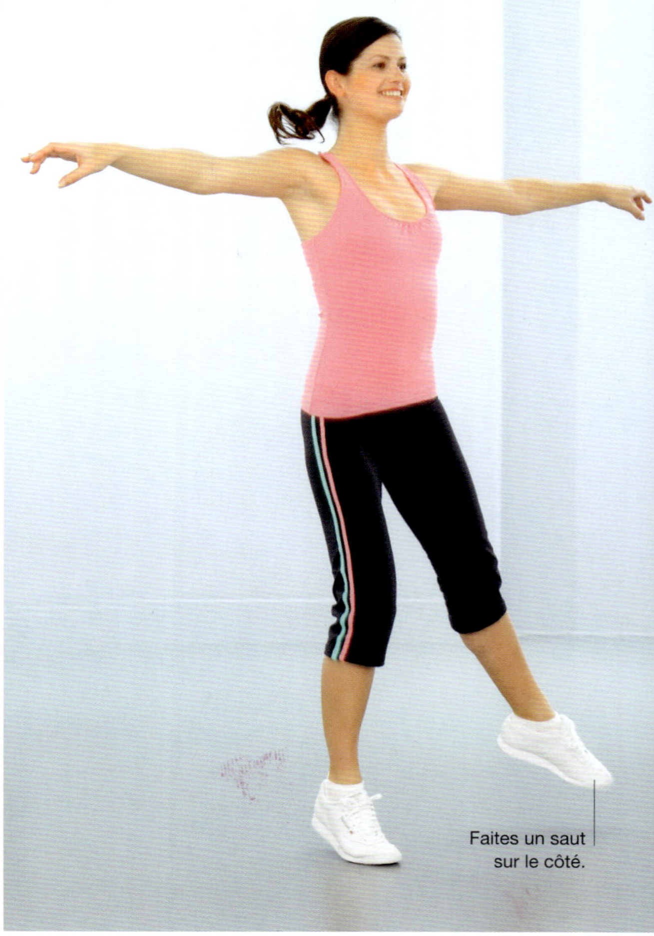

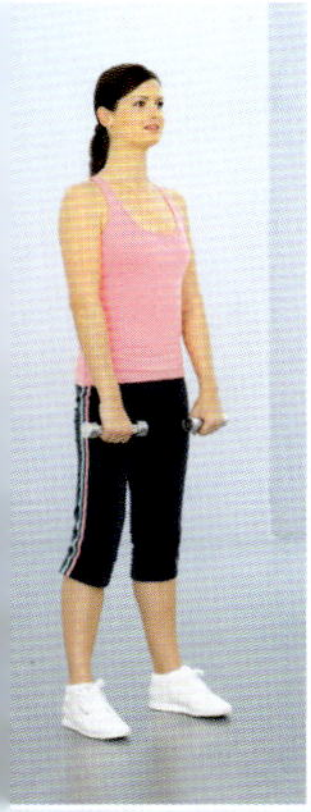

7a **Pivot et les ailes de mouche** Pour ce premier exercice d'endurance, prenez deux poids de petite taille. Tenez-vous debout, les pieds parallèles, les jambes écartées et les épaules basses. Tenez les poids devant vos cuisses, paumes vers l'intérieur. Pliez les genoux et faites pivoter vos hanches vers l'avant en préservant l'alignement de votre colonne vertébrale ; les poids se trouvent alors juste au-dessous de vos épaules.

7b Inspirez, puis, en expirant, levez les bras sur les côtés à hauteur d'épaules, dans leur alignement. Rapprochez vos omoplates en levant les bras, les coudes arrondis et les paumes vers le sol. Inspirez et baissez les bras, puis expirez en redressant les genoux et les hanches pour revenir à la position initiale. Répétez huit fois.

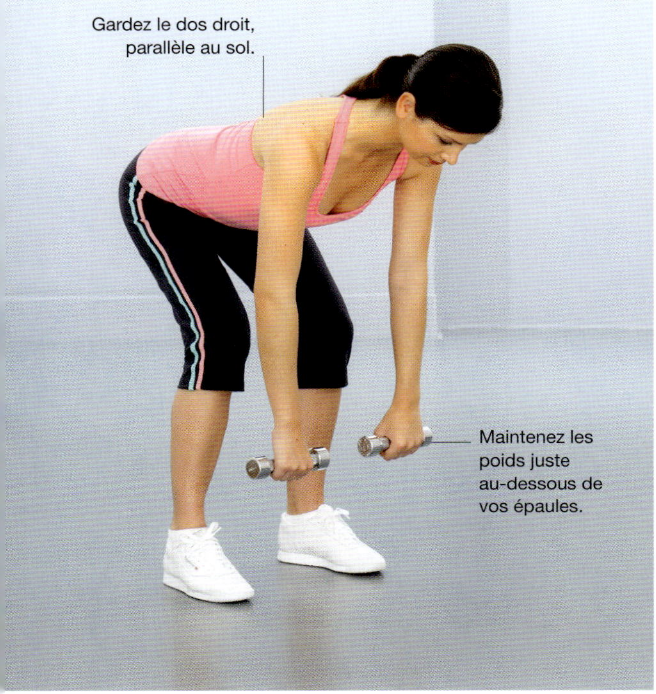
Gardez le dos droit, parallèle au sol.
Maintenez les poids juste au-dessous de vos épaules.

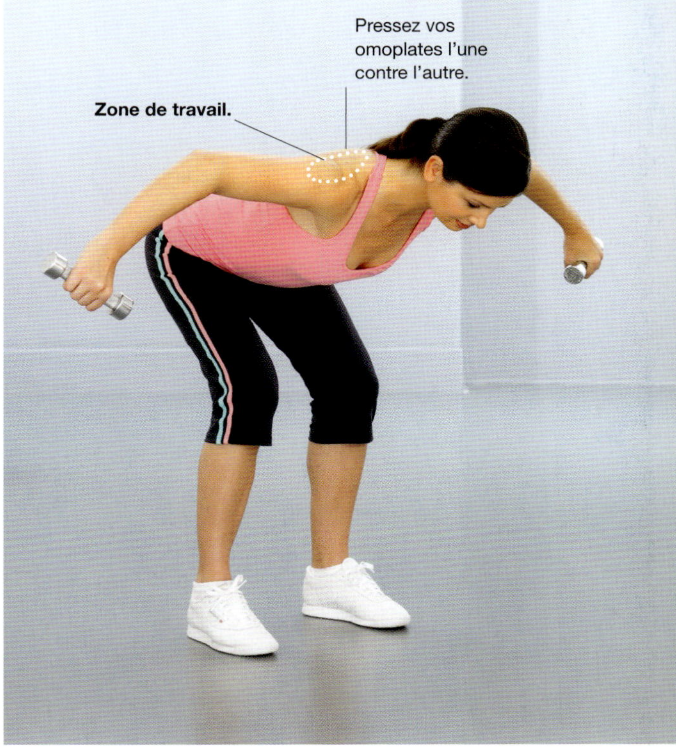
Pressez vos omoplates l'une contre l'autre.
Zone de travail.

>> **Cardio** petit bond / gigue

8 **Petit bond** Reposez les poids pour ce premier exercice de cardio-training. Tenez-vous debout, les pieds parallèles, les jambes écartées, les bras le long du corps. Faites un petit bond sur une jambe en levant le genou de l'autre à hauteur de la hanche. Balancez en avant le bras opposé à la jambe levée, le coude plié. Baissez la jambe et reculez pour revenir à la position de départ. Alternez les deux jambes en balançant les bras en opposition. Répétez six fois de chaque côté.

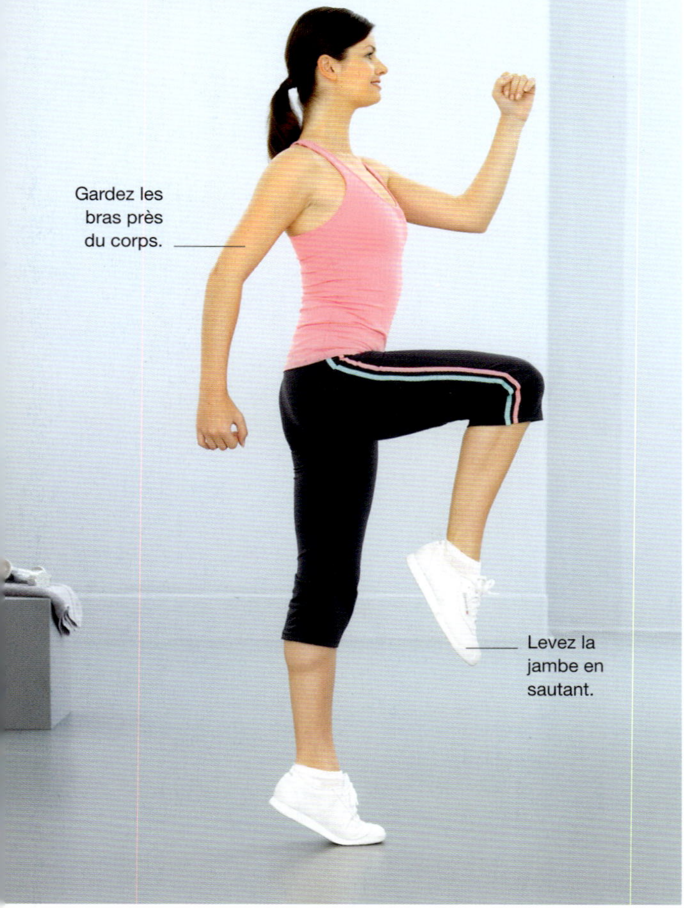
Gardez les bras près du corps.
Levez la jambe en sautant.

9 **Gigue** Dansez la gigue sur place, les mains sur les hanches et les jambes écartées. Sautez sur une jambe et tendez l'autre sur le côté, talon au sol, orteils pointés vers le plafond. Ramenez la jambe tendue et répétez de l'autre côté. Gardez le haut de votre corps à la verticale, la poitrine haute, le regard droit devant vous. Répétez huit fois en alternant les deux jambes.

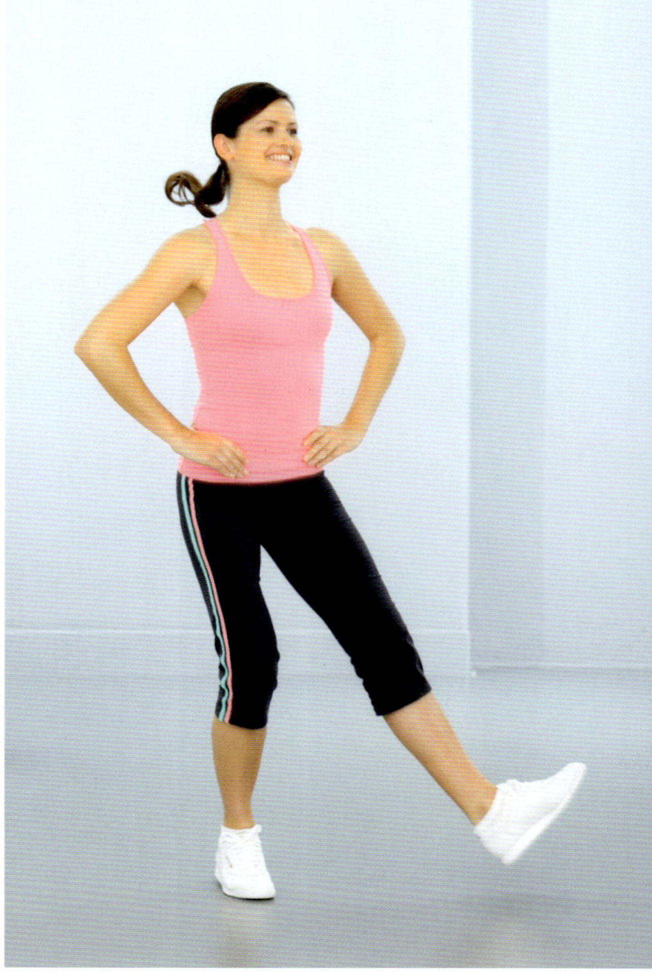

>> saut rotatif

Endurance fente et rotation

10 **Saut rotatif** Les pieds joints, les bras tendus sur les côtés, contractez les abdominaux et sautez en l'air en tournant les hanches sur le côté. Vos pieds, genoux et hanches forment un bloc lorsque vous tournez. Gardez le buste et les épaules droits. Répétez huit fois en alternant les deux côtés.

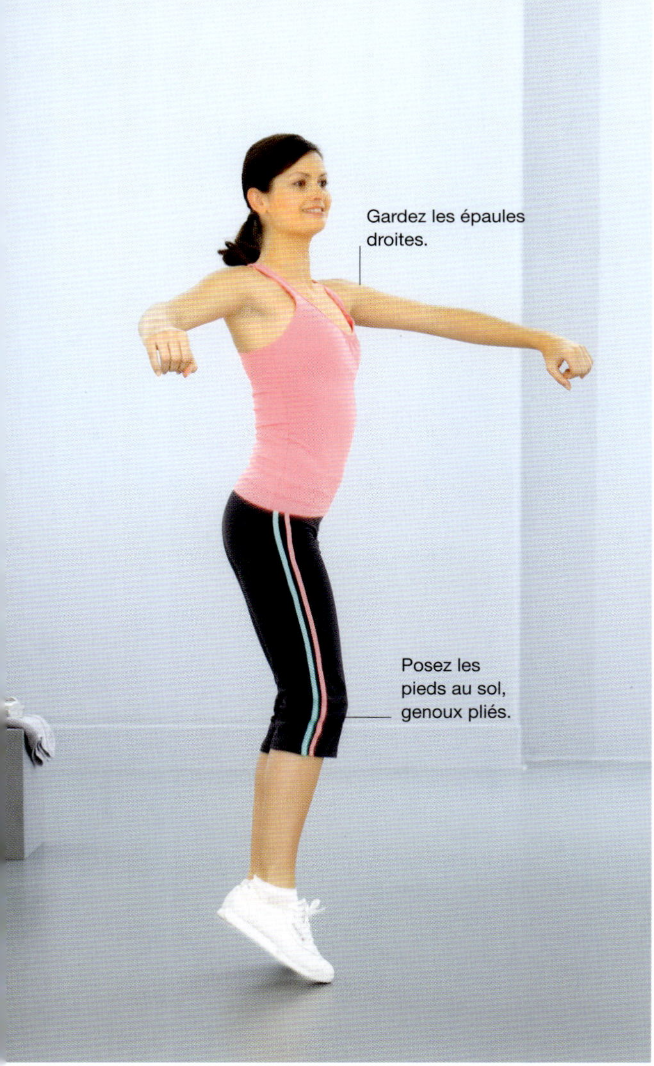
Gardez les épaules droites.
Posez les pieds au sol, genoux pliés.

11 a **Fente et rotation** Prenez un poids de taille moyenne. Faites un pas en avant de la jambe gauche et portez le poids à l'horizontal devant votre taille, les coudes repliés. Répartissez le poids de votre corps sur vos deux jambes. Gardez le talon de votre jambe arrière au sol et les pieds parallèles. Vos épaules sont droites et vous regardez droit devant vous.

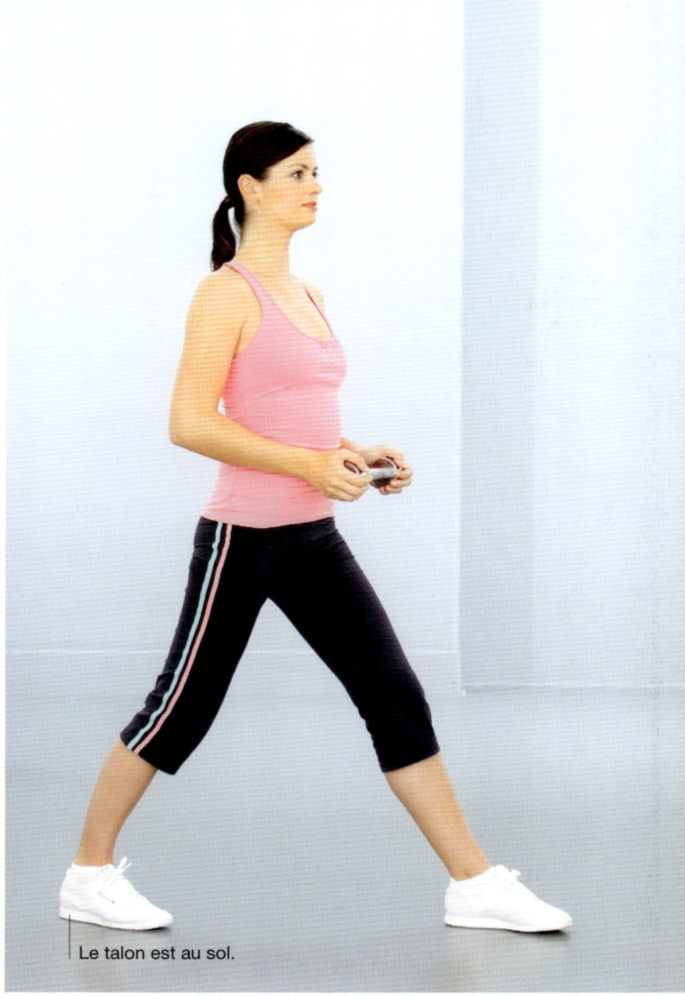
Le talon est au sol.

>> **Endurance** fente et rotation

11b Inspirez en pliant les deux genoux. Votre genou avant forme un angle à 90° et votre cuisse est parallèle au sol ; votre genou droit est presque en contact avec le sol et votre talon est soulevé. Faites alors pivoter votre torse pour amener le poids au-dessus de vos orteils gauches. Gardez les épaules droites, et la tête et le cou alignés avec votre colonne vertébrale. Veillez à ne pas arrondir le haut du dos.

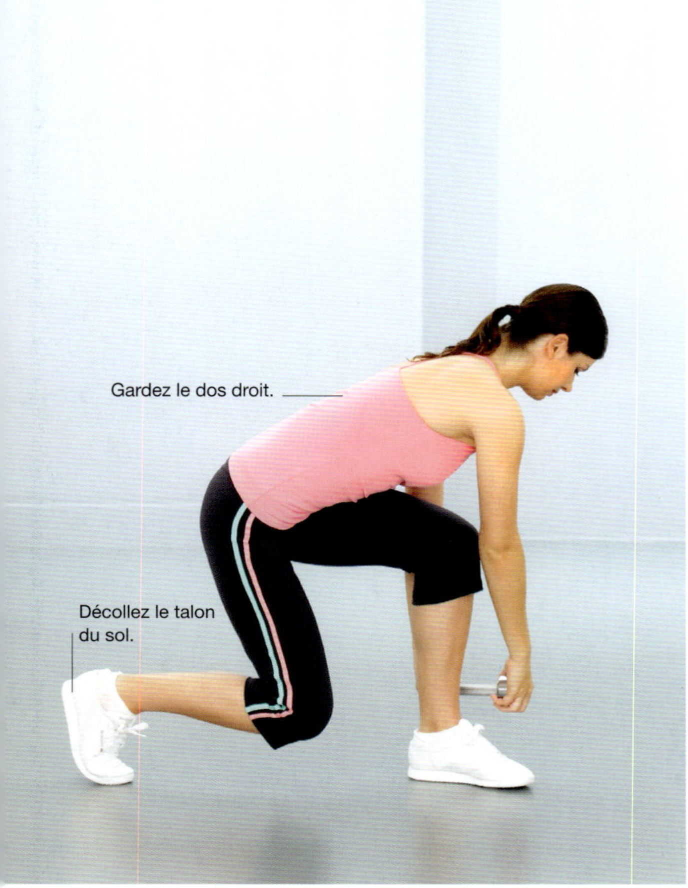
Gardez le dos droit.
Décollez le talon du sol.

11c Expirez en revenant à la position de départ et soulevez le poids en diagonale au-dessus de votre épaule droite, les coudes repliés. Regardez toujours devant vous. Répétez six fois la séquence, puis changez de côté et répétez encore six fois. **Répétez les exercices 8 à 10 (pp. 72-73).**

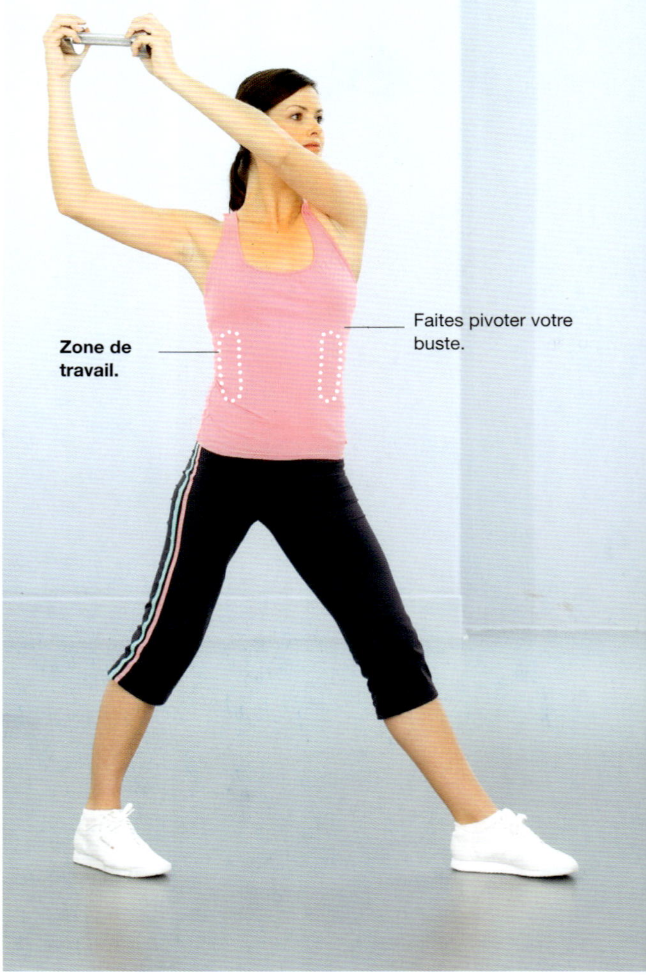
Zone de travail.
Faites pivoter votre buste.

>> **Endurance** flexion et saut

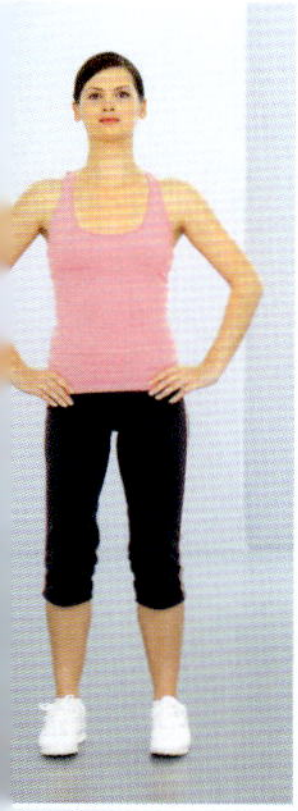

12a **Flexion et saut**
Tenez-vous debout, les pieds parallèles, les jambes presque jointes, les genoux souples et les mains sur les hanches. Faites un pas sur le côté de sorte que vos pieds soient écartés de la largeur de vos épaules. Basculez le poids de votre corps sur vos talons et fléchissez les genoux. Amenez vos hanches en arrière en gardant la poitrine levée.

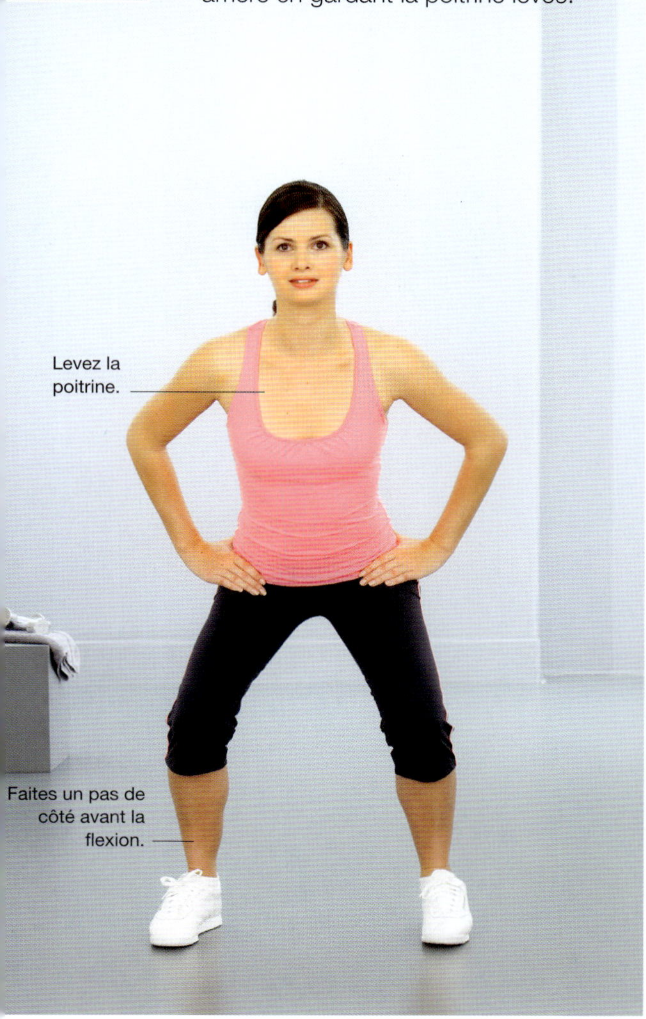

Levez la poitrine.

Faites un pas de côté avant la flexion.

12b En prenant appui sur vos deux pieds, sautez sur place, puis réceptionnez-vous les genoux pliés. Tendez les jambes, ramenez au centre la jambe précédemment décalée, faites un pas de côté avec l'autre jambe, puis recommencez la flexion et le saut. Recommencez quatre fois de chaque côté. **Répétez les exercices 8 à 10 (pp. 72-73).**

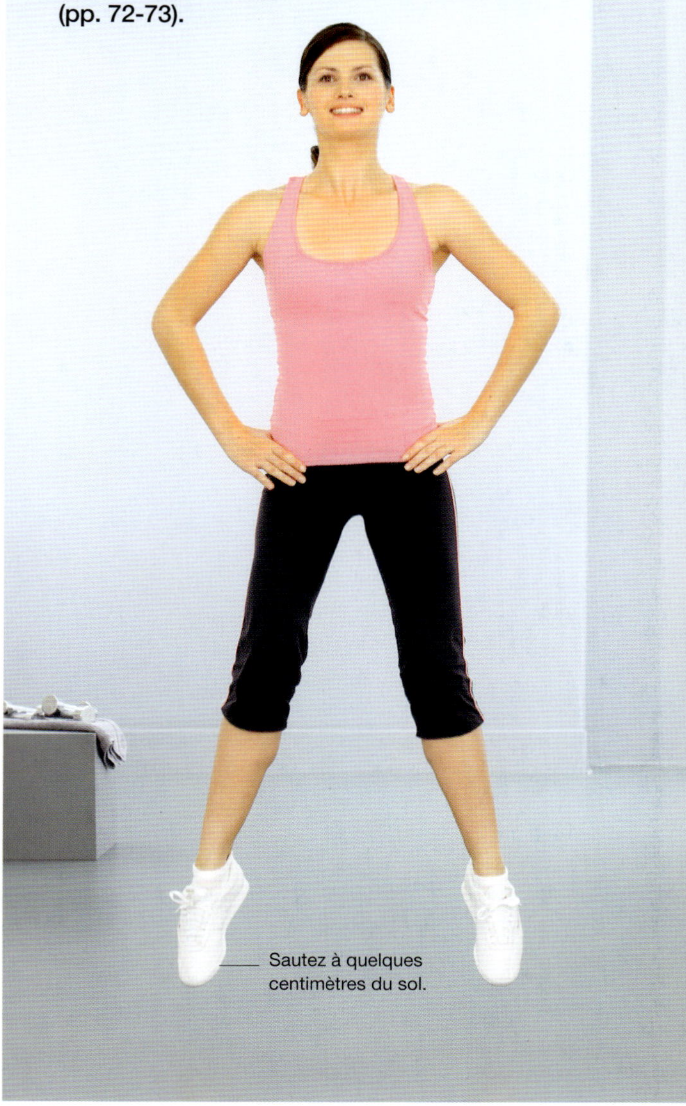

Sautez à quelques centimètres du sol.

>> **Endurance** équilibre / plié

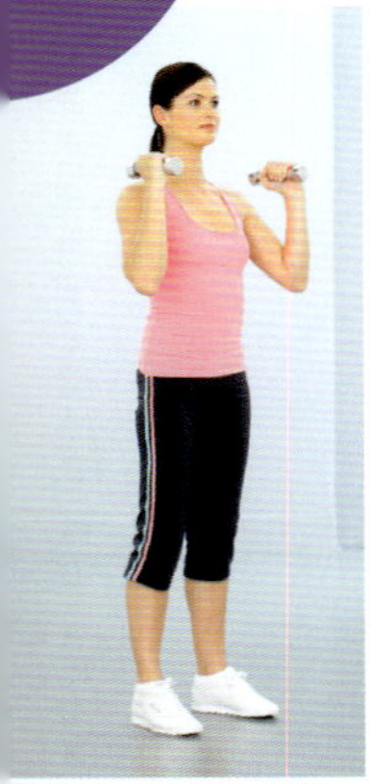

13 **Équilibre** Prenez deux poids de petites tailles. Tenez-vous debout, les jambes parallèles, écartées de la largeur de vos hanches. Soulevez les poids à hauteur d'épaules. Expirez en tendant un bras vers le haut et levez le genou opposé. Tenez l'équilibre, puis inspirez en reposant le pied au sol. Répétez huit fois en alternant les deux côtés. **Recommencez les exercices 8 à 10 (pp. 72-73).**

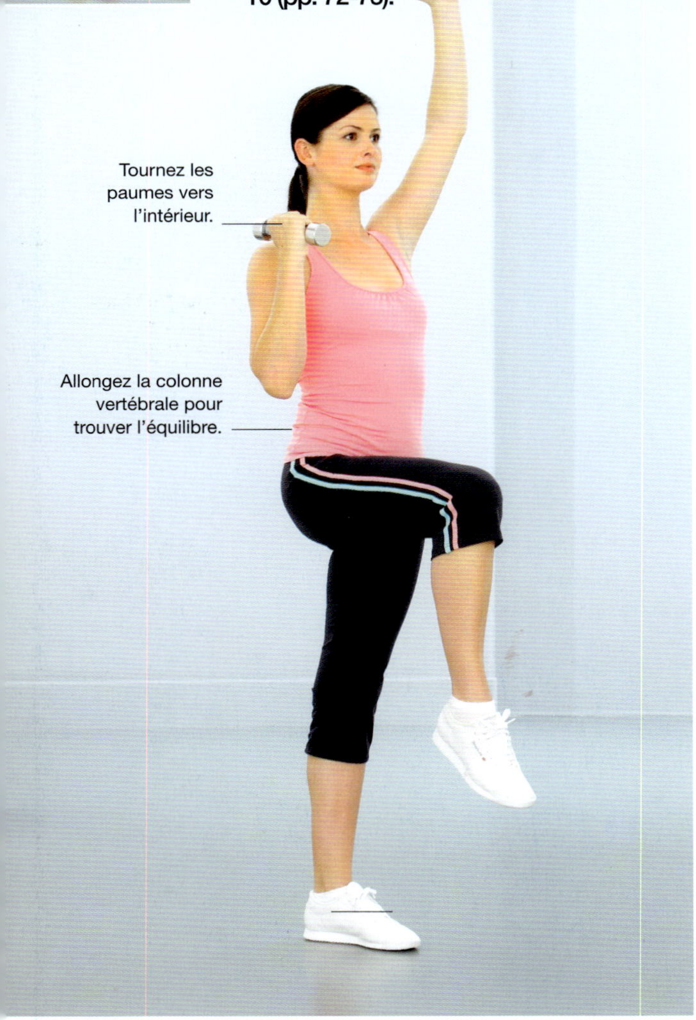
Tournez les paumes vers l'intérieur.
Allongez la colonne vertébrale pour trouver l'équilibre.

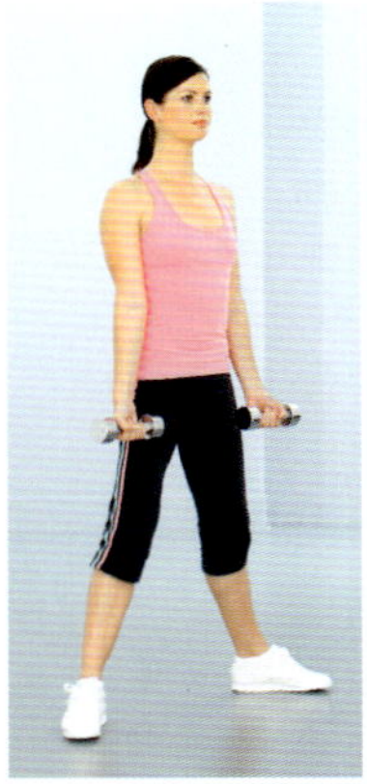

14 **Plié** Prenez deux poids assez lourds dans vos mains. Tenez-vous debout, les jambes écartées à 45°. Inspirez en pliant simultanément les genoux et les coudes pour soulever les poids au niveau de vos épaules. Expirez en tendant les bras et les jambes. Recommencez douze fois. **Répétez les exercices 8 à 10 (pp. 72-73).**

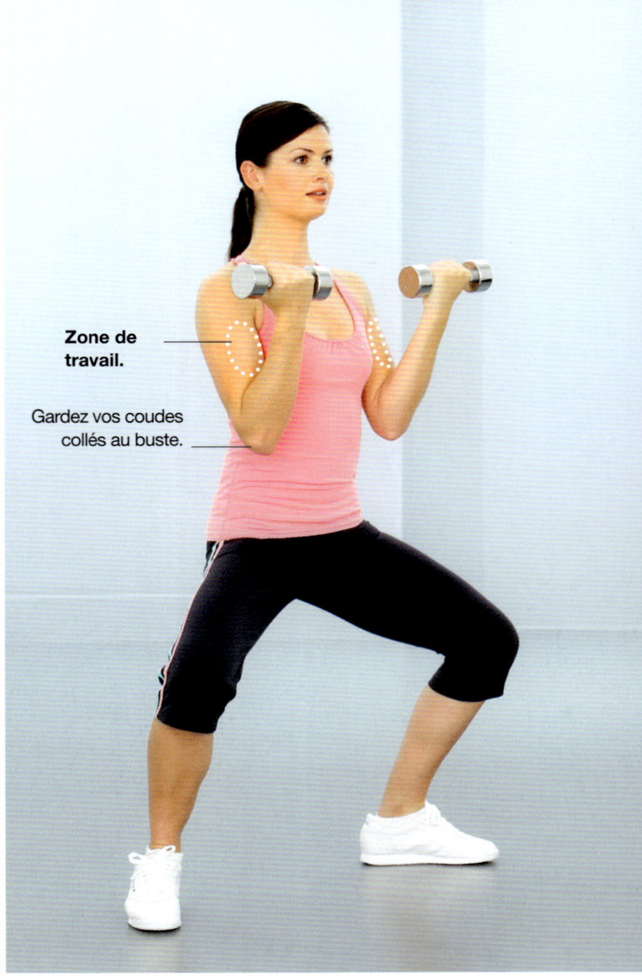
Zone de travail.
Gardez vos coudes collés au buste.

15a **Jeté latéral** Prenez deux poids de petite taille. Tenez-vous debout, les pieds parallèles, les jambes écartées, les genoux pliés. Gardez les bras le long du corps paumes vers l'intérieur. Votre buste est bien droit, prêt pour l'action : alignez votre torse avec vos hanches, contractez les abdominaux et levez la poitrine.

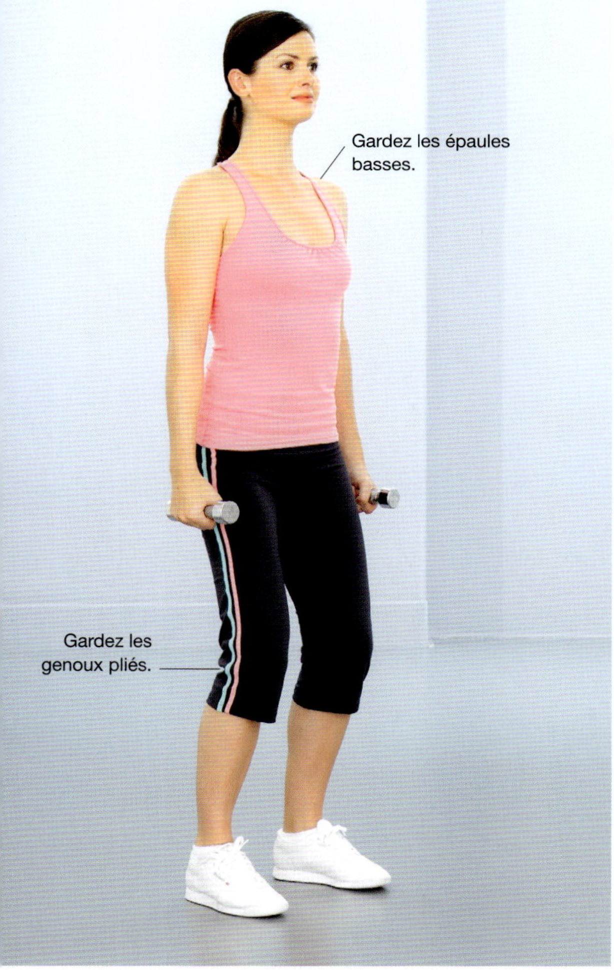

Gardez les épaules basses.
Gardez les genoux pliés.

15b Inspirez, puis expirez en tendant les deux jambes et en en jetant une sur le côté tout en levant les bras à hauteur d'épaules, paumes vers le bas. Vos bras sont droits mais souples. Inspirez, puis revenez à la position de départ, genoux pliés et hanches droites. Répétez douze fois en alternant les deux jambes.

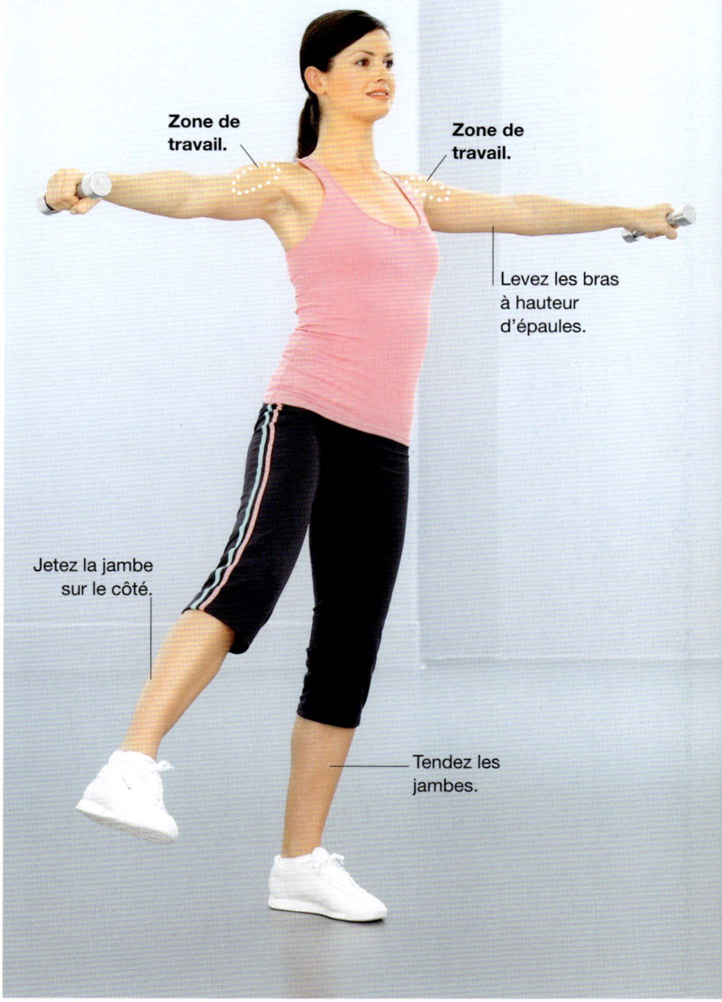

Zone de travail.
Zone de travail.
Levez les bras à hauteur d'épaules.
Jetez la jambe sur le côté.
Tendez les jambes.

>> **Relaxation** étirement dos plat / rotation de la colonne vertébrale

16 **Étirement dos plat** Posez les poids pour ces exercices de relaxation. Tenez-vous debout, les jambes écartées et les mains sur les hanches. Allongez la colonne vertébrale en tirant le sommet de votre tête vers le plafond. Abaissez vos épaules. Penchez-vous en avant depuis vos hanches, jusqu'à ce que votre buste soit parallèle au sol. Tendez la tête vers l'avant pour bien allonger votre colonne vertébrale. Gardez les genoux droits sans les raidir. Respirez profondément tout au long de l'étirement.

17 **Rotation de la colonne vertébrale** Depuis la position dos plat, posez une main au sol devant le pied opposé et tendez l'autre bras vers le plafond, la paume vers l'extérieur. Si vous pouvez, posez la main à plat sur le sol. Il se peut que la position vous soit plus confortable en posant la main sur votre cheville. Gardez les genoux tendus et les hanches droites. Respirez normalement, puis répétez de l'autre côté.

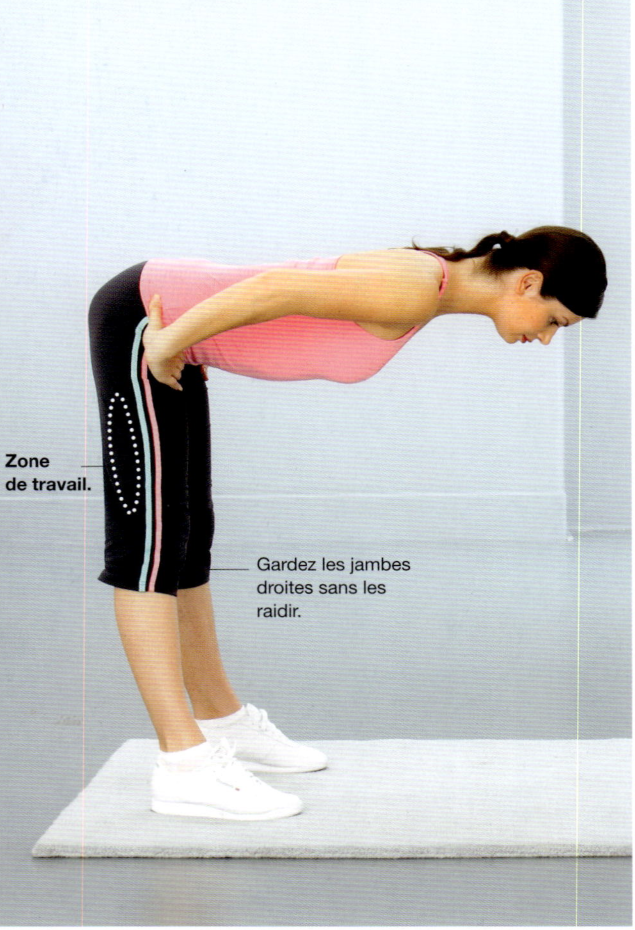
Zone de travail.
Gardez les jambes droites sans les raidir.

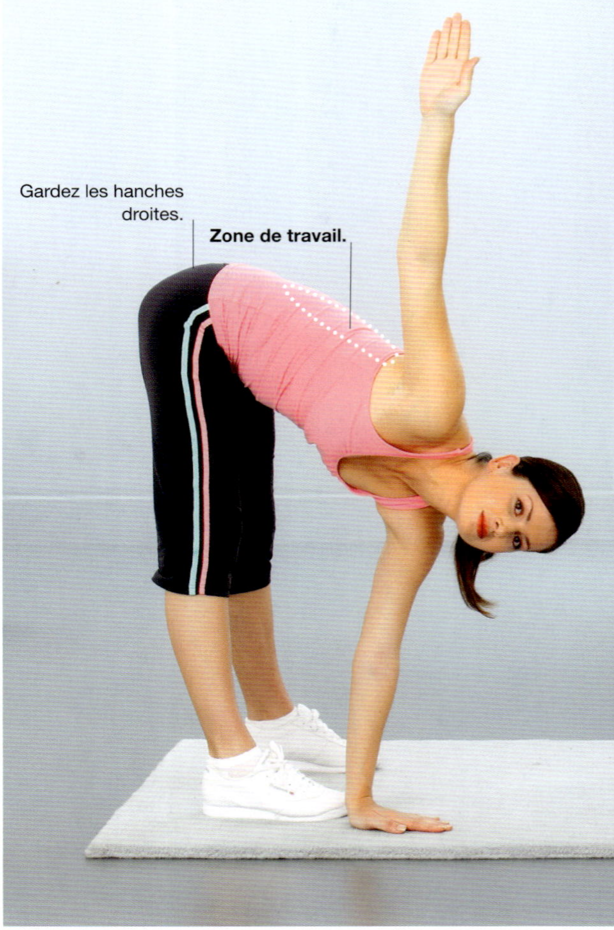
Gardez les hanches droites.
Zone de travail.

>> **Relaxation** étirement des fessiers / bras et jambe tendus

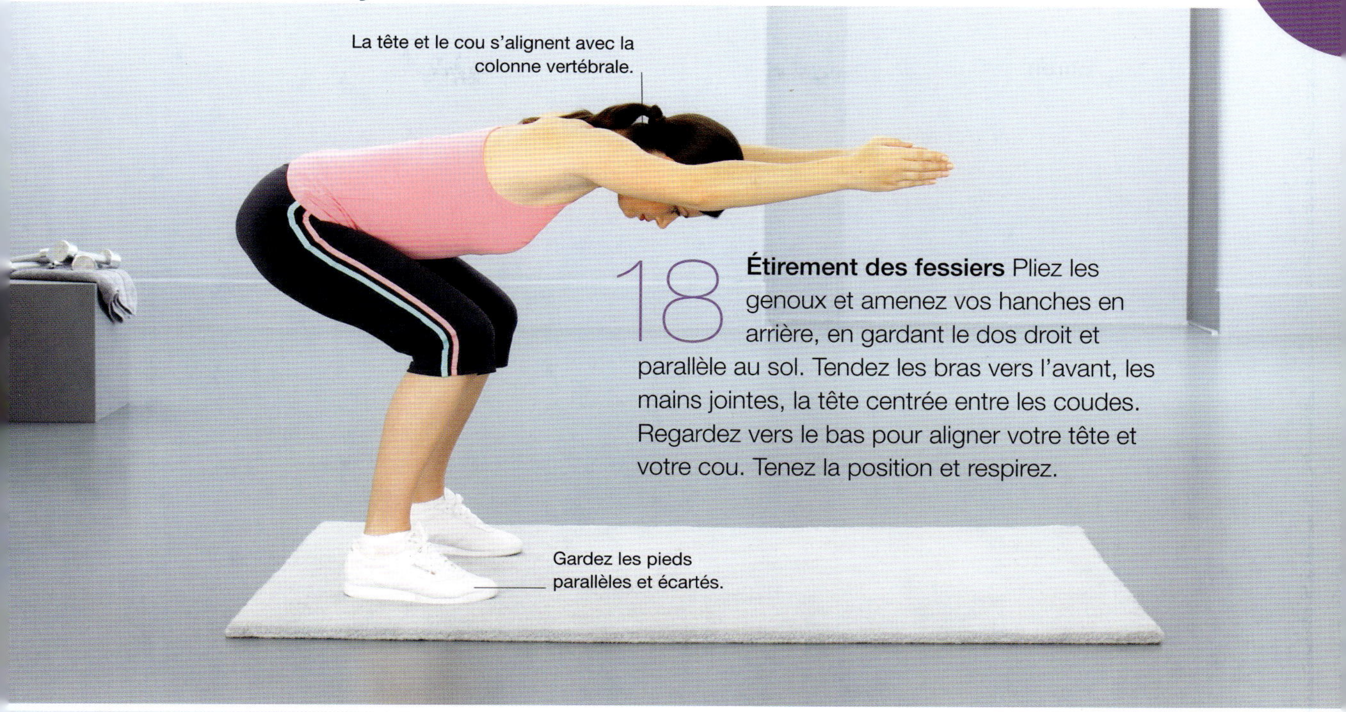
La tête et le cou s'alignent avec la colonne vertébrale.
Gardez les pieds parallèles et écartés.

18 **Étirement des fessiers** Pliez les genoux et amenez vos hanches en arrière, en gardant le dos droit et parallèle au sol. Tendez les bras vers l'avant, les mains jointes, la tête centrée entre les coudes. Regardez vers le bas pour aligner votre tête et votre cou. Tenez la position et respirez.

19 **Bras et jambe tendus** Mettez vous à quatre pattes, les poignets alignés avec les épaules, les genoux alignés avec les hanches. Tendez une jambe en arrière et tendez le bras opposé en avant. Respirez profondément pour intensifier l'étirement. Allongez bien votre corps à chaque expiration. Répétez quatre fois de chaque côté et tenez 10 secondes.

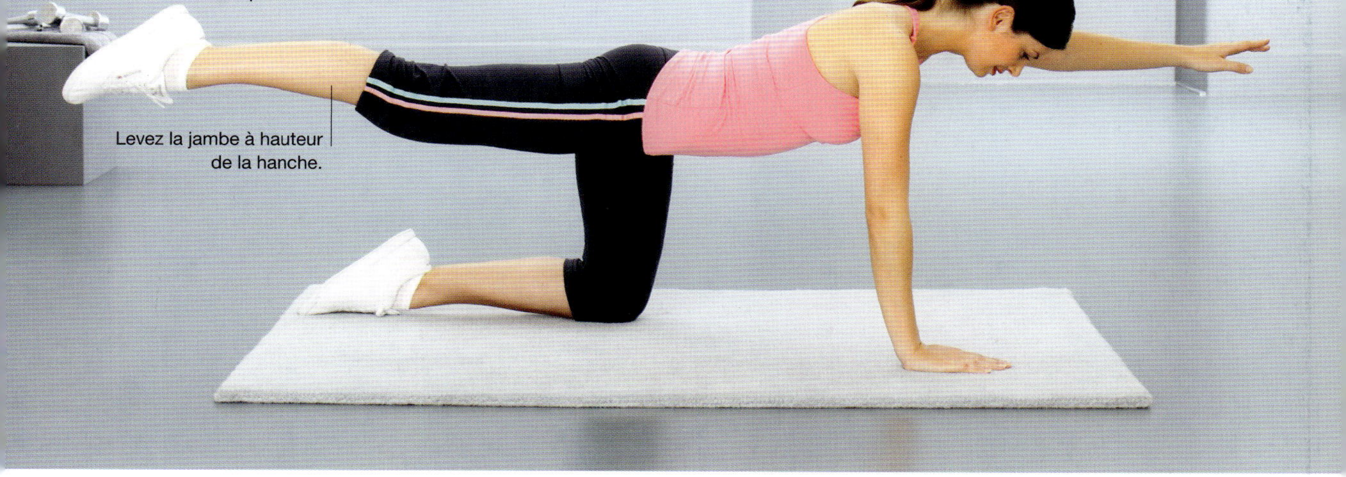
Levez la jambe à hauteur de la hanche.

>> **Relaxation** étirement du mollet / dos creux

20 **Étirement du mollet** Restez en appui sur vos mains et tendez une jambe en arrière, les orteils au sol, puis tirez votre talon vers le bas. Respirez normalement tout au long de l'étirement, puis changez de jambe.

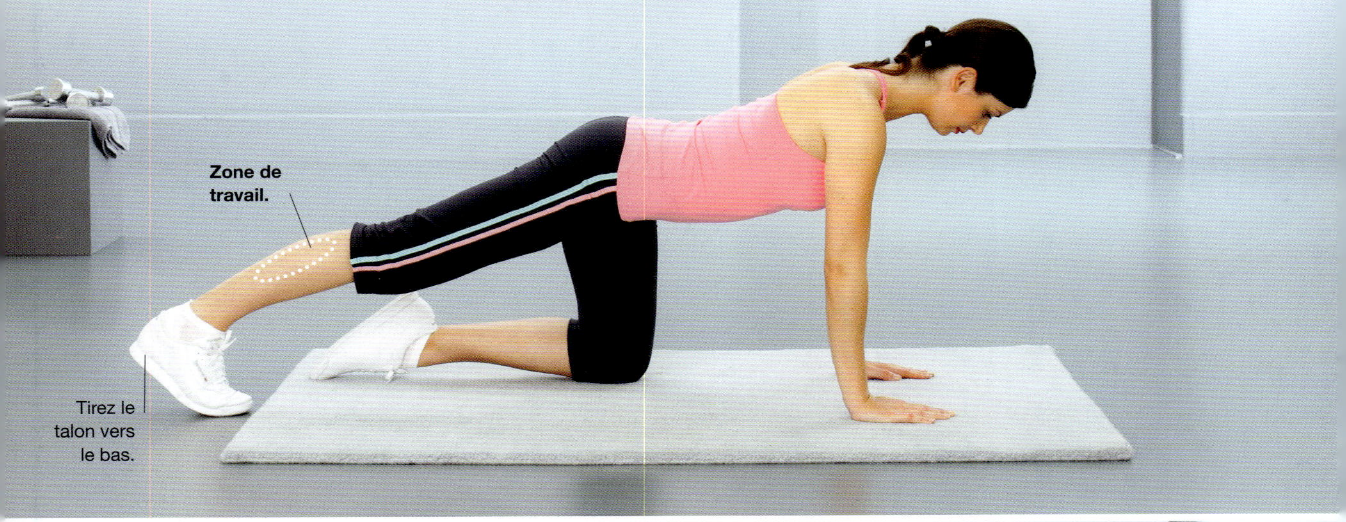

Zone de travail.
Tirez le talon vers le bas.

21 **Dos creux** Revenez à quatre pattes, les genoux alignés avec les hanches, les poignets au-dessous des épaules. Levez la tête et les hanches pour creuser votre dos. Alternez ce mouvement avec celui du dos rond (22). Répétez trois fois.

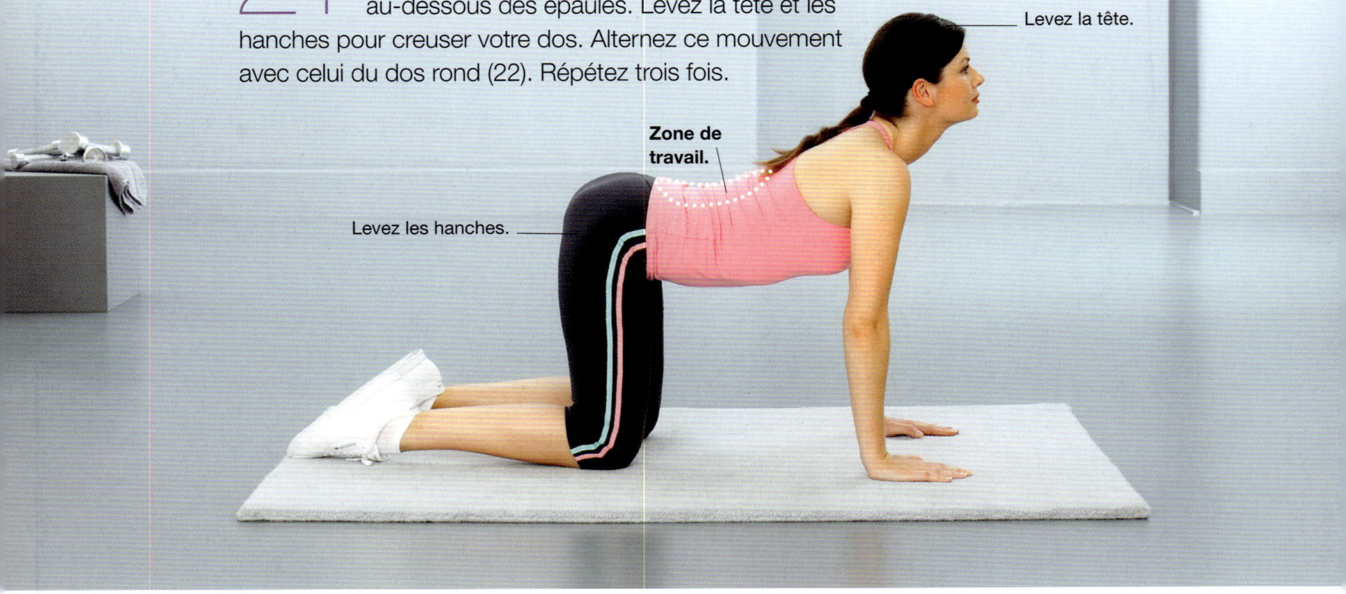

Levez la tête.
Zone de travail.
Levez les hanches.

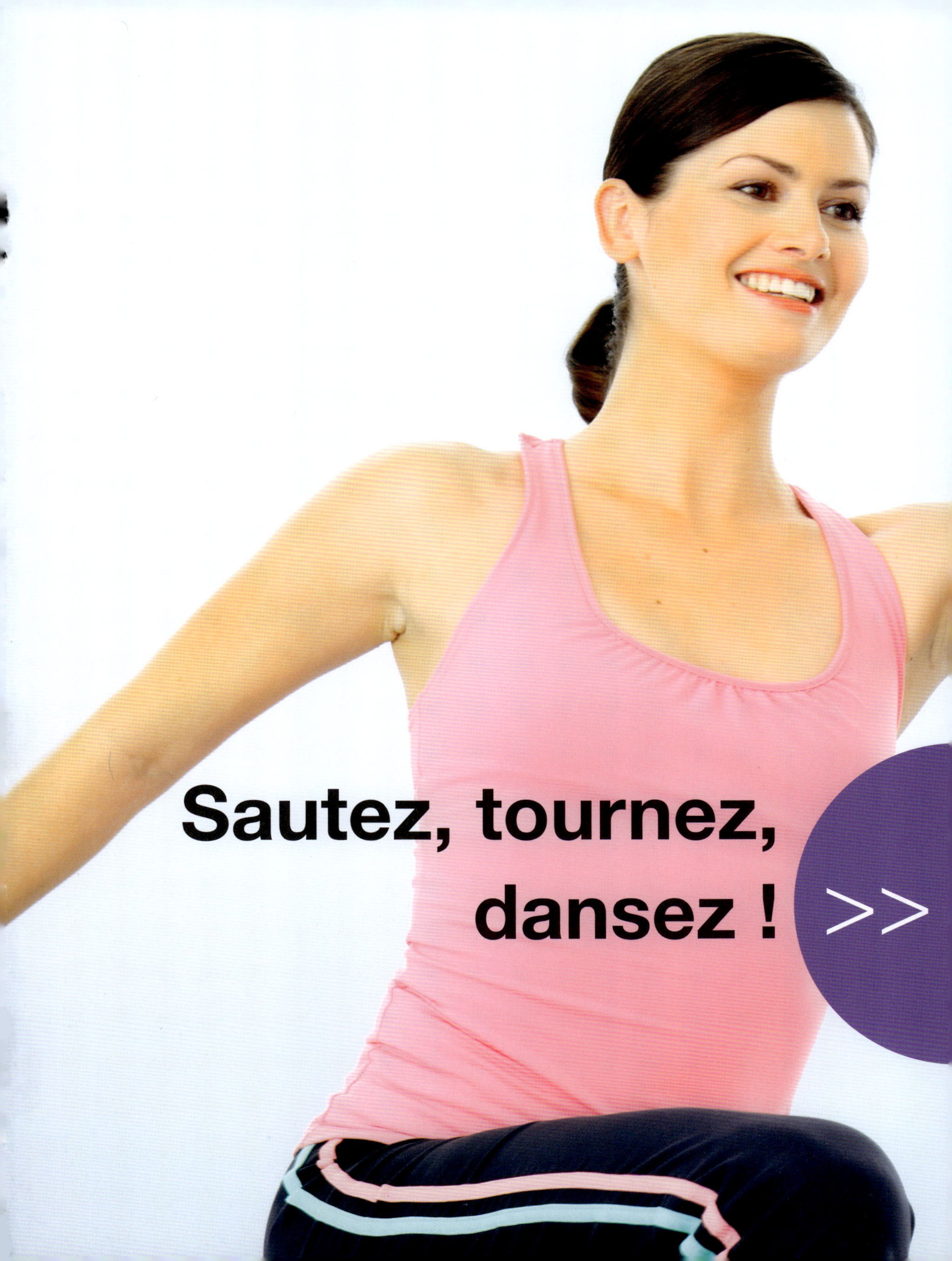

Sautez, tournez, dansez !

>>

Sautez, tournez, dansez !

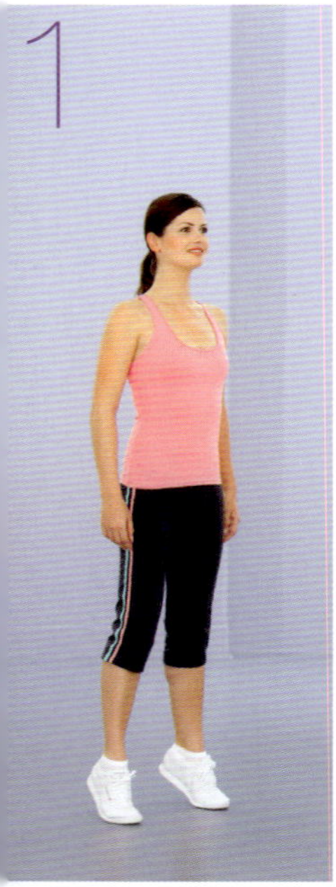

▲ **Échauffement,** Extension, page 68

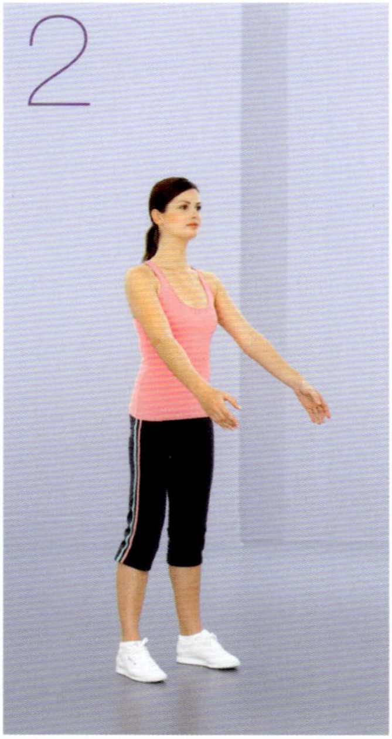

▲ **Échauffement,** Balancement des bras, page 68

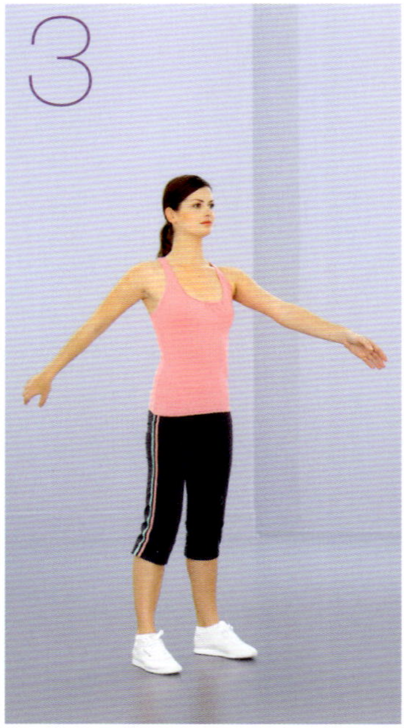

▲ **Échauffement,** Bras contraires, page 69

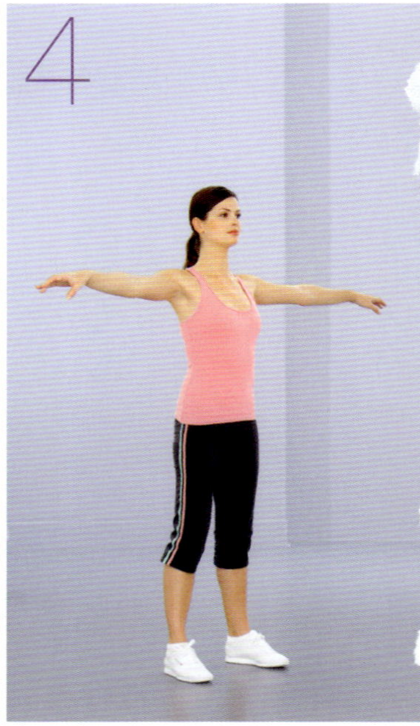

▲ **Échauffement,** Chassé-croisé, page 69

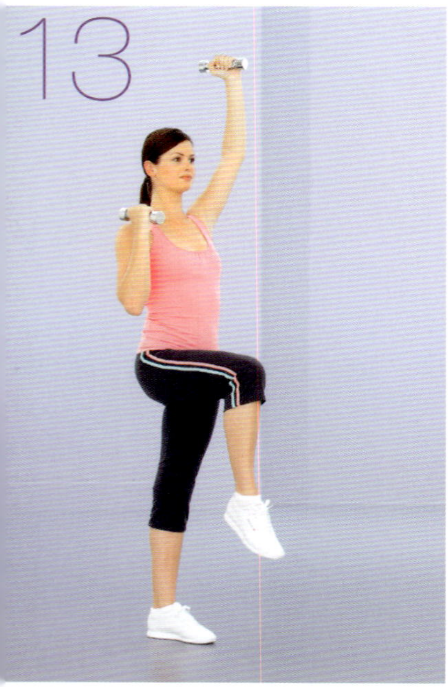

▲ **Endurance,** Équilibre, page 76. Répétez les exercices 8 à 10.

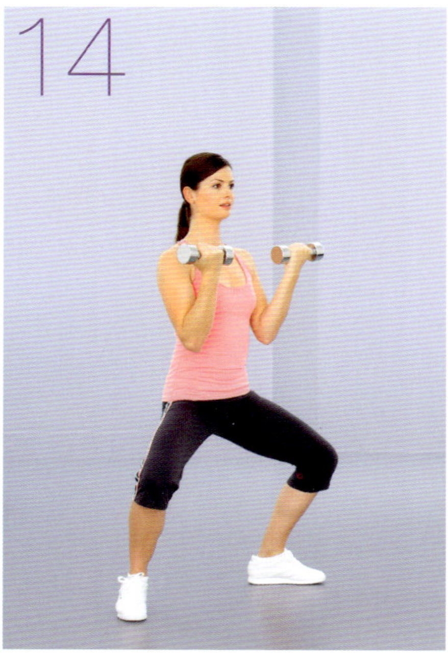

▲ **Endurance,** Plié, page 76. Répétez les exercices 8 à 10.

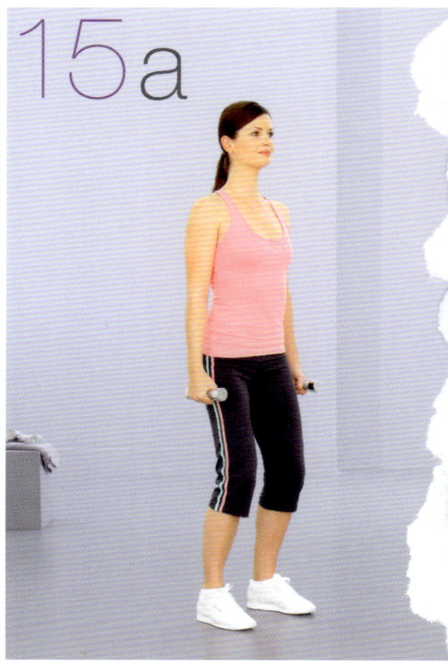

▲ **Endurance,** Jeté latéral, page 77

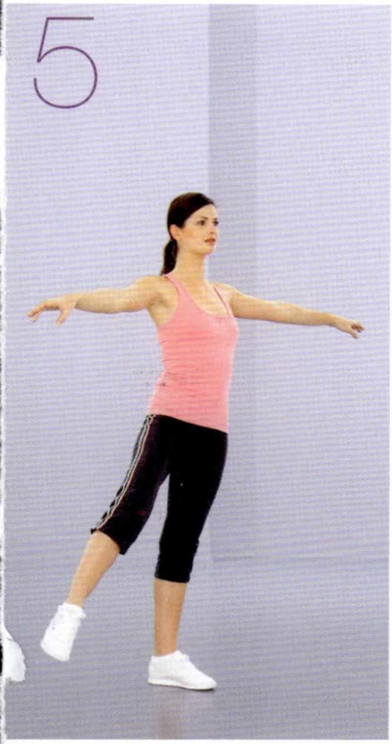

▲ **Échauffement,** Jeté latéral, page 70

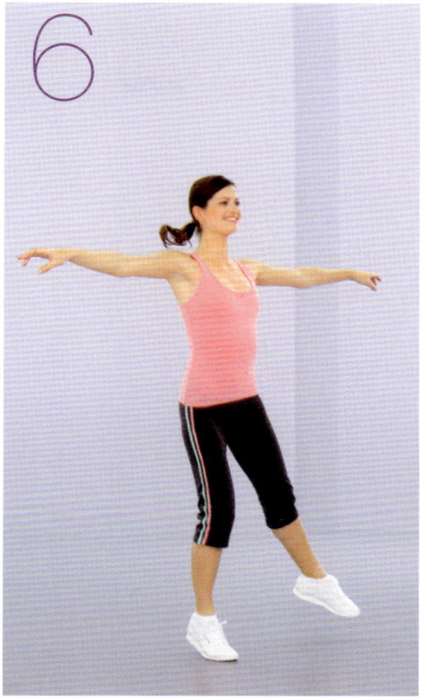

▲ **Échauffement,** Saut de chat, page 70. Répétez les exercices 5 à 1.

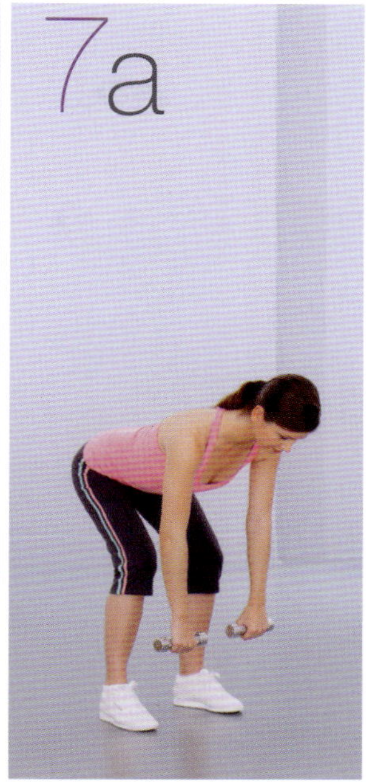

▲ **Endurance,** Pivot et les ailes de mouche, page 71

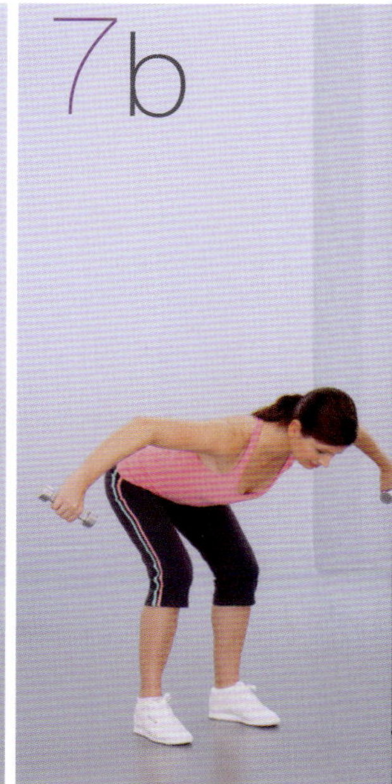

▲ **Endurance,** Pivot et les ail de mouche, page 71

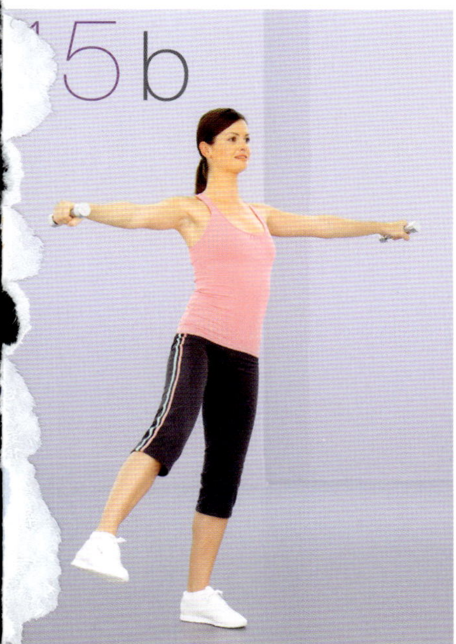

▲ **Endurance,** Jeté latéral, page 77

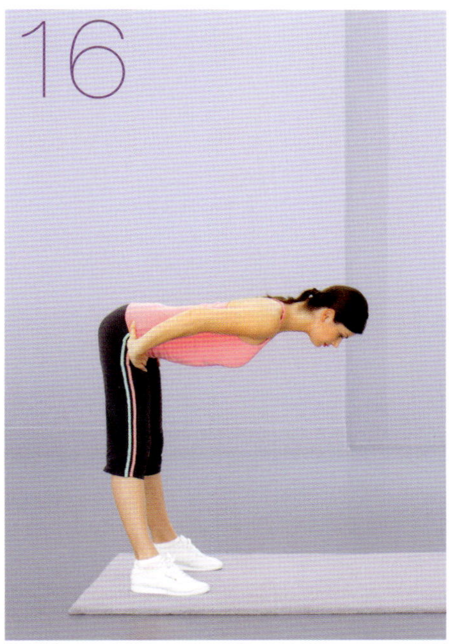

▲ **Relaxation,** Étirement dos plat, page 78

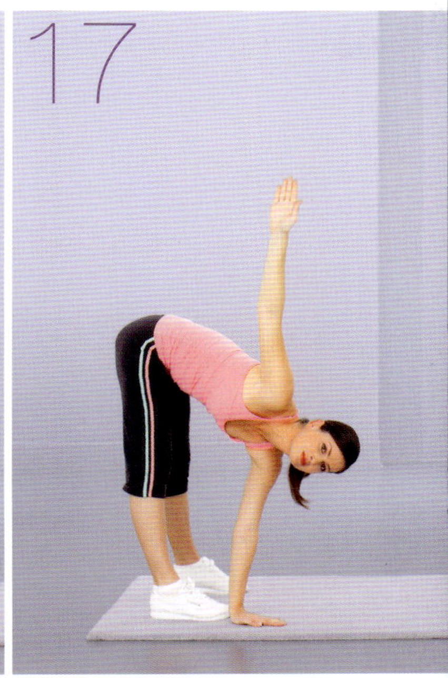

▲ **Relaxation,** Rotation de la colonne vertébrale, page 78

22 **Dos rond** À quatre pattes, les genoux alignés avec les hanches, les poignets au-dessous des épaules et le dos plat, arrondissez la colonne vertébrale en poussant le dos vers le plafond et en rentrant le bassin. Laissez votre tête retomber entre vos bras. Alternez avec le dos creux (21) et répétez trois fois.

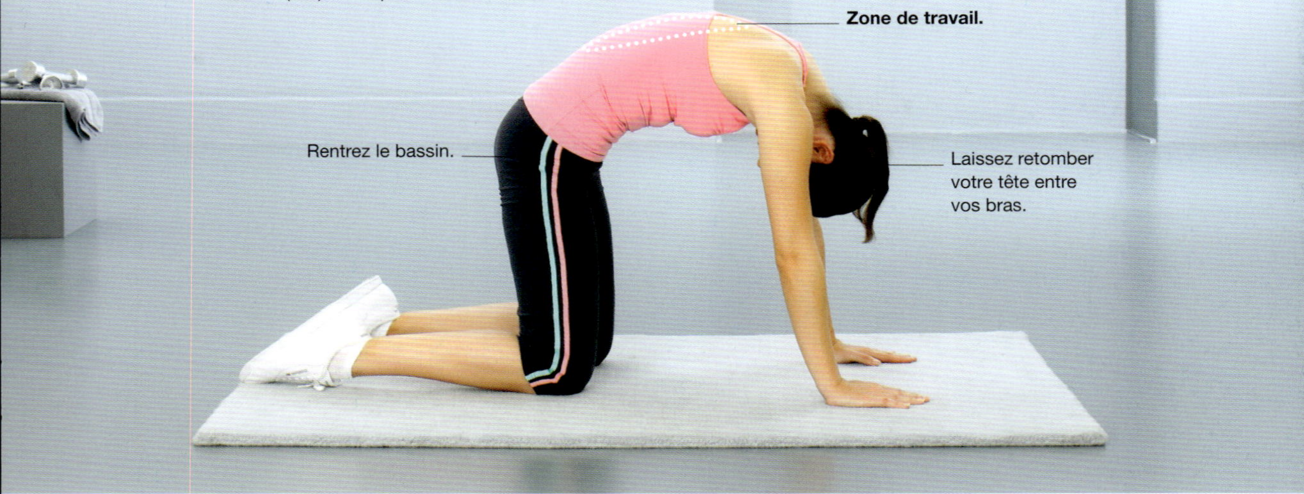
Zone de travail.
Rentrez le bassin.
Laissez retomber votre tête entre vos bras.

23 **La position de l'enfant** Asseyez-vous sur vos talons et penchez-vous vers l'avant, le front contre le sol, les bras tendus au-dessus de votre tête. Déplacez vos mains sur un côté en gardant la tête entre les coudes, puis étirez-vous de l'autre côté. À chaque expiration, intensifiez la position.

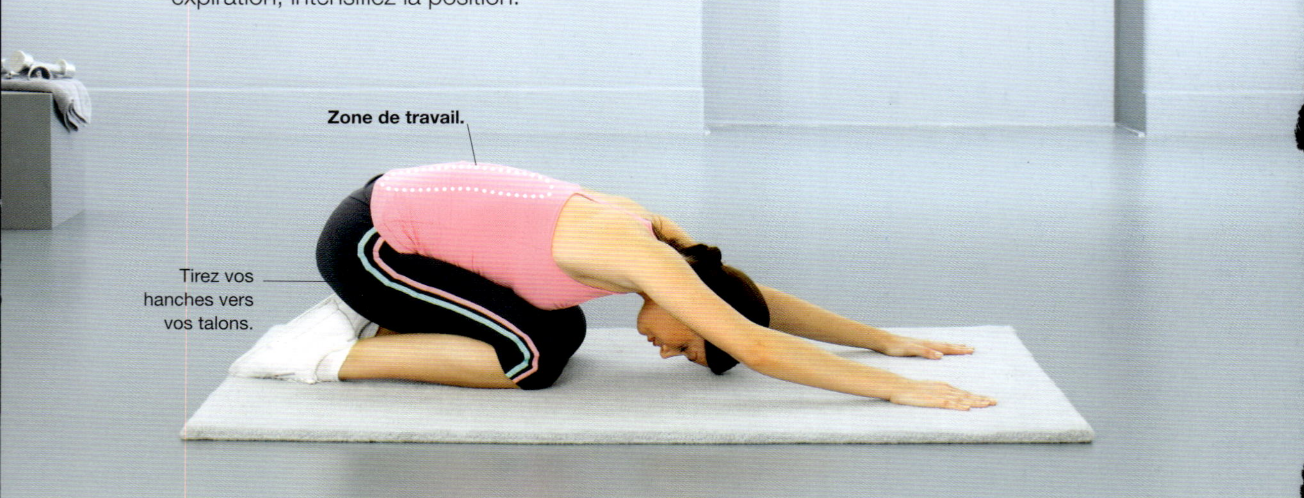
Zone de travail.
Tirez vos hanches vers vos talons.

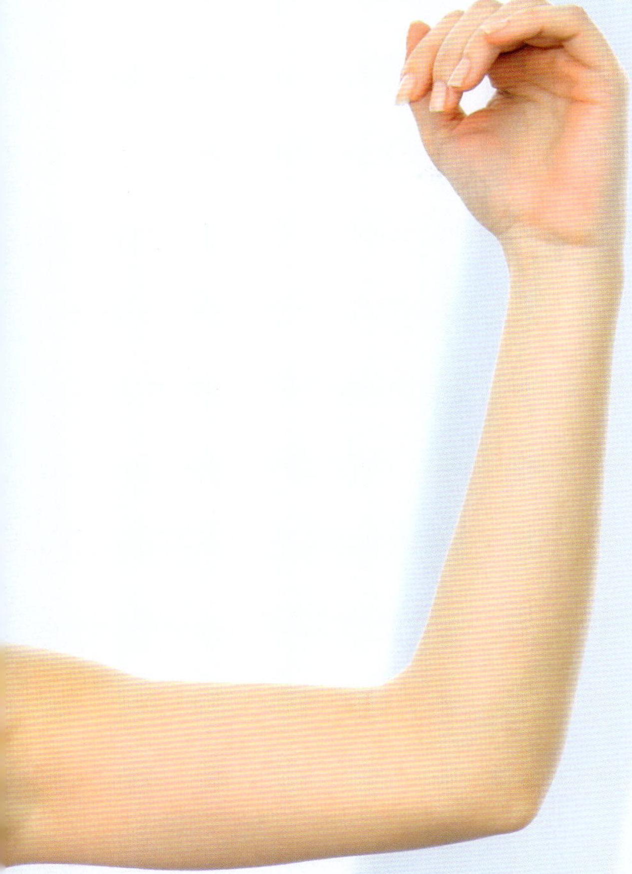

15 minutes **Bilan**

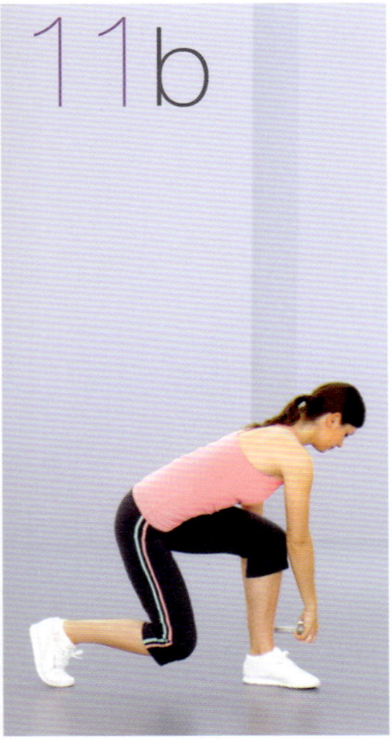

▲ **Endurance,** Fente et rotation, page 74

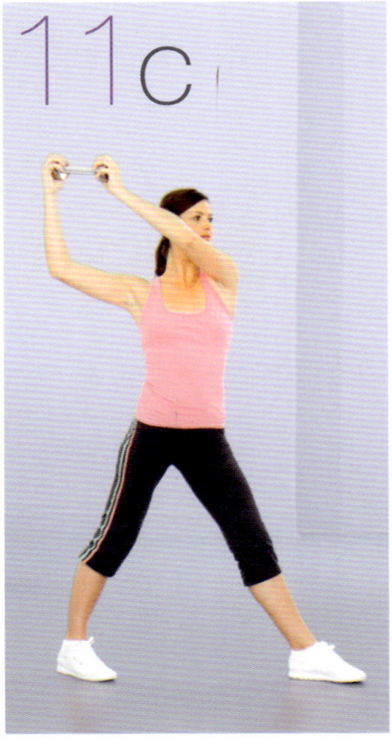

▲ **Endurance,** Fente et rotation, page 74. Répétez les exercices 8 à 10

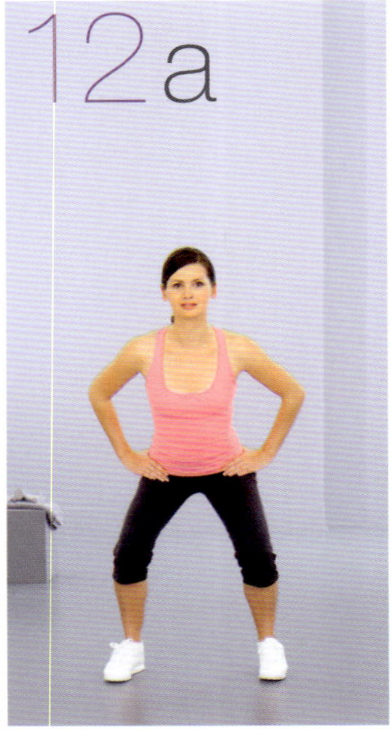

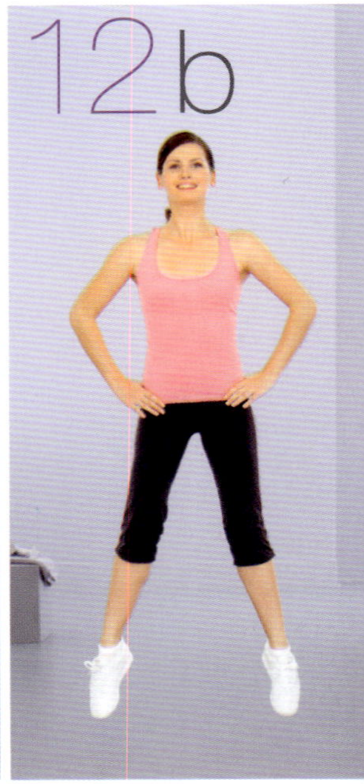

▲ **Endurance,** Flexion et saut, page 75. Répétez les exercices 8 à 10.

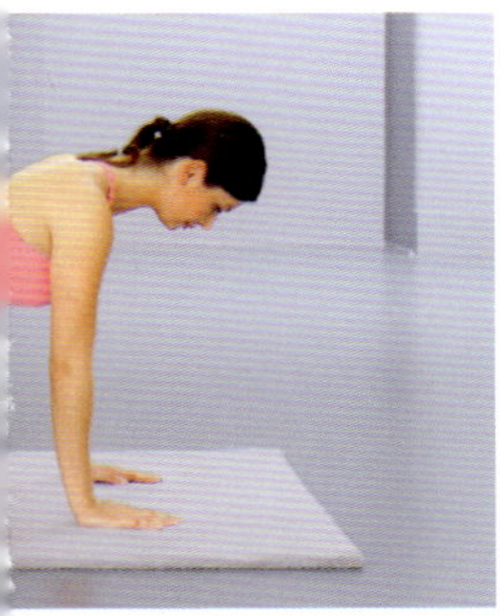

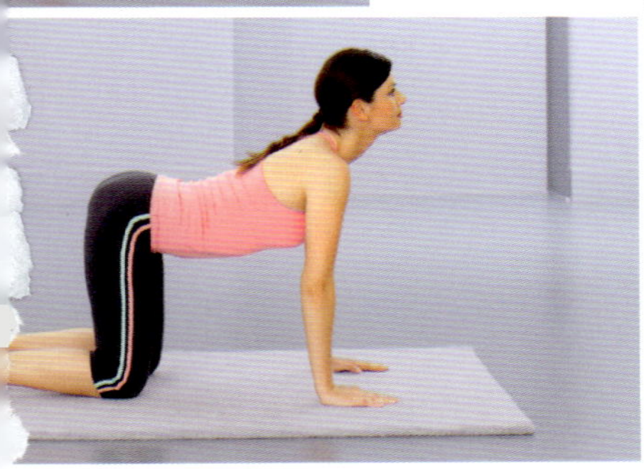

creux, page 80

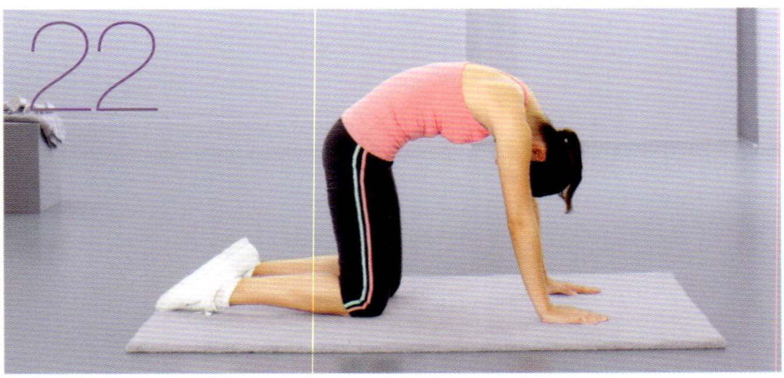

▲ **Relaxation,** Dos rond, page 81

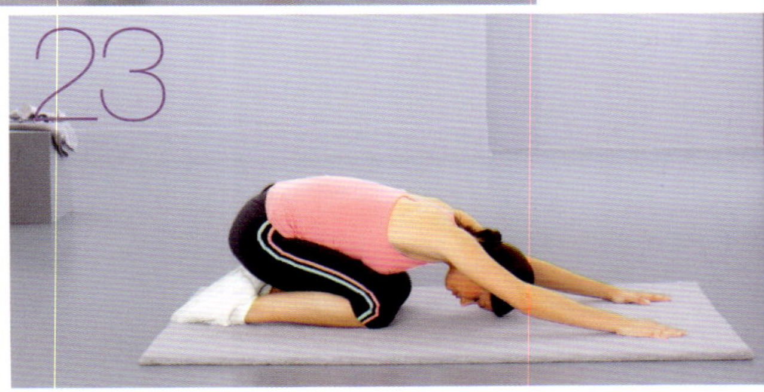

▲ **Relaxation,** La position de l'enfant, page 81

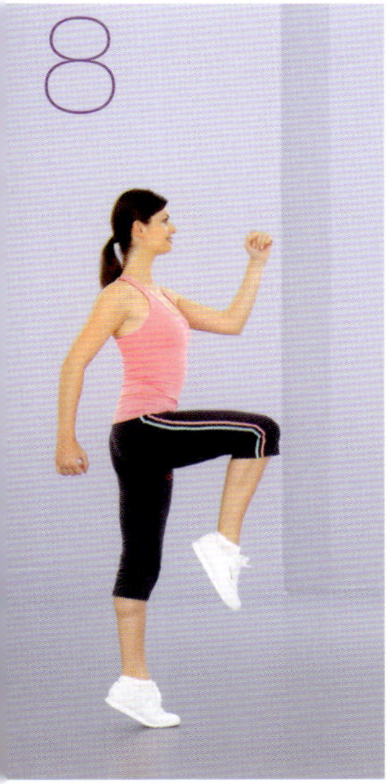

▲ **Cardio,** Petit bond, page 72

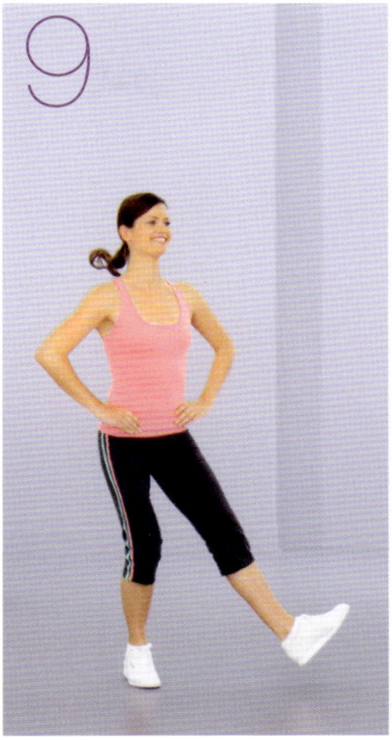

▲ **Cardio,** Gigue, page 72

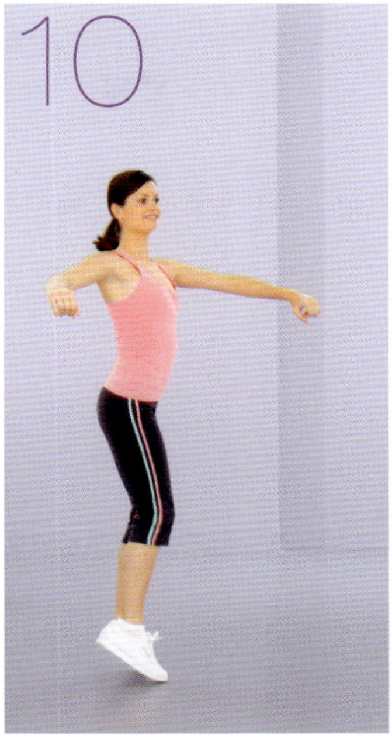

▲ **Cardio,** Saut rotatif, page 73

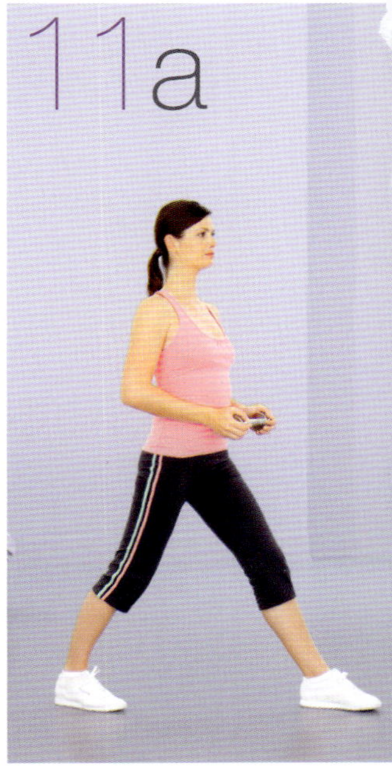

▲ **Endurance,** Fente et rotation, page 73

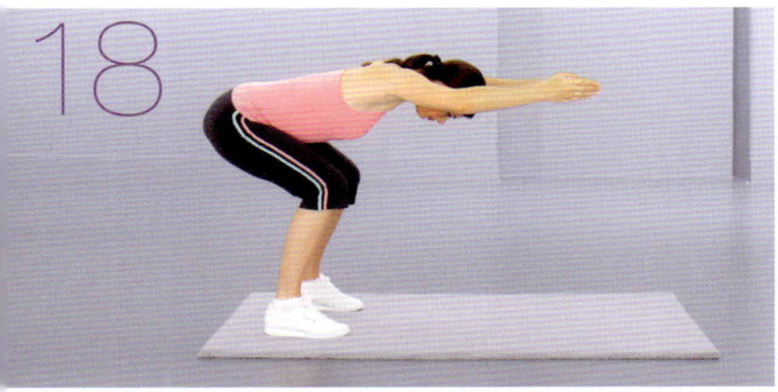

▲ **Relaxation,** Étirement des fessiers, page 79

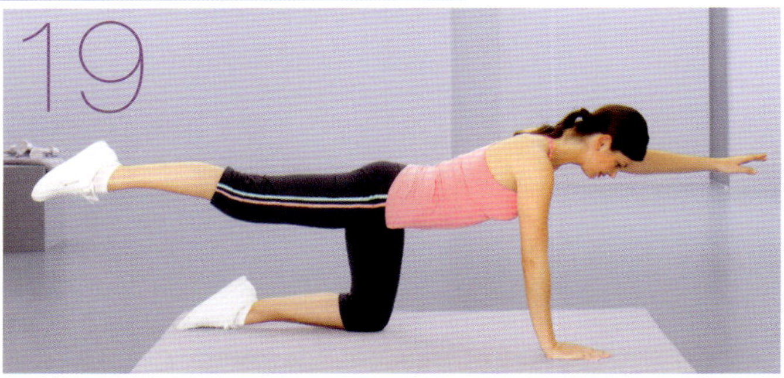

▲ **Relaxation,** Bras et jambe tendus, page 79

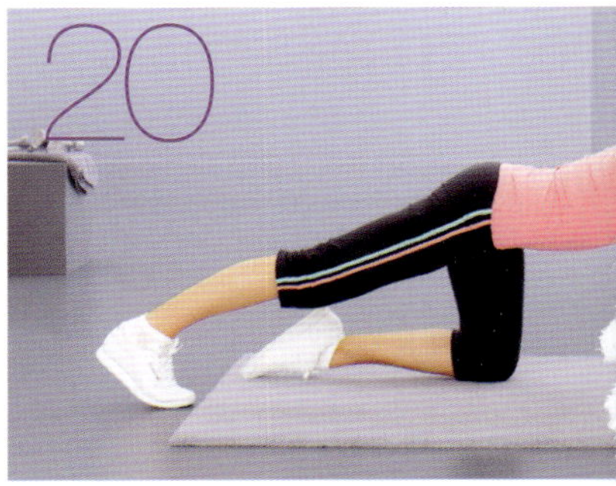

▲ **Relaxation,** Étirement du mollet, page 80

▲ **Relaxation,** Do

>> **Foire** aux questions

Même si vous faites preuve des meilleures intentions, il est parfois difficile de maintenir la motivation nécessaire à vos entraînements. Voici quelques-unes des raisons pour lesquelles les gens se découragent parfois. Si vous vous sentez démotivé, suivez ces conseils pour reprendre confiance en vous.

>> J'ai du mal à prendre l'habitude de m'entraîner. Que puis-je faire ?

Lorsque votre entraînement quotidien ne dure que 15 minutes, il est rare que vous ne trouviez pas le temps de le faire ; le problème est plutôt de trouver le bon moment. Trouvez l'horaire qui vous correspond le mieux et tenez-y-vous. Si vous avez plus d'énergie le matin, programmez votre entraînement à ce moment de la journée. Essayez aussi de vous fixer des buts pour conserver votre motivation. Concentrez-vous toujours sur les objectifs que vous pouvez atteindre plutôt que sur ceux qui vous paraissent inaccessibles.

>> Je trouve les séances d'entraînement faciles. Est-ce que je travaille assez dur ?

Les différentes séances offrent plusieurs degrés d'intensité. Aussi explorez-les toutes pour choisir celle qui vous stimulera le plus. La « Séance pas à pas » est la plus douce ; si elle est trop simple, utilisez-la comme échauffement pour des exercices plus intenses. Le dernier enchaînement est le plus complexe en termes de mouvements. Vous pouvez aussi intensifier tous les exercices en amplifiant les mouvements : levez la jambe plus haut, étirez-vous plus loin, pliez un peu plus les genoux, ou bien sautez plus haut.

>> Les séances d'entraînement m'épuisent. Que dois-je faire ?

Si les poids que vous utilisez sont trop lourds pour que vous terminiez la séance, prenez-en de plus légers. Si vous avez le souffle court à la fin d'un exercice de cardio-training, modifiez-en l'intensité en diminuant l'amplitude de vos mouvements de jambes ou en ne faisant pas les mouvements de bras. Si vous vous sentez vraiment fatigué, marchez sur place – il est important de rester en mouvement pour que le sang parvienne au cœur et au cerveau, sinon vous risquez de vous sentir étourdi.

>> Comment savoir si les objectifs que je me donne sont réalistes ?

Vos intentions doivent être claires et vos efforts, ciblés. Pour garder le contrôle de la situation, vos objectifs doivent être réalistes et à votre portée. Avancez à votre rythme et soyez constant. Définissez vos obstacles et trouvez les solutions appropriées (« Je dois trouver un créneau dans mon emploi du temps », « Comment choisir le bon moment ? »). Vous devez être soutenu dans vos efforts, aussi demandez l'aide de vos amis. N'oubliez pas de vous récompenser – faites-vous plaisir avec un bon bain moussant ou un massage. (voir aussi « Les clés du succès », p 10).

>> Comment savoir si mon entraînement n'est pas dangereux pour moi ?

C'est votre rythme cardiaque au fil de l'entraînement qui permet de déterminer le niveau d'intensité de votre exercice. Grâce à cette formule simple : 220 moins votre âge, vous pouvez estimer votre rythme cardiaque maximum. Considérez que vous pouvez varier l'intensité de votre entraînement en maintenant un rythme égal à 65 ou 95 % de votre rythme cardiaque maximum. Faites le « test de la parole » pour mesurer l'intensité cardio-vasculaire : si vous ne pouvez pas parler, l'exercice est trop dur ; si vous pouvez chanter, il est trop simple.

>> Je manque d'enthousiasme quand je dois m'entraîner. Comment retrouver ma motivation ?

Les objectifs que vous vous fixez sont la clé de votre motivation. Trouvez un but réaliste et amusant, un but que votre programme vous permet de réaliser, par exemple celui de rentrer dans votre nouveau jean. Il est normal d'avoir des baisses d'énergie, cela ne signifie pas que vous reculez. Gardez à l'esprit vos objectifs à long terme et travaillez quotidiennement pour les atteindre. Relever un défi apporte une grande satisfaction et l'on se sent encore plus motivé.

>> Je ne sais pas si mon entraînement est efficace. Comment dois-je me sentir le jour suivant ?

Il se peut que les muscles que vous avez fait travailler soient courbatus. Avancer progressivement permet de diminuer ces douleurs musculaires ; si vous venez de commencer un programme d'entraînement ou si vous reprenez juste une activité physique, contentez-vous de la « Séance d'entraînement pas à pas » trois fois par semaine. Lorsque vous n'avez plus de courbatures, progressez soit en l'effectuant deux fois de suite pendant 30 minutes, soit en passant à la « Séance de beach-ball ».

15 minutes

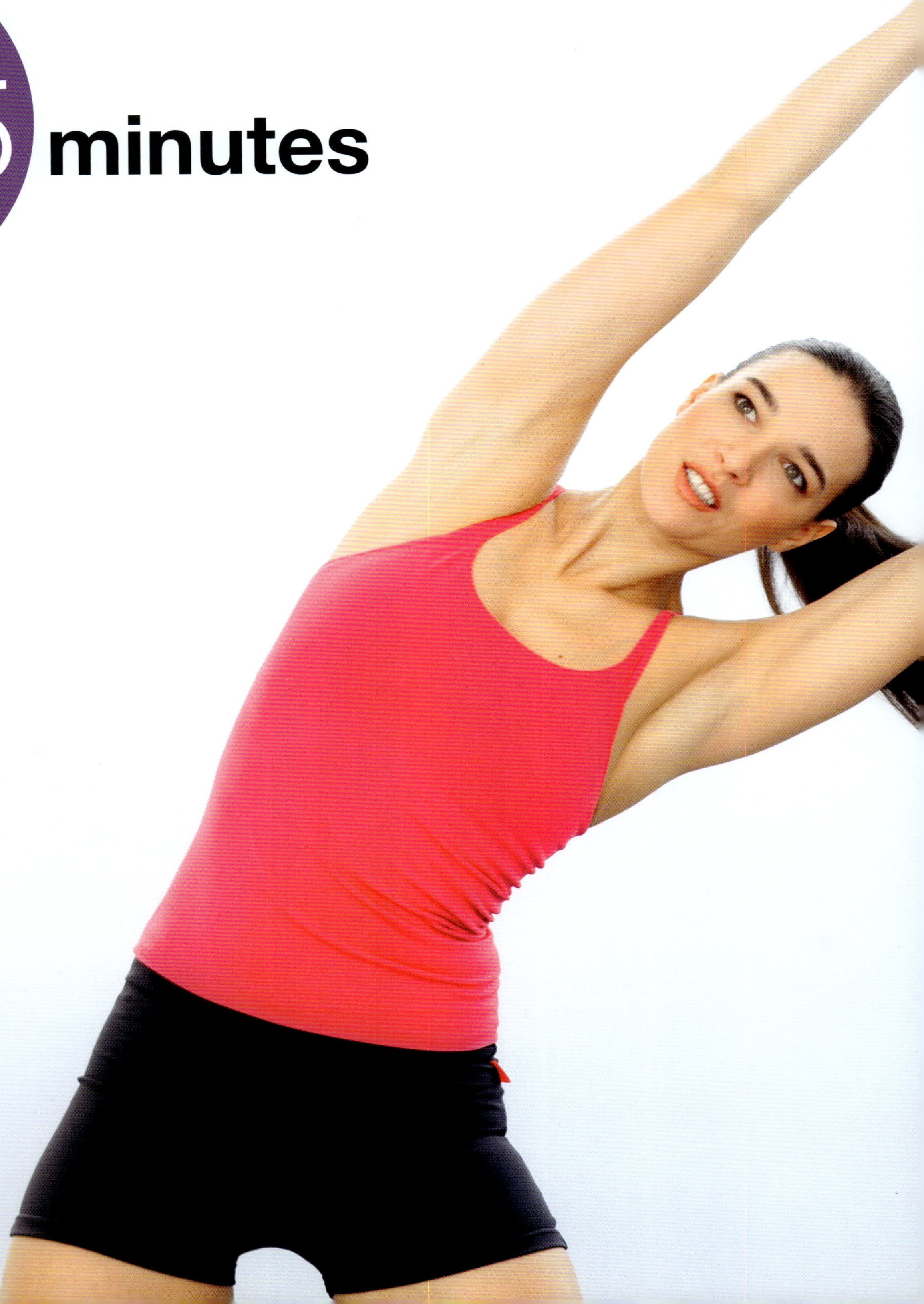

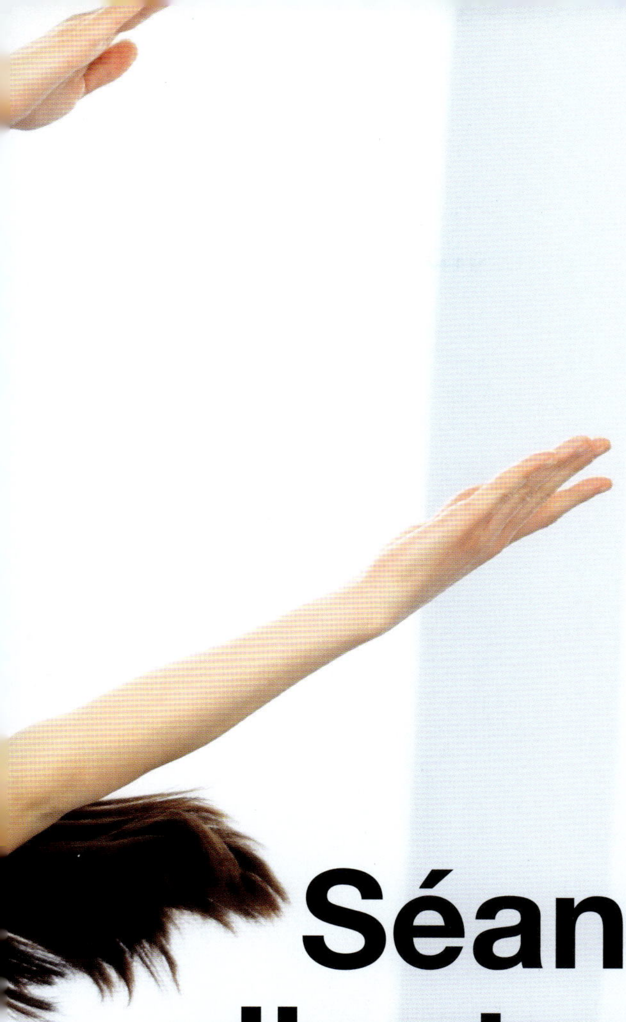

Séance d’entraînement intensif >>

Passez aux choses sérieuses et progressez grâce aux mouvements plus complexes de cette dernière séance.

>> **Échauffement** fente avant / bras contraires

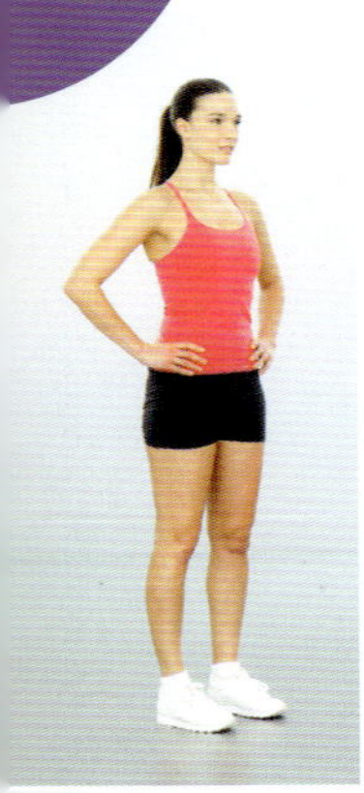

1 **Fente avant** Tenez-vous debout, les pieds parallèles, les jambes écartées, les genoux souples et les mains sur les hanches. Inspirez en avançant votre jambe droite, genou légèrement plié. Expirez, puis revenez à la position de départ en poussant sur votre jambe avant. Répétez huit fois en alternant les deux jambes.

2 **Bras contraires** Continuez à faire des fentes avant en alternant jambe droite et jambe gauche, et ajoutez un mouvement de bras. Depuis la position de départ, les pieds parallèles et les jambes écartées, avancez votre jambe droite en pliant un peu plus les genoux. Décollez votre talon gauche du sol et gardez le genou droit au-dessus de votre cheville. Levez le bras gauche en avant et le droit en arrière, à hauteur d'épaules, paumes vers l'intérieur. Gardez le buste droit, la poitrine et le menton levés. Répétez huit fois en alternant les deux côtés.

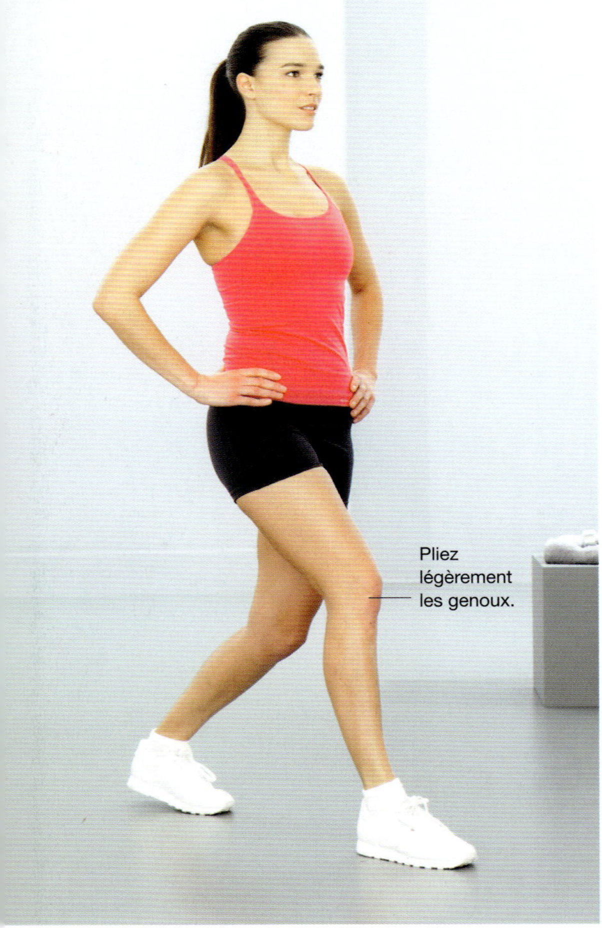

Pliez légèrement les genoux.

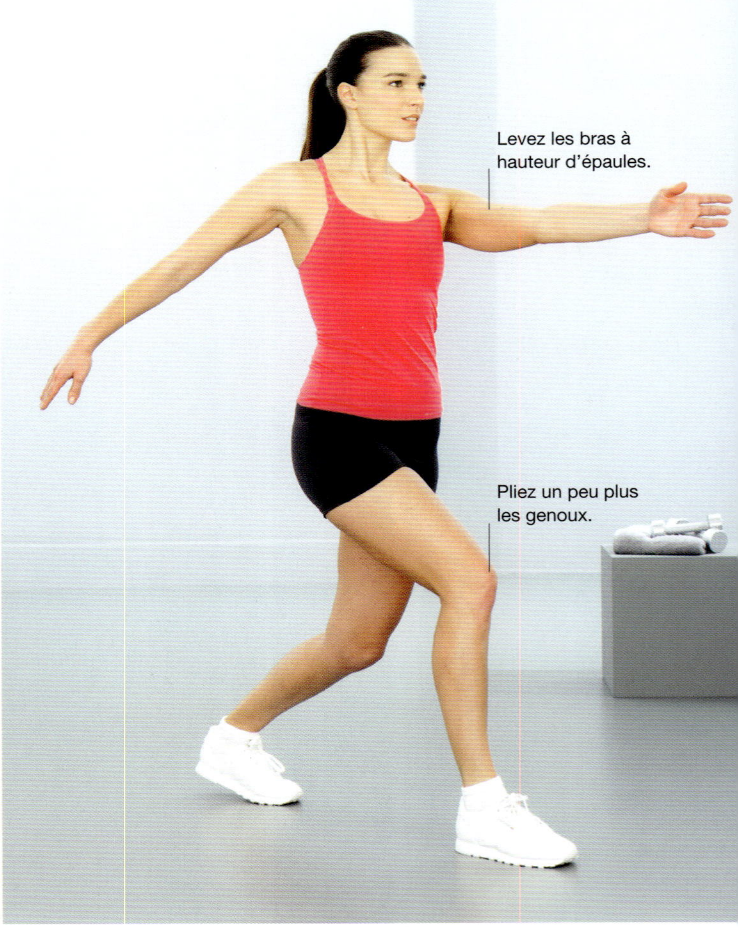

Levez les bras à hauteur d'épaules.

Pliez un peu plus les genoux.

Échauffement bras tendus / fente en diagonale

3 **Bras tendus** Toujours en fente avant, levez à présent les deux bras devant vous et pliez les genoux un peu plus bas. Pensez à bien verrouiller vos épaules en les abaissant lorsque vous levez les bras. Revenez à la position de départ. Répétez huit fois en alternant les deux jambes.

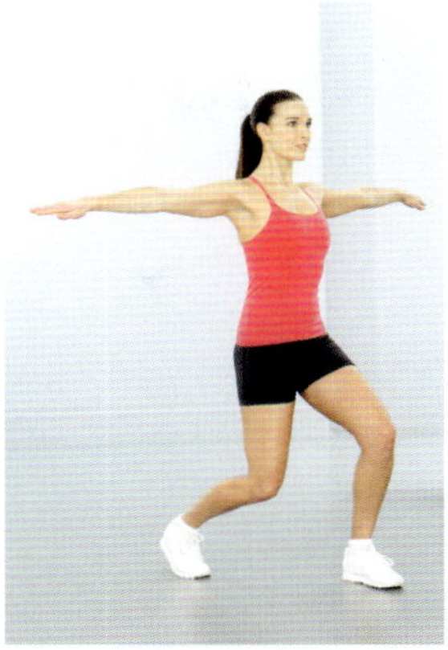

4 **Fente en diagonale** Toujours en fente avant, pivotez sur votre pied arrière pour vous placer en diagonale et levez les bras sur les côtés. Revenez en fente avant en abaissant les bras, puis répétez de l'autre côté. Répétez huit fois.

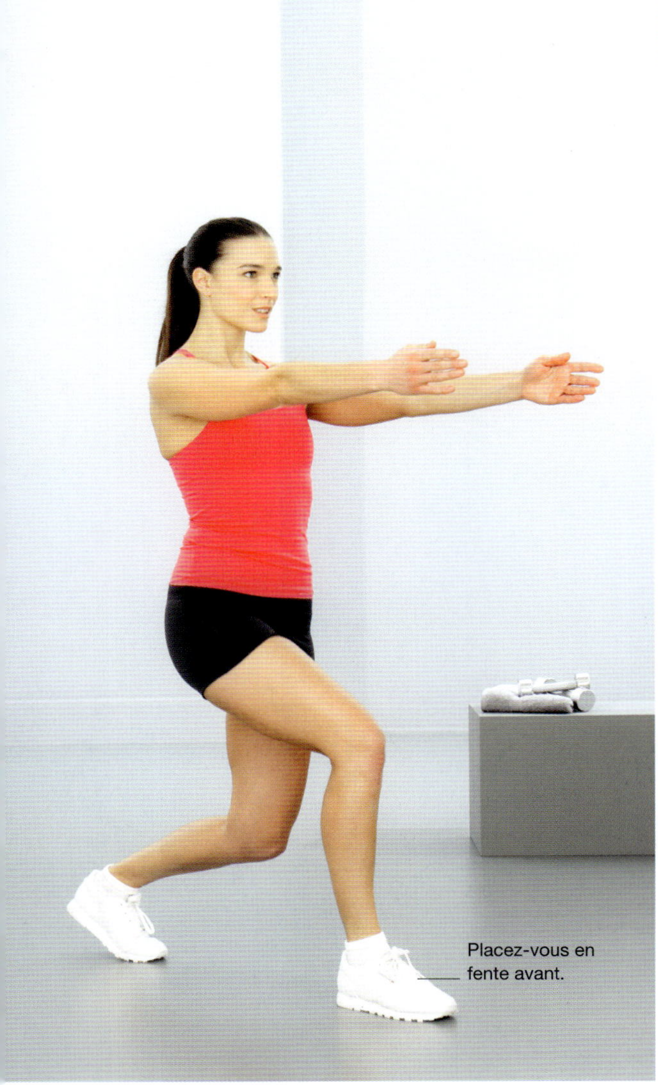

Placez-vous en fente avant.

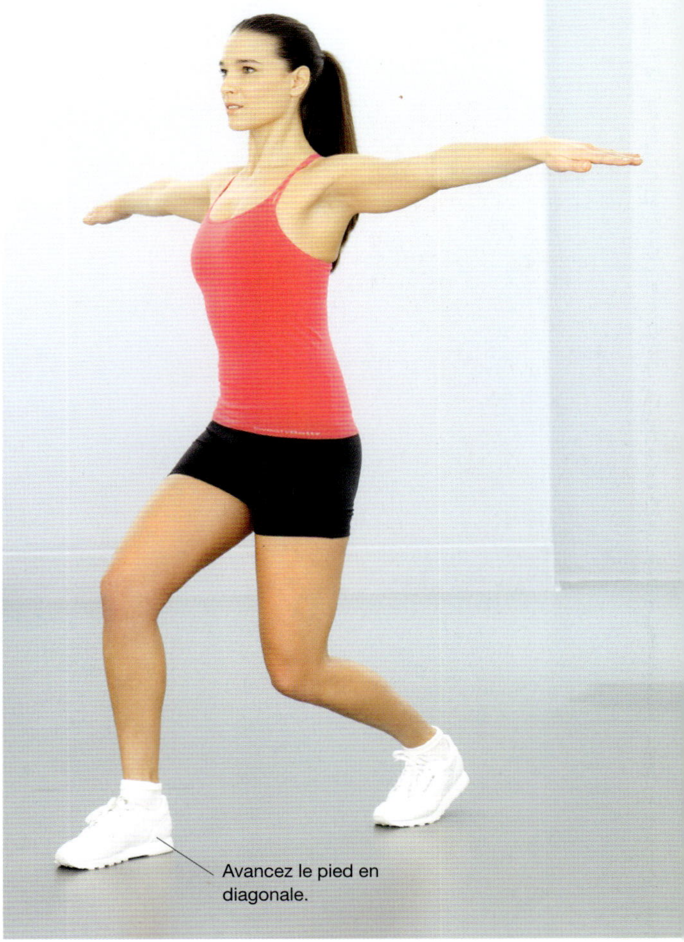

Avancez le pied en diagonale.

>> **Échauffement** fente latérale

5a **Fente latérale** Tenez-vous debout, les pieds parallèles, écartés de la largeur de vos hanches. Levez les bras sur le côté à hauteur d'épaules, paumes vers le bas. Contractez les abdominaux et verrouillez votre bassin. Baissez les épaules avant de passer en fente.

5b Inspirez et tendez votre jambe droite sur le côté en pliant le genou gauche. Simultanément, levez les bras au-dessus de votre tête, paumes vers l'intérieur, et inclinez le buste sur le côté droit. Expirez en revenant au centre. Ramenez vos bras à hauteur d'épaules, paumes vers le bas. Répétez huit fois en alternant les deux côtés.

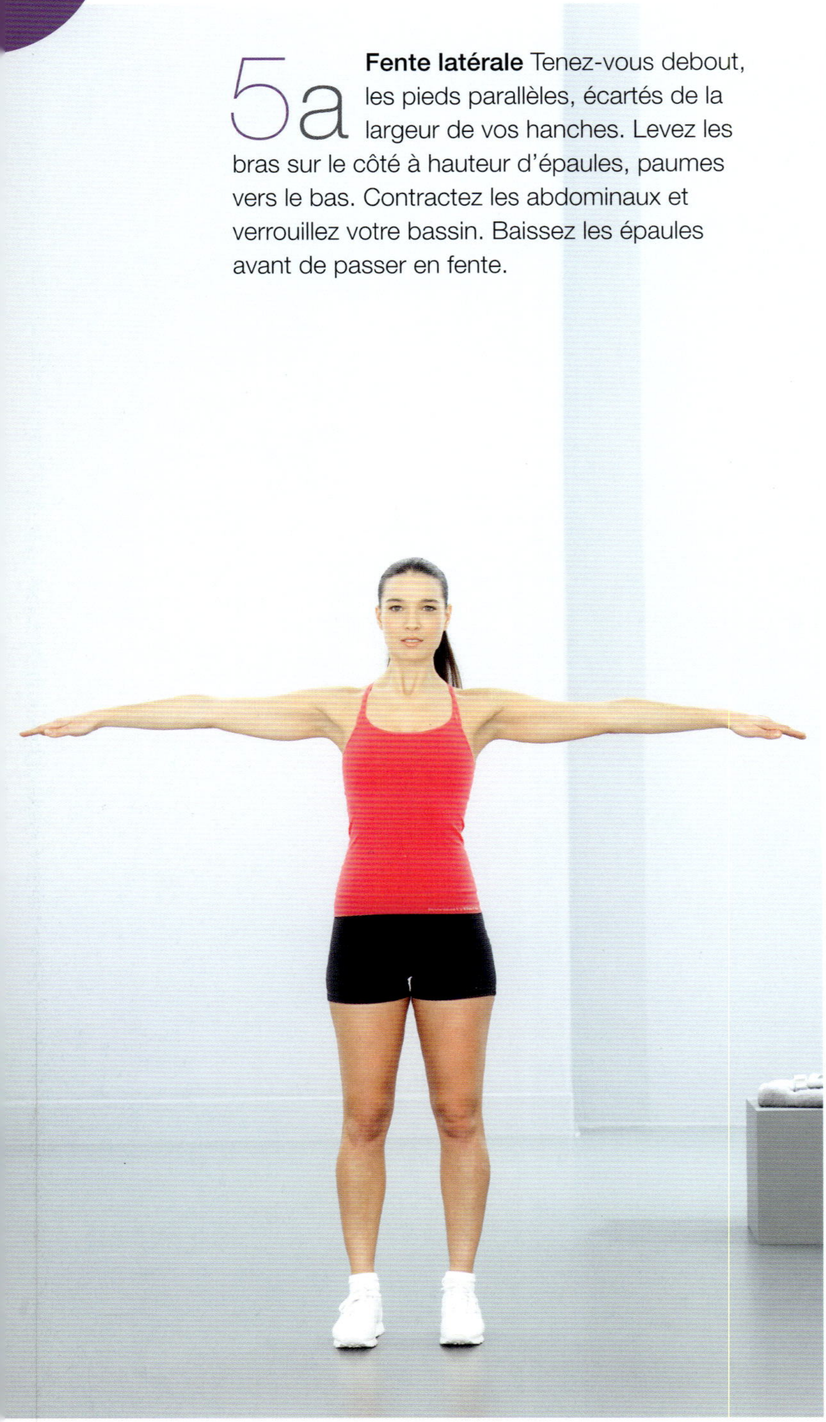

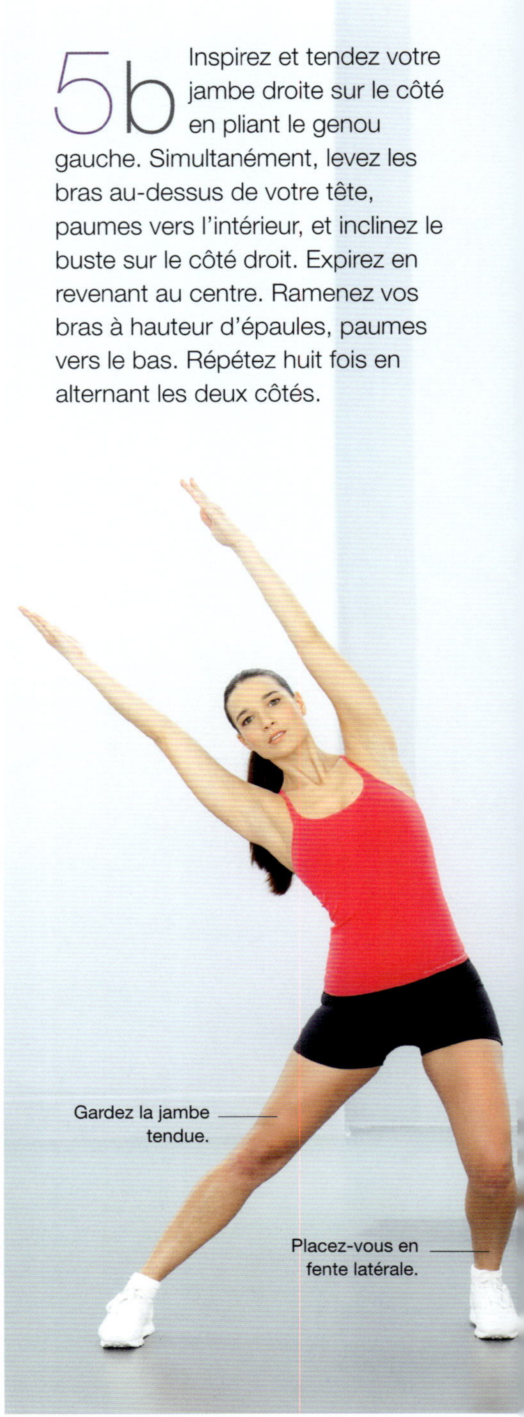

>> fente arrière

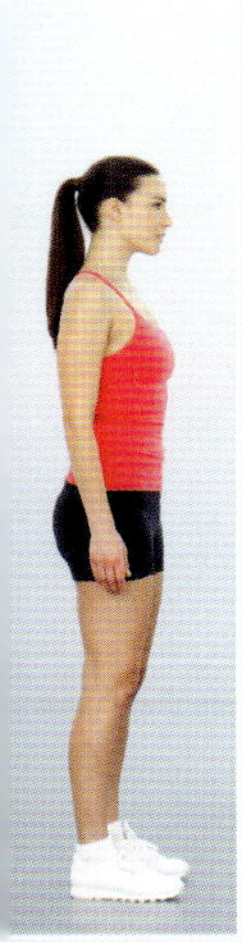

6 **Fente arrière** Tenez-vous debout, les pieds parallèles, les bras le long du corps. Inspirez en vous plaçant en fente arrière, sur la pointe du pied, genou plié. Simultanément, levez les bras au-dessus de votre tête, paumes vers l'intérieur. Expirez en revenant à la position de départ. Répétez huit fois en alternant les deux jambes. **Reprenez l'ensemble de l'échauffement en commençant par l'étape 5 pour finir par l'étape 1.**

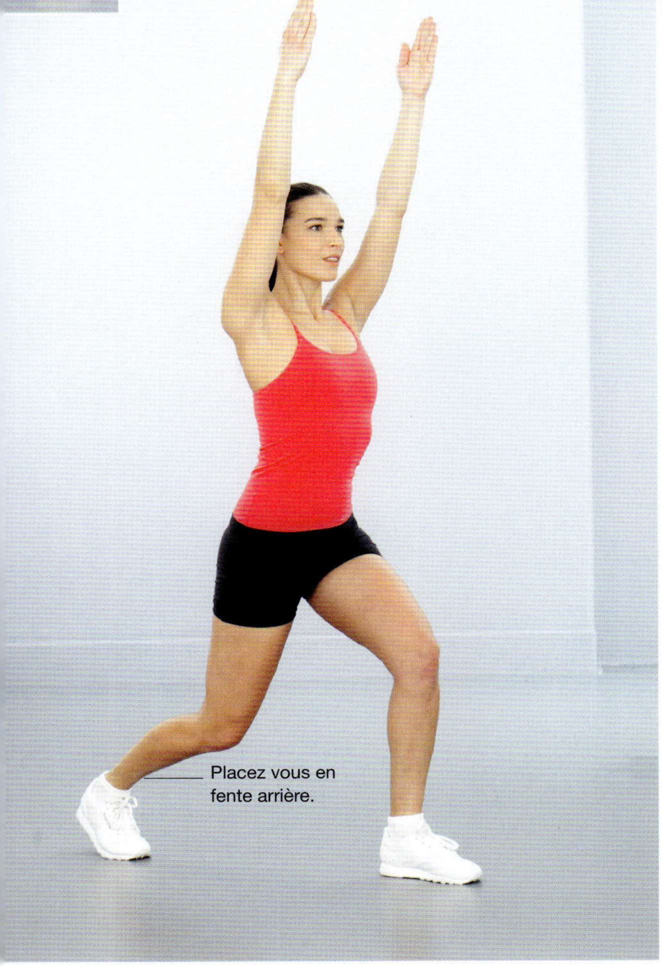
Placez vous en fente arrière.

Endurance
flexion du bûcheron

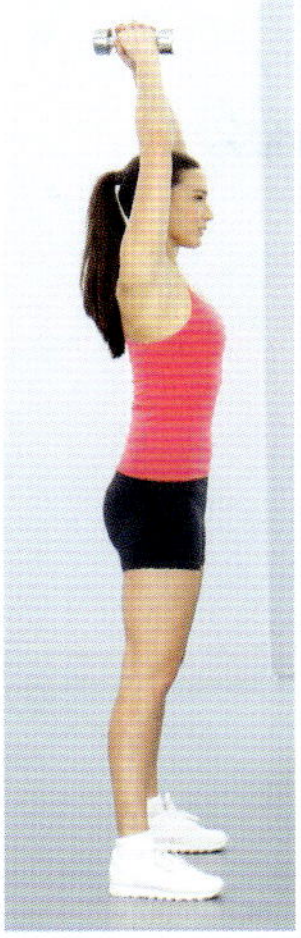

7 **Flexion du bûcheron** Prenez un poids de taille moyenne. Soulevez-le au-dessus de votre tête, les pieds parallèles et légèrement écartés. Inspirez en fléchissant les jambes et abaissez le poids au niveau de vos genoux, comme si vous coupiez une bûche à la hache. Expirez en revenant à la position initiale et répétez douze fois.

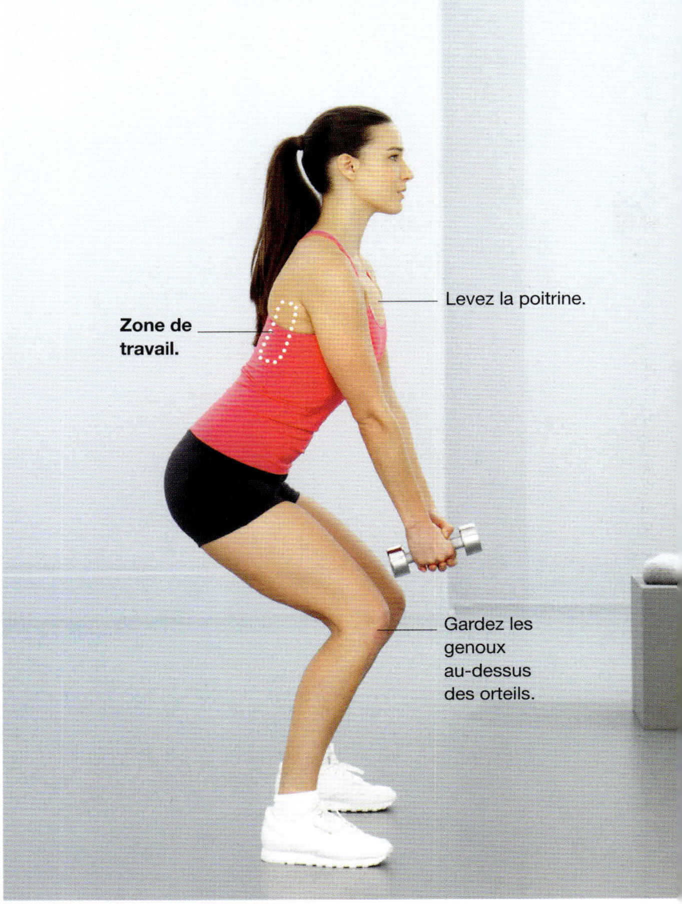
Levez la poitrine.
Zone de travail.
Gardez les genoux au-dessus des orteils.

>> **Cardio** révérence

8a **Révérence** Reposez le poids pour ce premier exercice de cardio-training. Tenez-vous debout, les pieds parallèles, les jambes écartées et les genoux souples. Levez les bras sur les côtés, à hauteur d'épaules, paumes vers le bas. Gardez les coudes légèrement arrondis. Grandissez-vous en allongeant bien la colonne vertébrale comme si vous étiriez le sommet de votre tête vers le plafond. Contractez les abdominaux.

8b Faites un pas en arrière en diagonale en prenant appui sur la pointe du pied, talon levé. Pliez les genoux et rapprochez vos omoplates. Gardez les bras à hauteur d'épaules. Respirez normalement. Répétez huit fois en alternant les deux jambes.

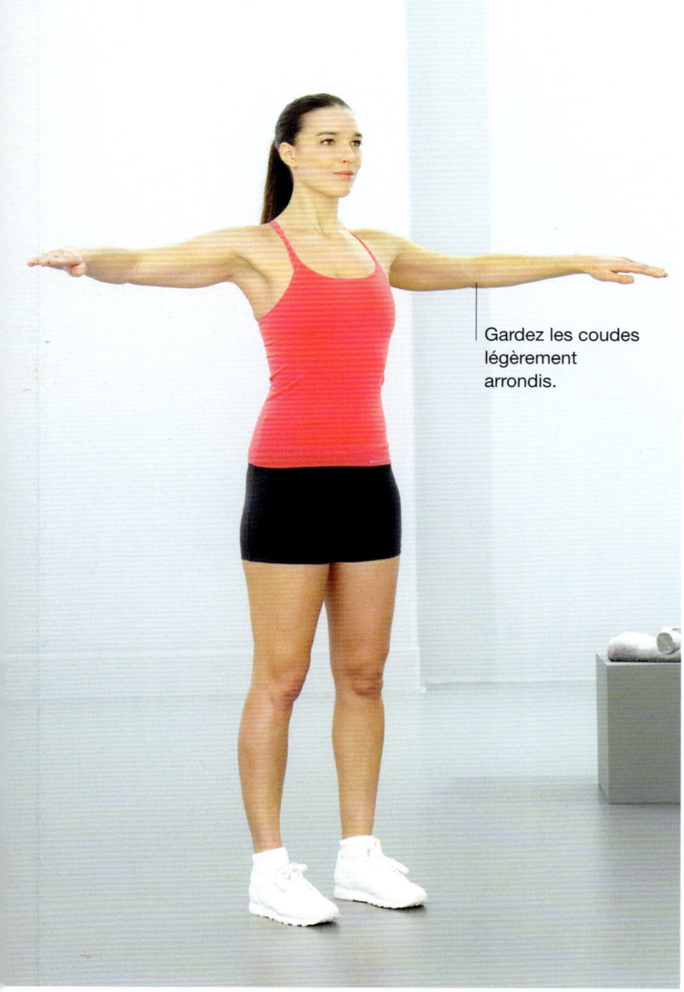

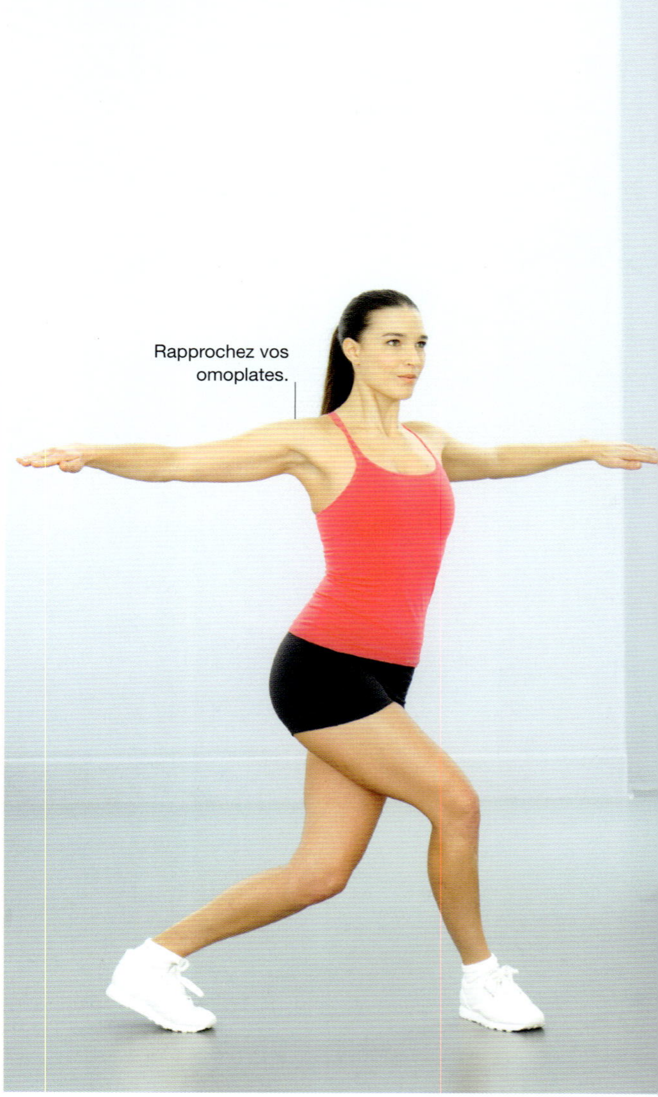

>> **Cardio** charleston

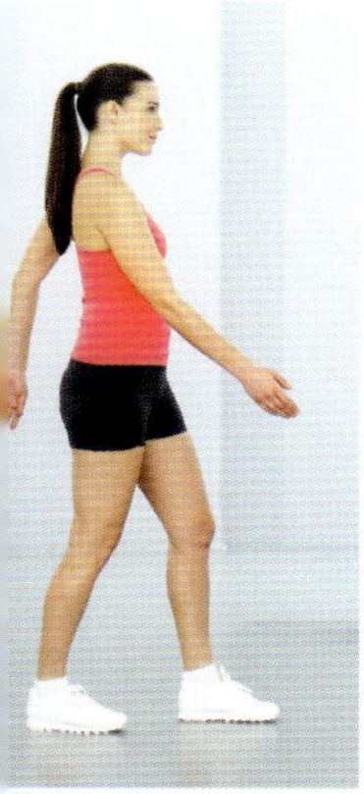

9a

Charleston
Faites un pas en avant, puis levez l'autre jambe devant vous, le genou à hauteur des hanches. Balancez alors votre jambe, et vos bras en opposition avec la jambe.

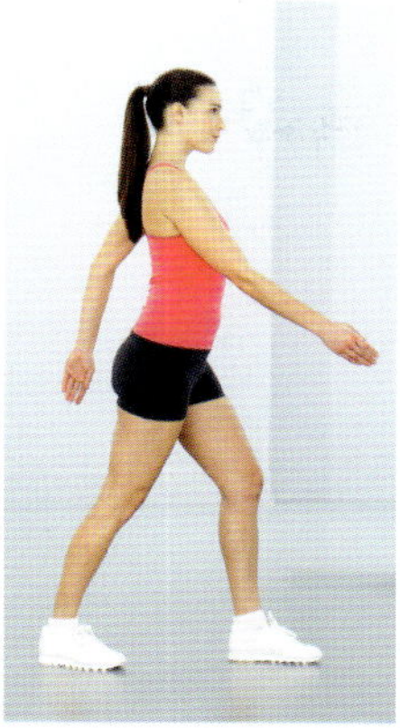

9b

Puis placez-vous en fente arrière. Répétez le balancement puis la fente. Inversez le mouvement de vos bras à chaque changement de jambe. Répétez six fois de chaque côté. Terminez en remplaçant la fente arrière par un pas sur place.

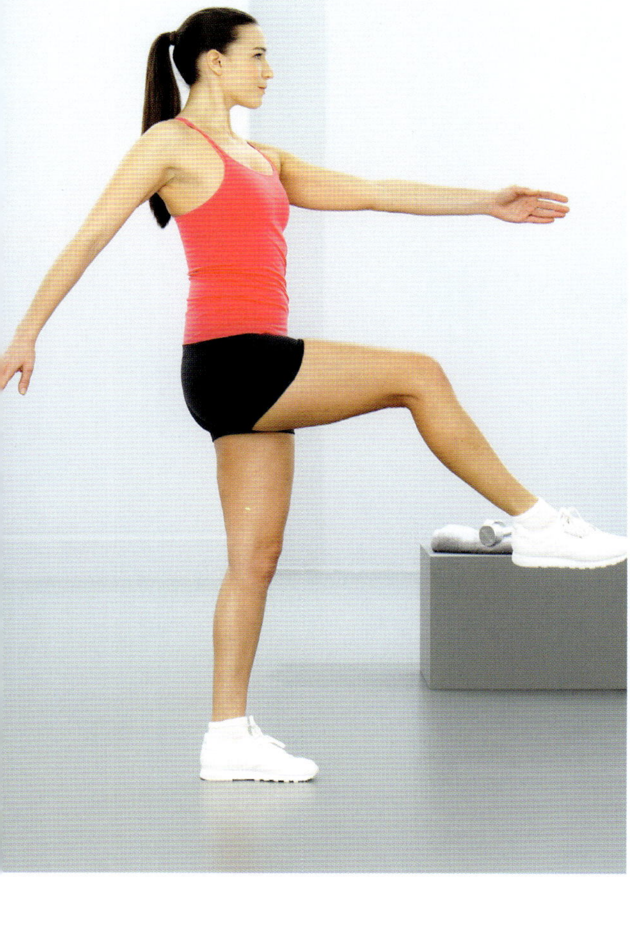

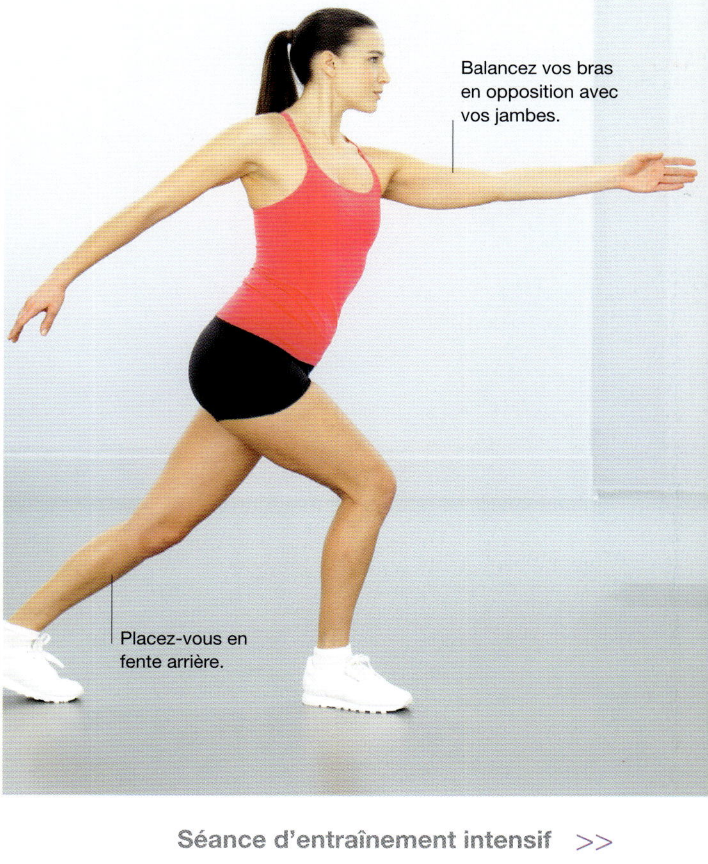

Balancez vos bras en opposition avec vos jambes.

Placez-vous en fente arrière.

>> **Cardio** fente et montée du genou

10a

Fente et montée du genou Démarrez en fente, le genou de la jambe fléchie aligné sur la cheville. Levez les bras devant vous en diagonale, paumes vers l'intérieur. Faites porter le poids de votre corps sur vos deux jambes. Gardez le buste droit et le regard vers l'avant. Préparez-vous à pousser sur votre jambe arrière.

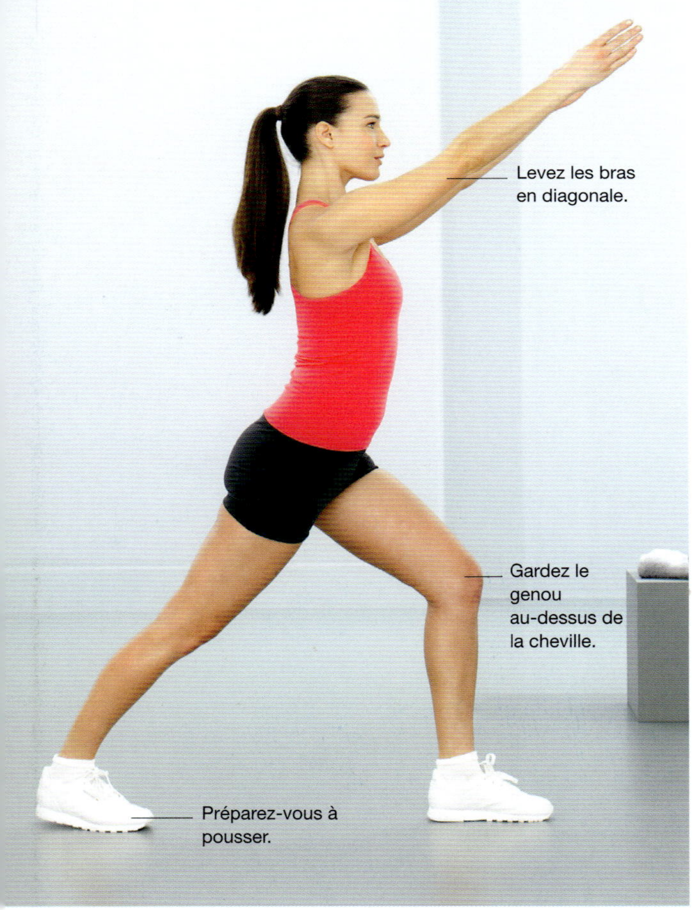

10b

Poussez sur votre jambe arrière et basculez le poids de votre corps sur l'autre jambe. Ramenez la jambe arrière et levez le genou à hauteur des hanches. Tenez en équilibre sur votre jambe d'appui avant de revenir en fente. Répétez huit fois, puis changez de côté. Respirez normalement tout au long de l'exercice. **Vous avez terminé la série cardio que vous répéterez après chaque exercice d'endurance.**

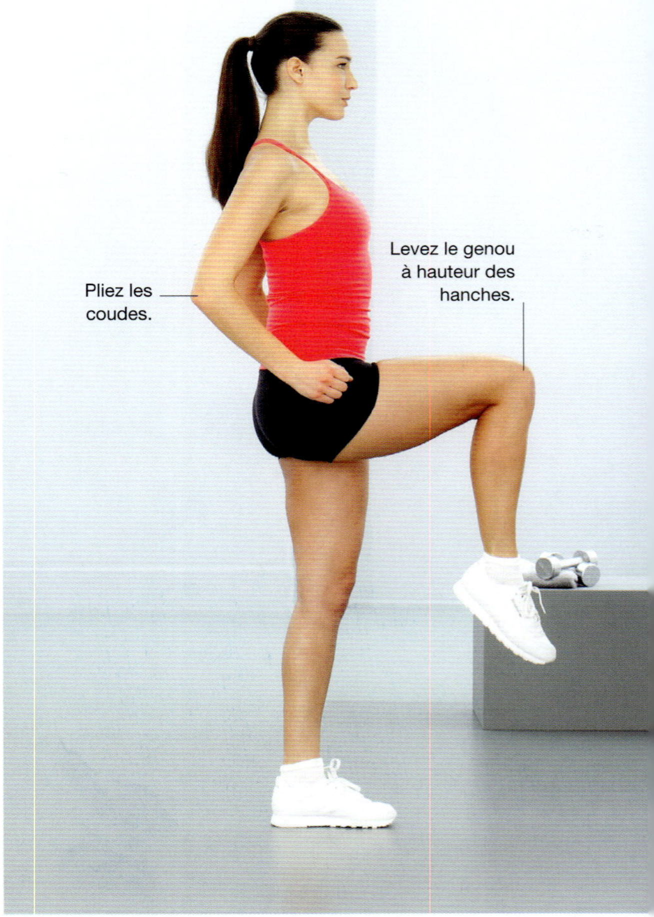

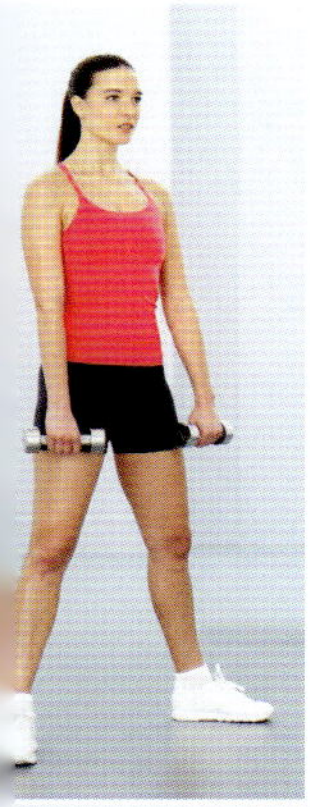

11 **Plié et rameur** Prenez deux poids de taille moyenne. Tenez-vous debout, les jambes ouvertes et écartées, les bras tendus devant vous, paumes contre les cuisses. Inspirez en pliant les genoux et levez les poids au niveau de votre poitrine, les coudes pointant sur les côtés. Expirez en revenant à la position de départ. Recommencez douze fois. **Répétez les exercices 8 à 10 (pp. 96-98).**

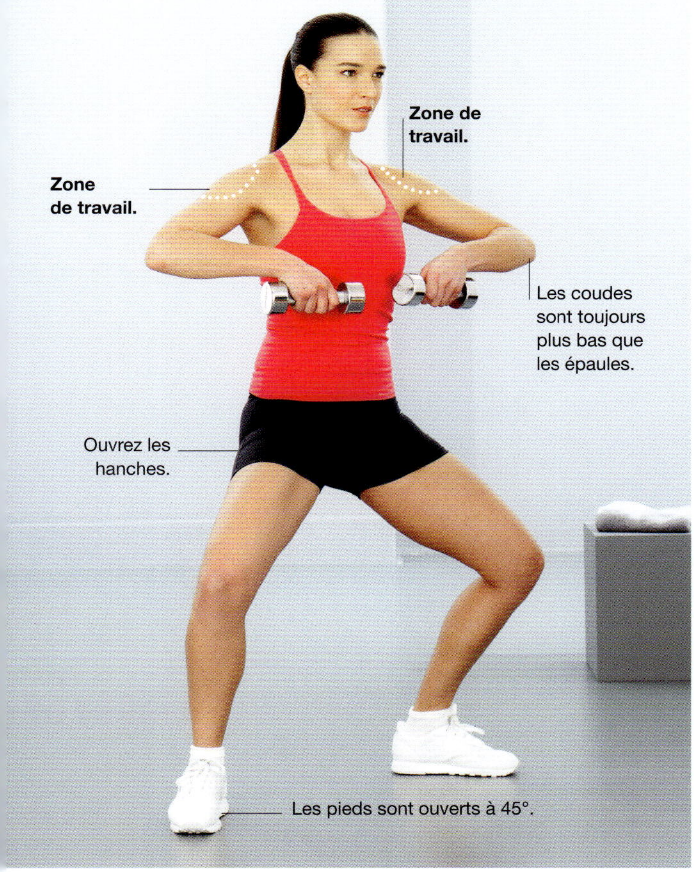
Zone de travail.
Zone de travail.
Les coudes sont toujours plus bas que les épaules.
Ouvrez les hanches.
Les pieds sont ouverts à 45°.

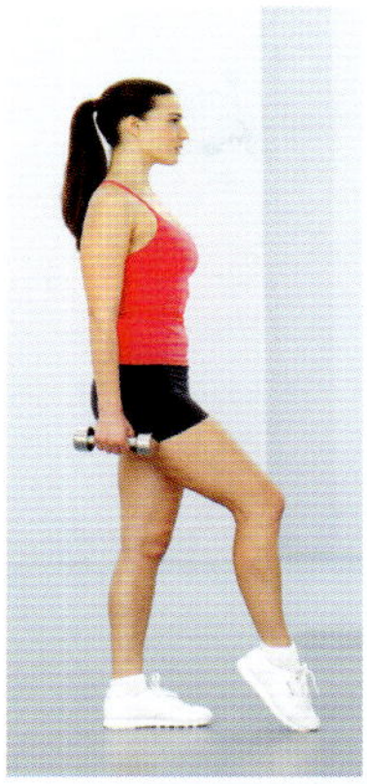

12 **Flexion en équilibre** Prenez deux poids de taille moyenne. Tenez-vous debout sur une jambe, l'autre jambe légèrement levée en avant. Inspirez, amenez vos hanches en arrière et fléchissez la jambe d'appui. Expirez en vous redressant. Recommencez douze fois, puis changez de côté. **Répétez les exercices 8 à 10 (pp. 96-98).**

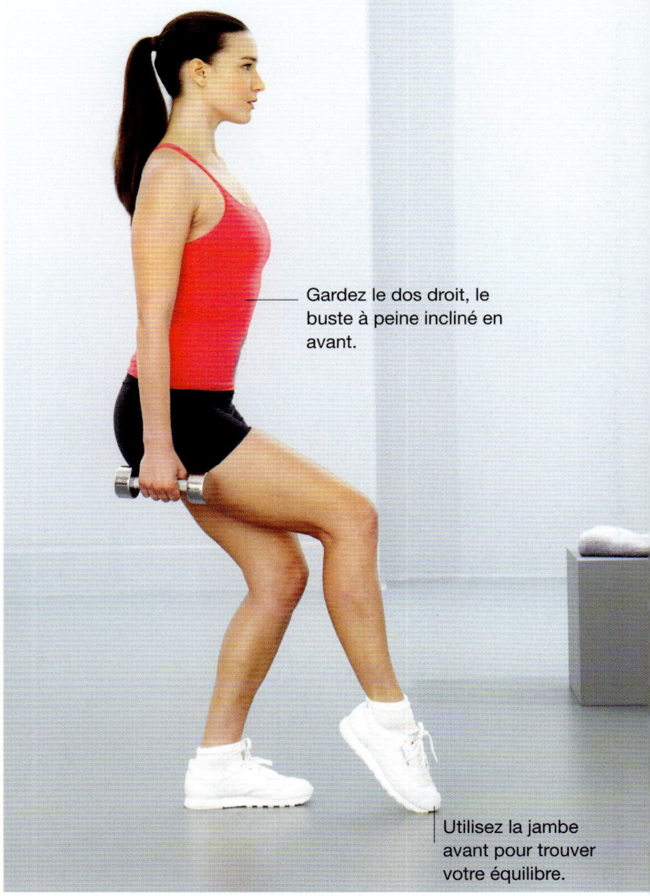
Gardez le dos droit, le buste à peine incliné en avant.
Utilisez la jambe avant pour trouver votre équilibre.

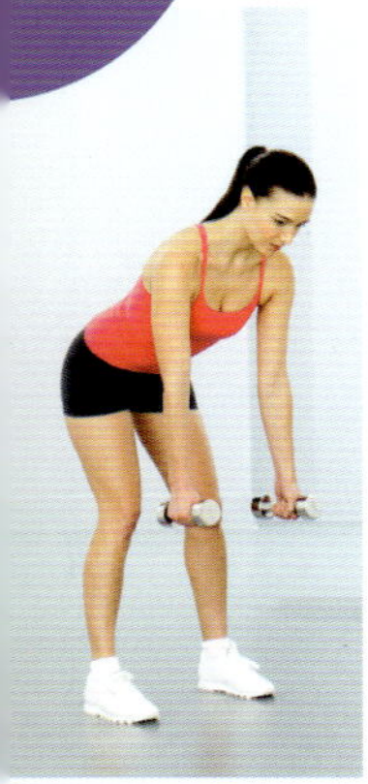

13a **Rameur incliné** Prenez deux poids de taille moyenne. Tenez-vous debout, les pieds parallèles, écartés de la largeur de vos épaules, les bras le long du corps. Pliez les genoux et basculez le buste en avant depuis la taille, en gardant le dos droit. Rapprochez vos omoplates et expirez en soulevant les poids. Pliez les coudes jusqu'à ce que le haut de vos bras soient parallèles au sol.

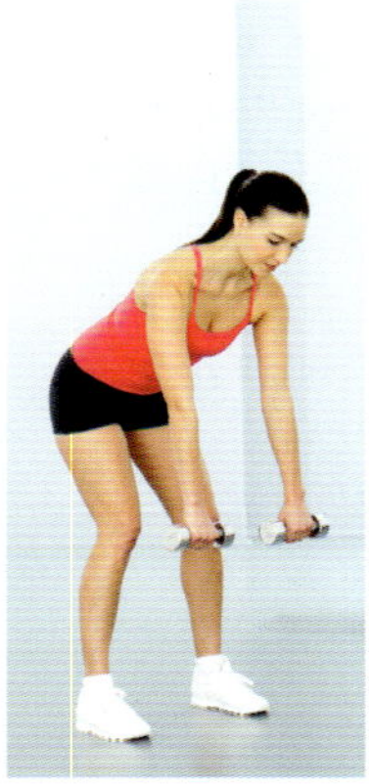

13b Abaissez les poids et faites tourner vos bras pour que vos paumes soient orientées vers vous. Rapprochez vos omoplates et expirez en soulevant les poids, les coudes pointant sur les côtés, jusqu'à ce que le haut de vos bras soient parallèles au sol. Recommencez huit fois.

Répétez les exercices 8 à 10 (pp. 96-98).

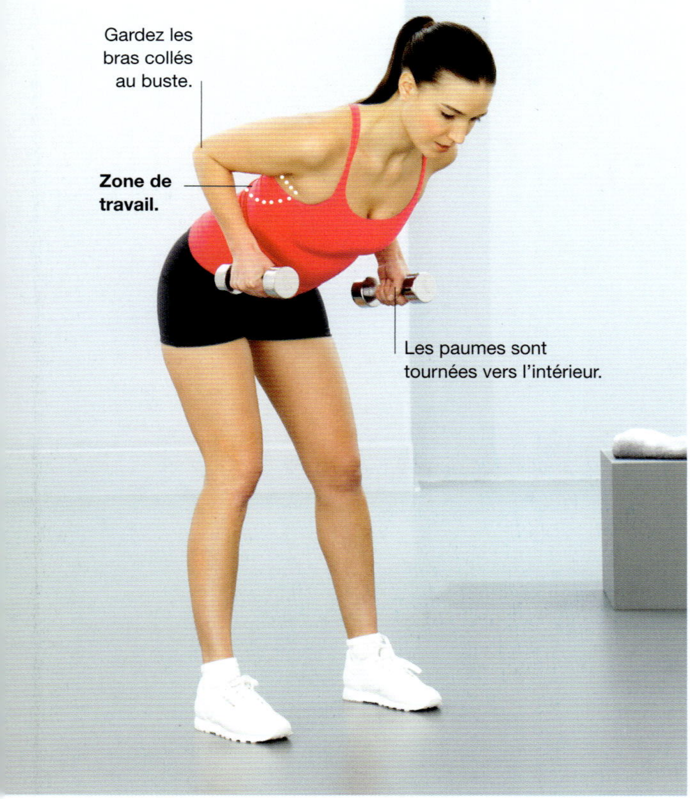
Gardez les bras collés au buste.
Zone de travail.
Les paumes sont tournées vers l'intérieur.

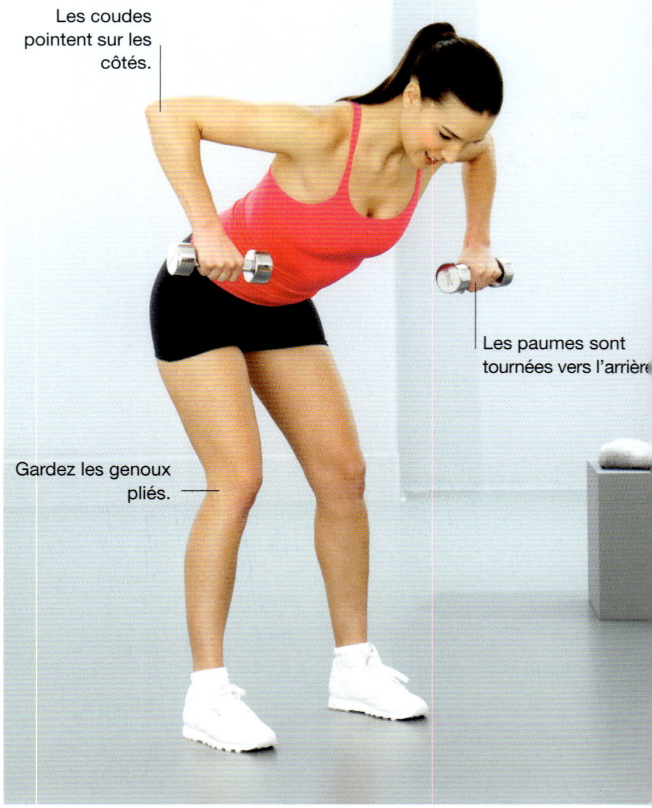
Les coudes pointent sur les côtés.
Les paumes sont tournées vers l'arrière
Gardez les genoux pliés.

>> **Endurance** extension et flexion

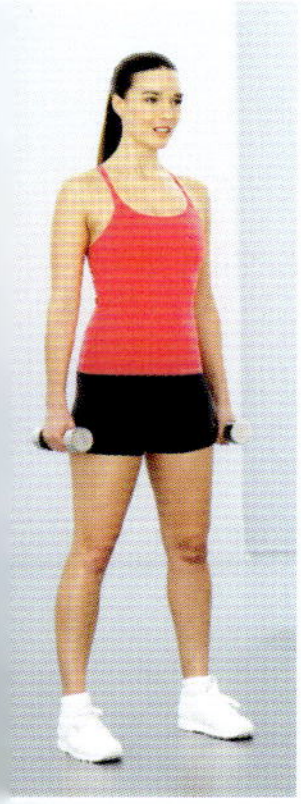

14a **Extension et flexion**

Prenez deux poids de taille moyenne. Tenez-vous debout, les pieds parallèles, écartés de la largeur de vos épaules. Basculez le poids de votre corps sur la pointe de vos pieds et soulevez bien les talons ; simultanément, pliez les coudes pour soulever les poids à hauteur de vos épaules. Tenez l'équilibre.

14b

Reposez les talons et basculez le poids de votre corps en arrière. Pliez les genoux et tendez les bras en arrière. Redressez-vous, puis répétez le mouvement d'extension et de flexion huit fois. Pensez à bien respirer. **Répétez les exercices 8 à 10 (pp. 96 à 98).**

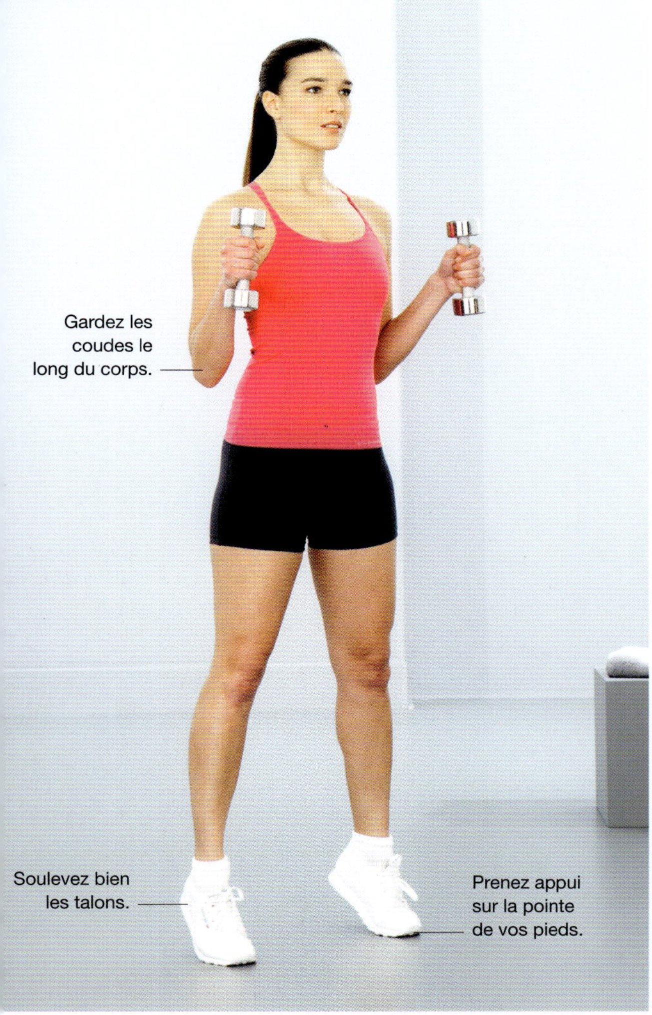
Gardez les coudes le long du corps.
Soulevez bien les talons.
Prenez appui sur la pointe de vos pieds.

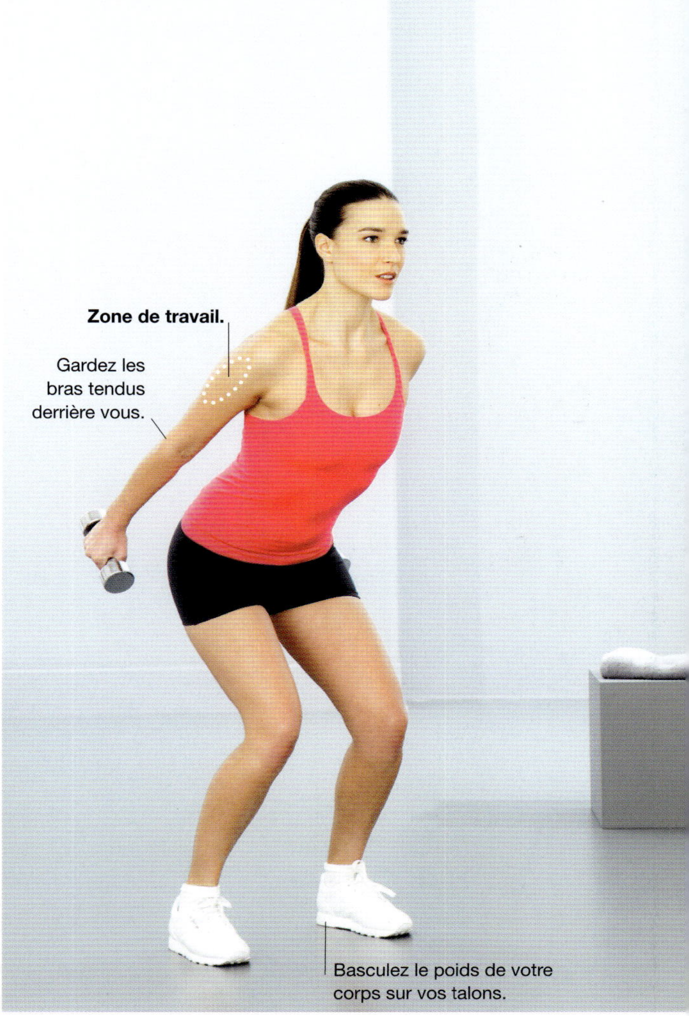
Zone de travail.
Gardez les bras tendus derrière vous.
Basculez le poids de votre corps sur vos talons.

>> **Relaxation** étirement du haut du corps / le chien

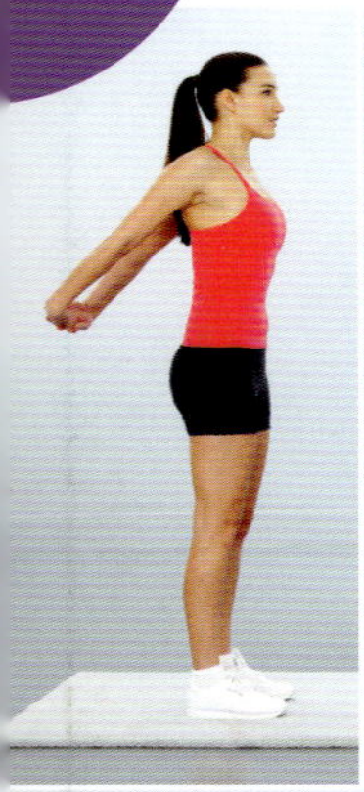

15 **Étirement du haut du corps** Posez les poids. Debout, croisez vos mains dans votre dos et levez les bras. Relâchez, puis tendez les bras au-dessus de votre tête, les paumes vers l'intérieur, et grandissez-vous. Saisissez l'un de vos poignets et étirez-vous sur le côté ; changez de main et étirez-vous de l'autre côté.

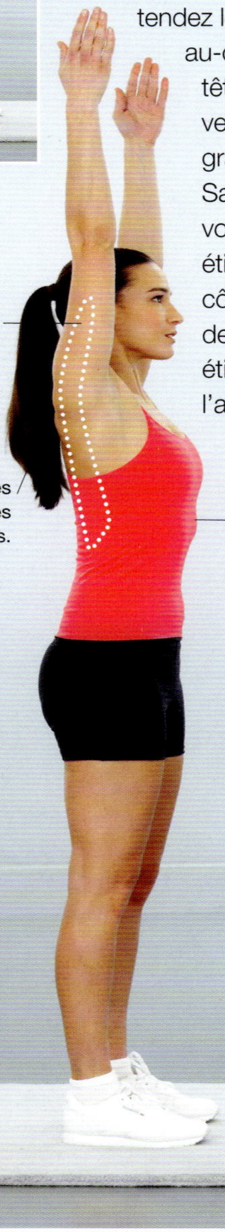
Zone de travail.
Gardez les épaules basses.
Respirez profondément.

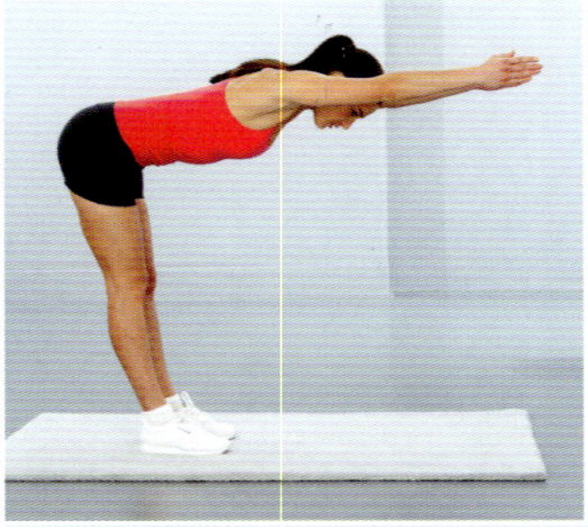

16 **Le chien** Penchez-vous en avant, bras et jambes tendus. Reculez vos hanches en arrière en tendant les bras pour bien allonger votre colonne vertébrale. Prolongez l'étirement et respirez. Posez vos mains sur le sol pour prendre la position du chien. Enfoncez vos talons dans le sol et tirez vos hanches vers le haut. Si nécessaire, pliez un peu les genoux pour relâcher le bas de votre dos. Respirez et étirez-vous.

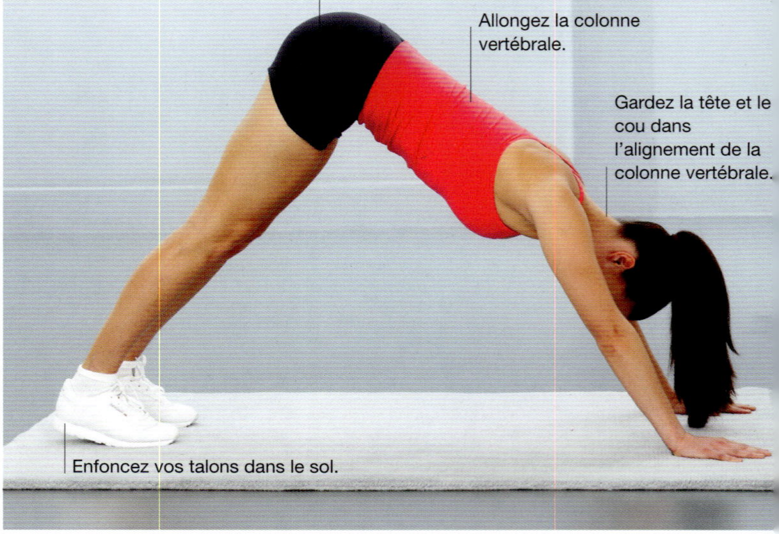
Tirez vos hanches vers le haut.
Allongez la colonne vertébrale.
Gardez la tête et le cou dans l'alignement de la colonne vertébrale.
Enfoncez vos talons dans le sol.

>> **Relaxation** demi-pompe et planche latérale

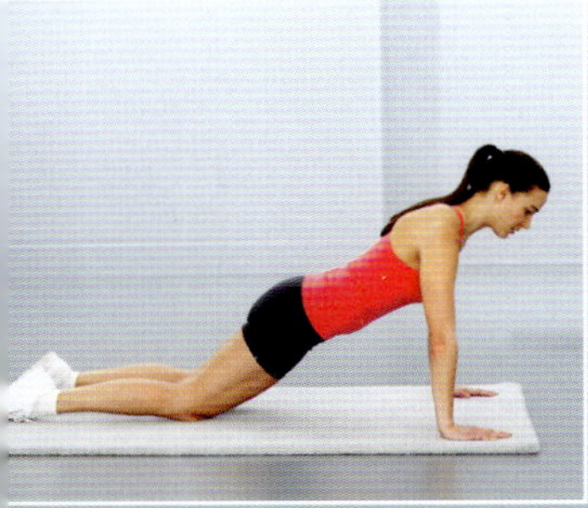

17a **Demi-pompe et planche latérale** Posez les genoux au sol et placez vos poignets au-dessous de vos épaules. Laissez retomber vos hanches de manière à éviter toute pression directe sur vos genoux. Inspirez, pliez les bras et abaissez votre buste vers le sol. Expirez et poussez sur vos bras.

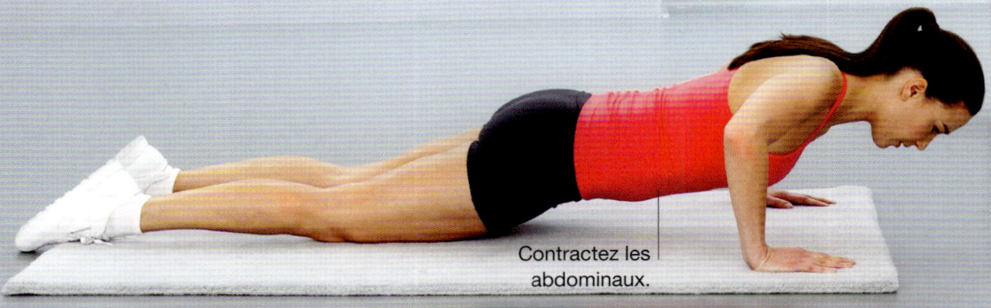

17b Tournez-vous sur le côté, les deux jambes jointes, les hanches et le torse soulevé et le corps aligné, des épaules aux genoux. Le bras d'appui est tendu, le poignet, juste au-dessous de l'épaule. Levez l'autre bras au-dessus de votre tête, la paume vers l'avant. Répétez la demi-pompe (17a), puis la planche latérale de l'autre côté. Recommencez l'ensemble du mouvement trois fois.

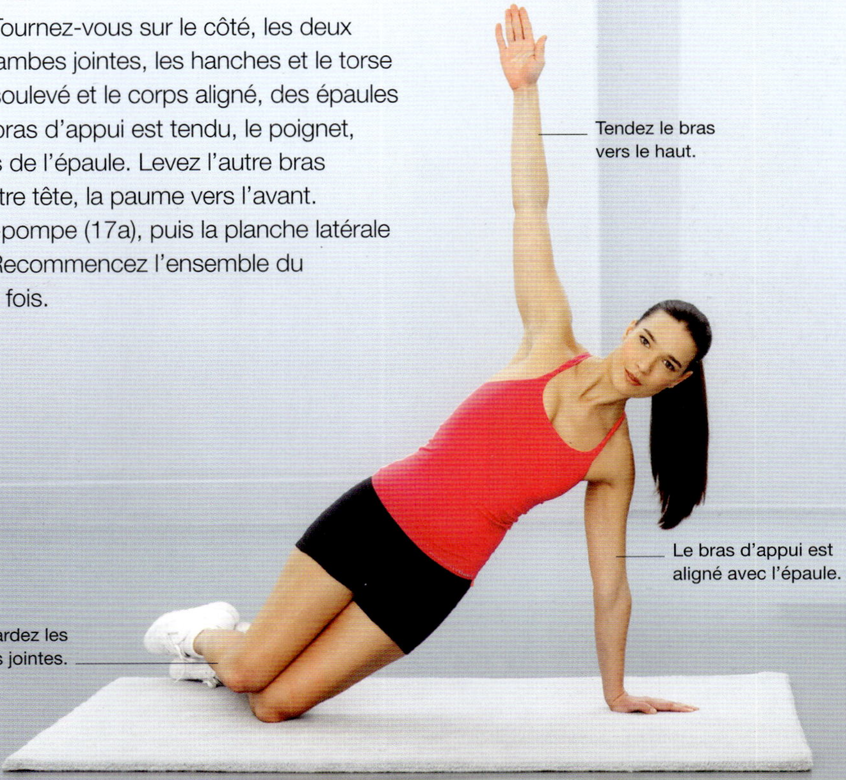
Tendez le bras vers le haut.
Le bras d'appui est aligné avec l'épaule.
Gardez les jambes jointes.

>> Relaxation la position de l'enfant / fente à genoux

18 **La position de l'enfant** Asseyez-vous sur vos talons et penchez-vous vers l'avant, le front contre le sol, les bras tendus au-dessus de votre tête. Laissez votre corps se détendre…

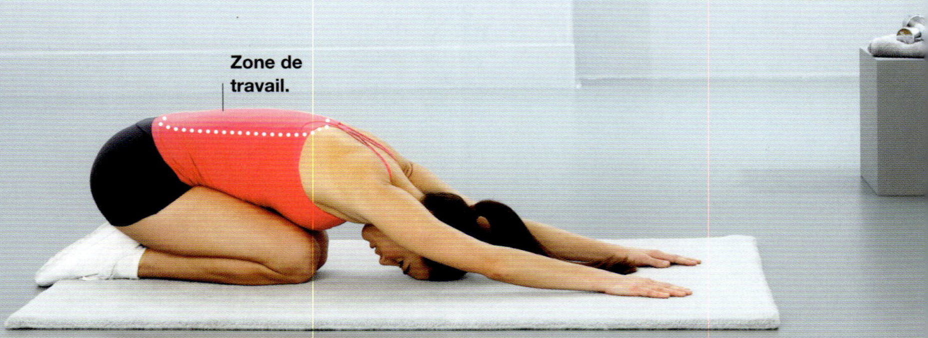

19 **Fente à genoux** Redressez-vous en appui sur un genou, l'autre jambe repliée devant vous. Levez les bras au-dessus de votre tête, les paumes vers l'intérieur, la tête centrée entre vos épaules. Poussez vos hanches en avant jusqu'à ce que vous ressentiez un étirement au niveau du haut de votre cuisse et du muscle fléchisseur. Tenez l'étirement et respirez. Puis reprenez la position de l'enfant (18). Répétez la fente à genoux de l'autre côté.

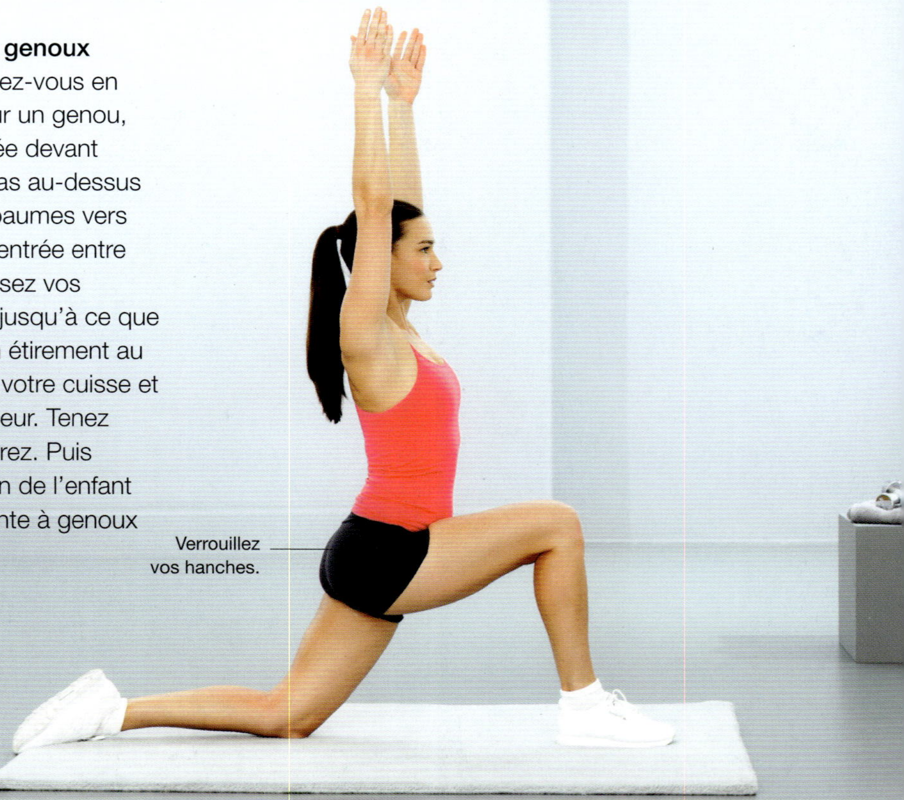

20a

Étirement jambes croisées Asseyez-vous confortablement les jambes croisées. Inclinez-vous vers l'avant en gardant le dos bien droit et les fesses enfoncées dans le sol. Posez les bras tendus devant vous et détendez-vous dans cette position.

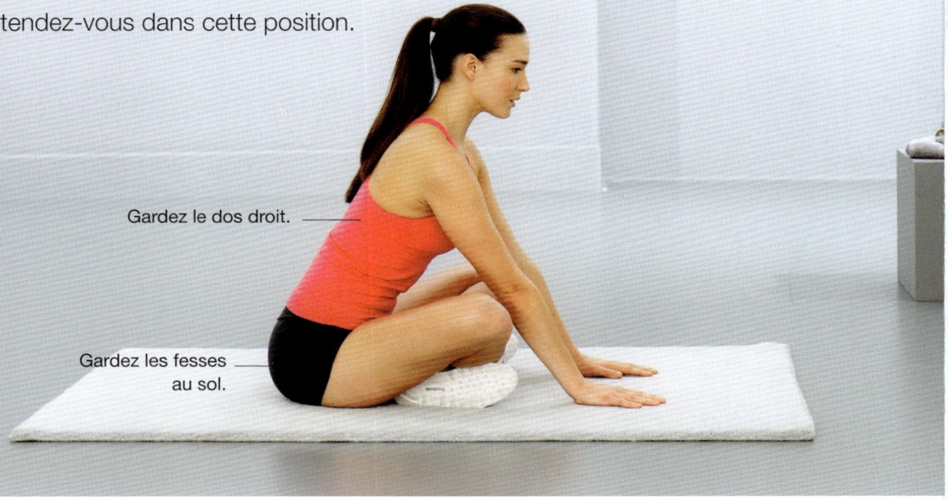
Gardez le dos droit.
Gardez les fesses au sol.

20b

Faites avancer vos mains au sol sur un côté et pivotez votre torse pour amener le buste au-dessus du genou. Tenez un peu la position et respirez profondément en essayant de bien vous détendre à chaque expiration. Revenez au centre et répétez de l'autre côté. Pensez à bien garder les fesses au sol.

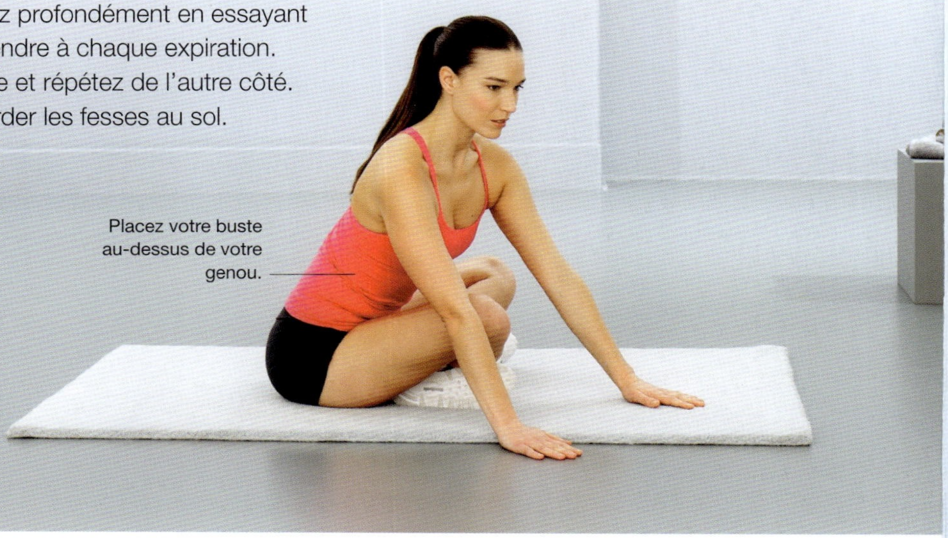
Placez votre buste au-dessus de votre genou.

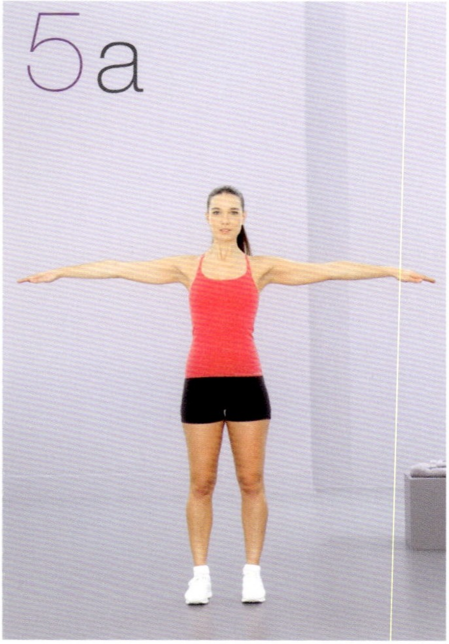

▲ **Échauffement,** Fente latérale, page 94

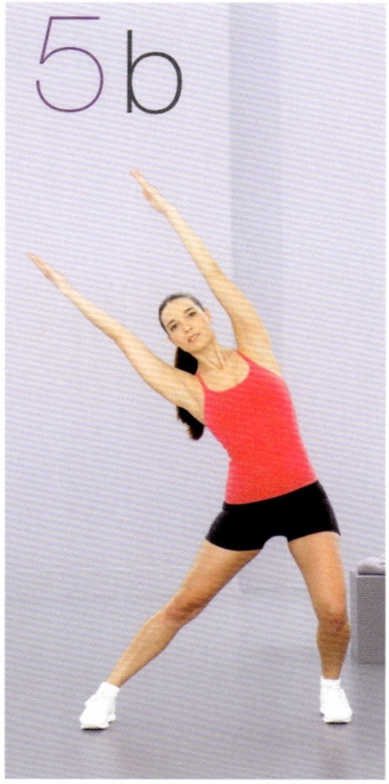

▲ **Échauffement,** Fente latérale, page 94

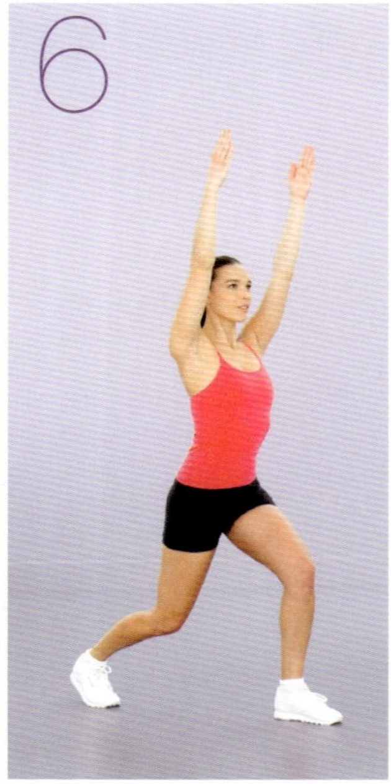

▲ **Échauffement,** Fente arrière, page 95.Répétez les exercices 5 à 1.

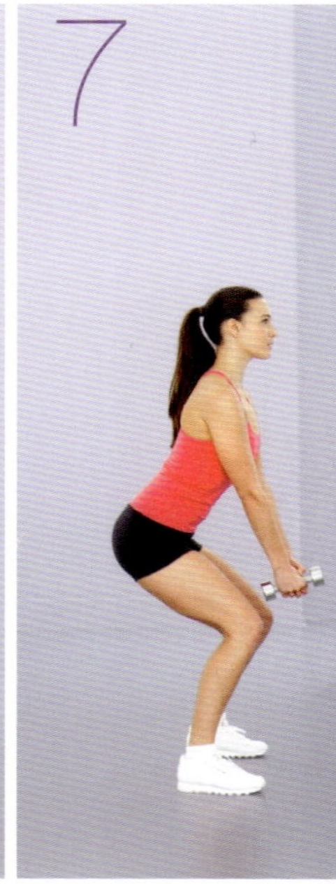

▲ **Endurance,** Flexion du bûcheron, page 95

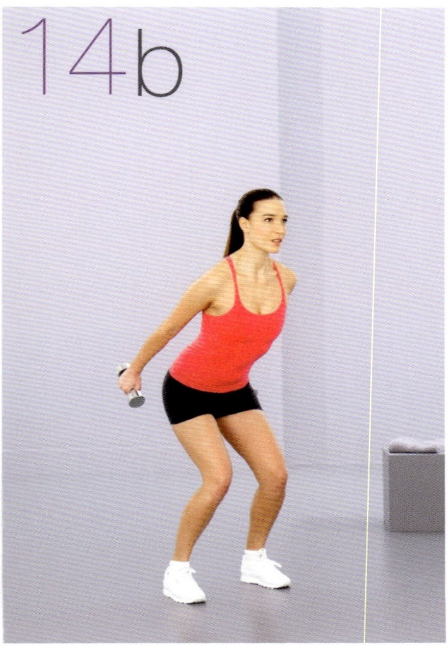

▲ **Endurance,** Extension et flexion, page 101. Répétez les exercices 8 à 10

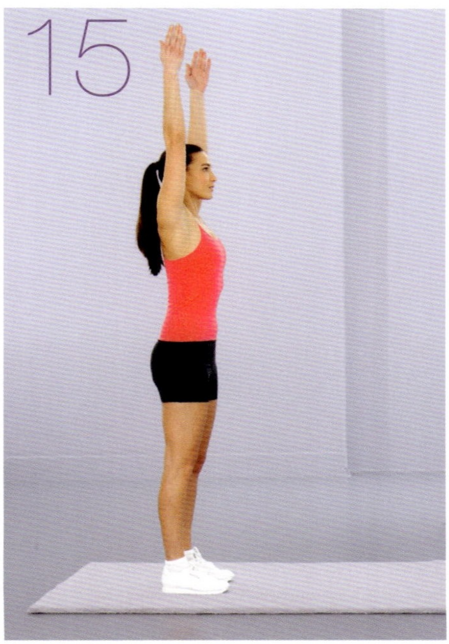

▲ **Relaxation,** Étirement du haut du corps, page 102

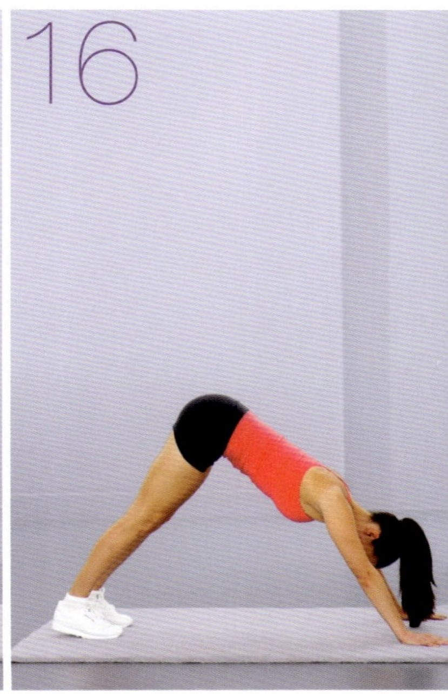

▲ **Relaxation,** Le chien, page 102

Séance d'entraînement intensif

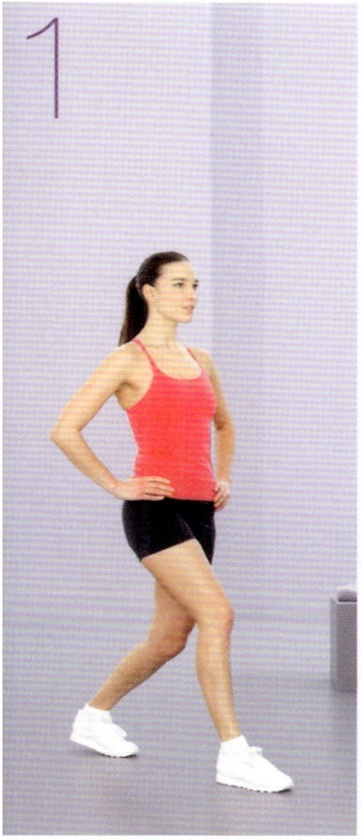

▲ **Échauffement,** Fente avant, page 92

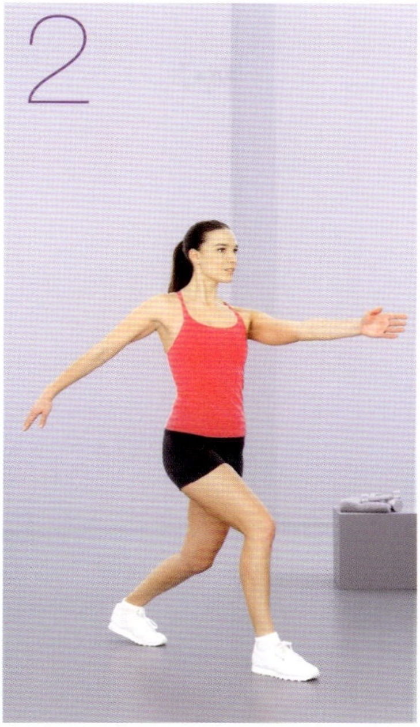

▲ **Échauffement,** Bras contraires, page 92

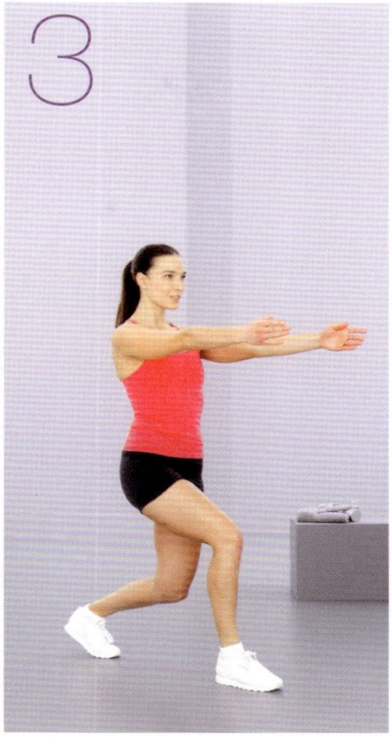

▲ **Échauffement,** Bras tendus, page 93

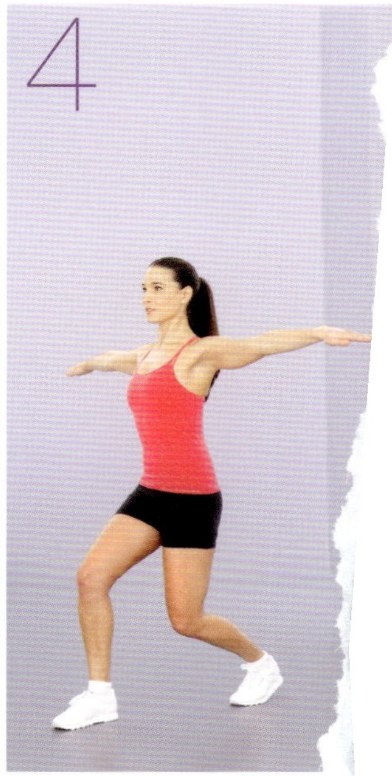

▲ **Échauffement,** Fente e diagonale, page 93

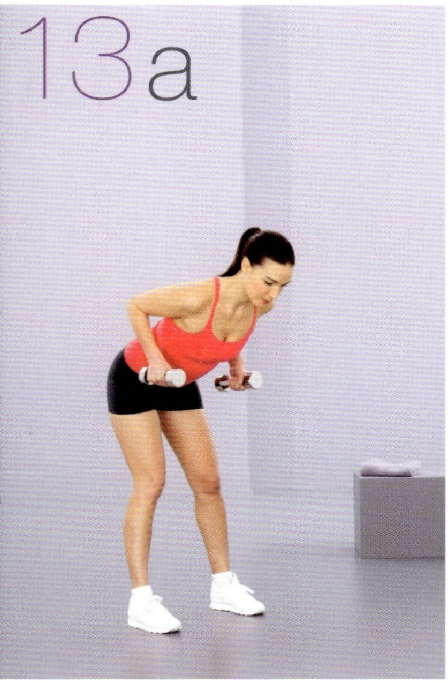

▲ **Endurance,** Rameur incliné, page 100

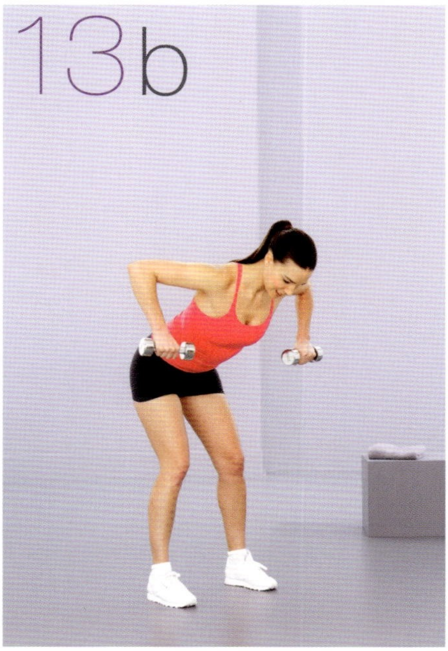

▲ **Endurance,** Rameur incliné, page 100. Répétez les exercices 8 à 10.

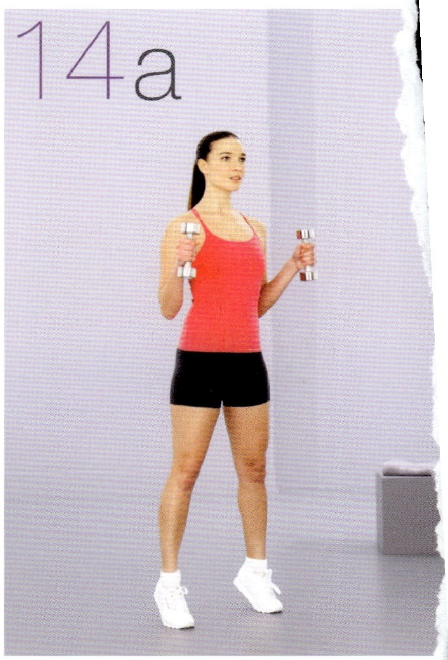

▲ **Endurance,** Extension et flexion, page 101

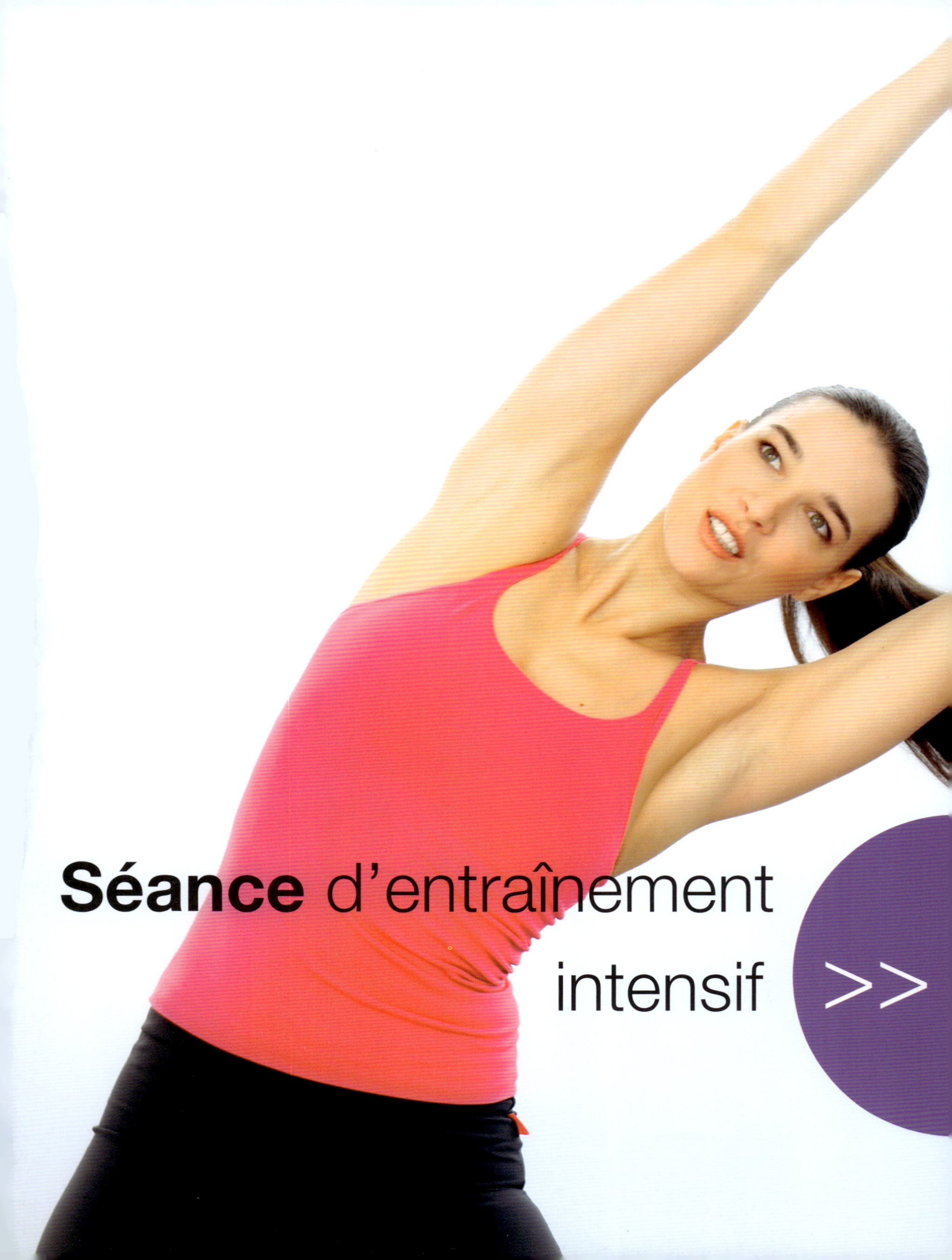

Séance d'entraînement intensif

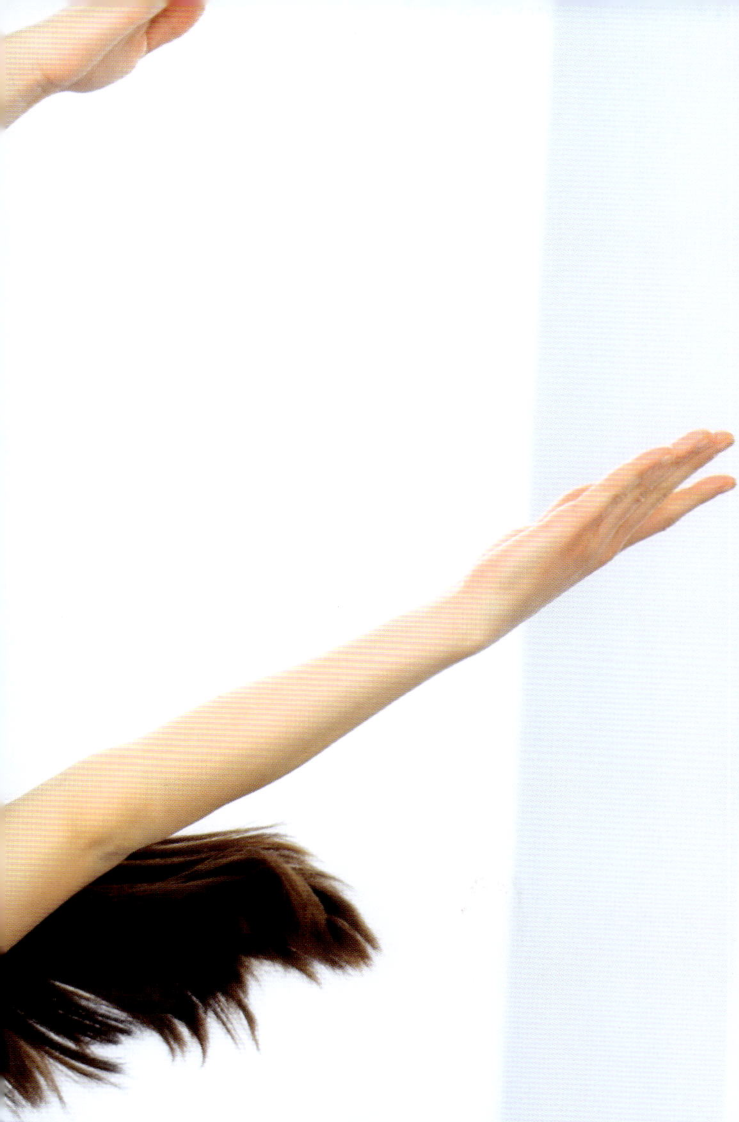

15 minutes **Bilan**

10a

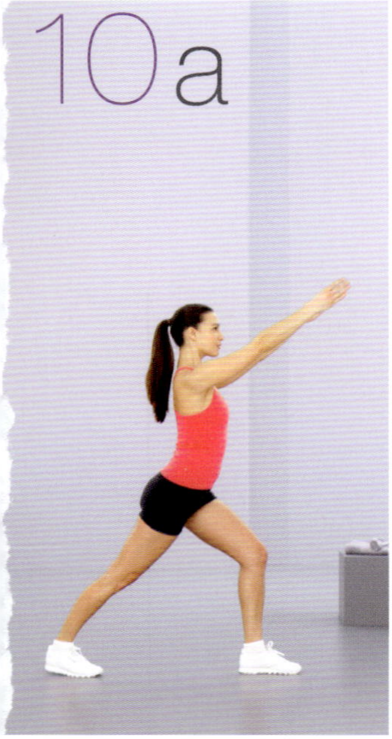

▲ **Cardio,** Fente et montée du genou, page 98

10b

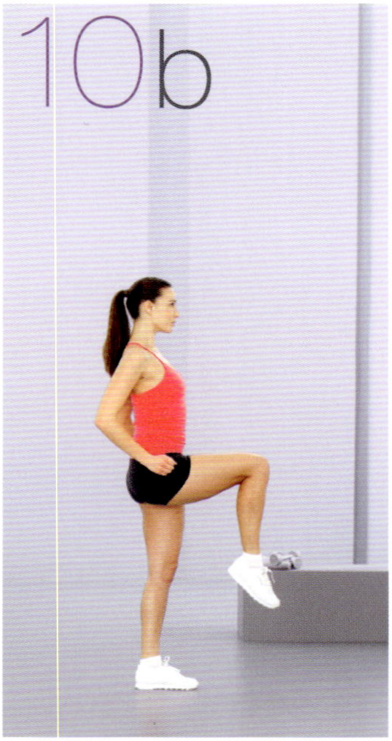

▲ **Cardio,** Fente et montée du genou, page 98

11

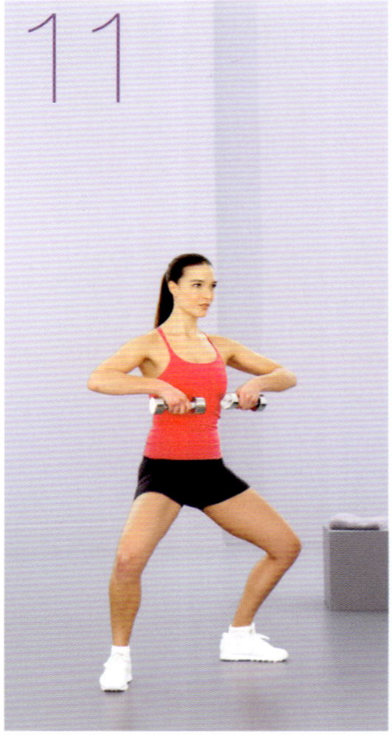

▲ **Endurance,** Plié et rameur, page 99. Répétez les exercices 8 à 10

12

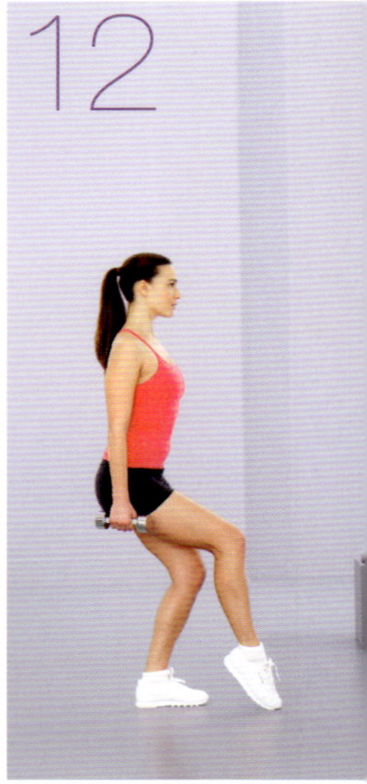

▲ **Endurance,** Flexion en équilibre. page 99. Répétez les exercices 8 à 10

19

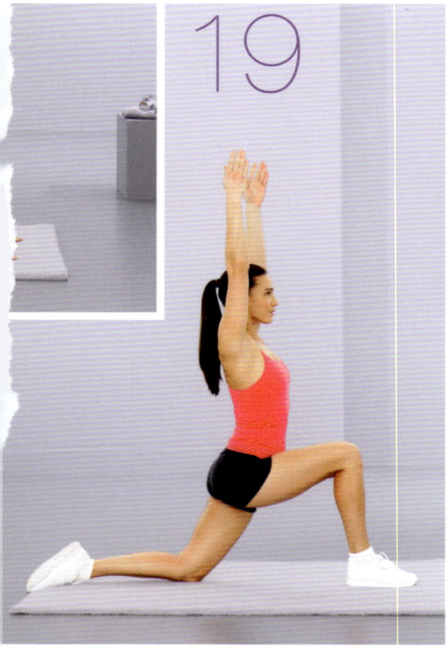

▲ **Relaxation,** Fente à genoux, page 104

20a

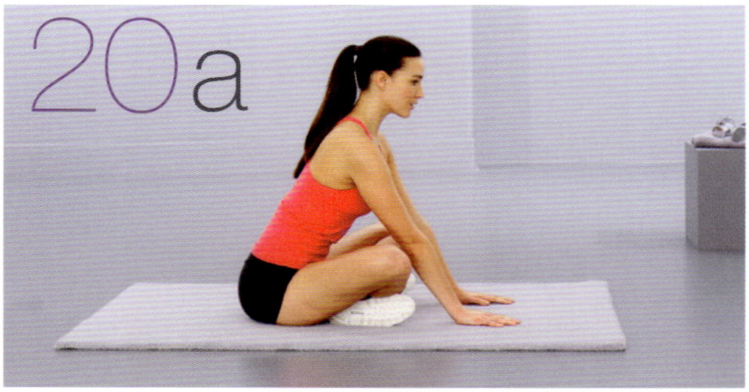

▲ **Relaxation,** Étirement jambes croisées, page 105

20b

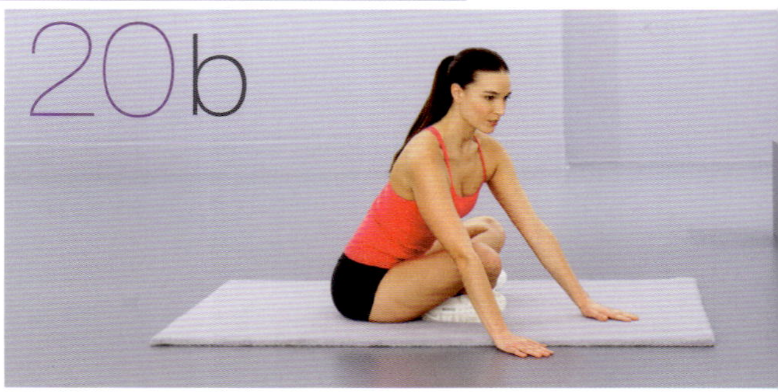

▲ **Relaxation,** Étirement jambes croisées, page 105

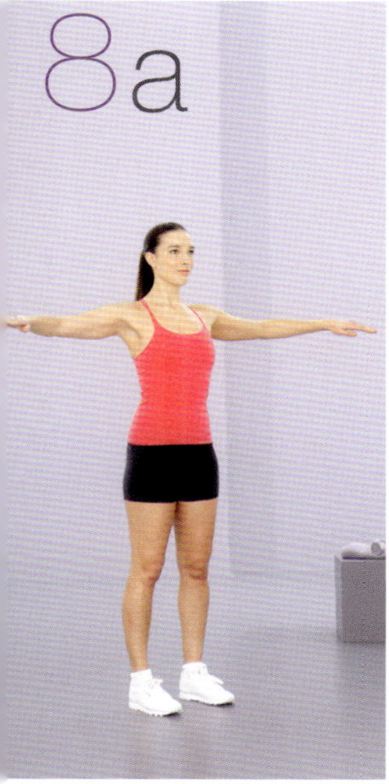

▲ **Cardio,** Révérence, page 96

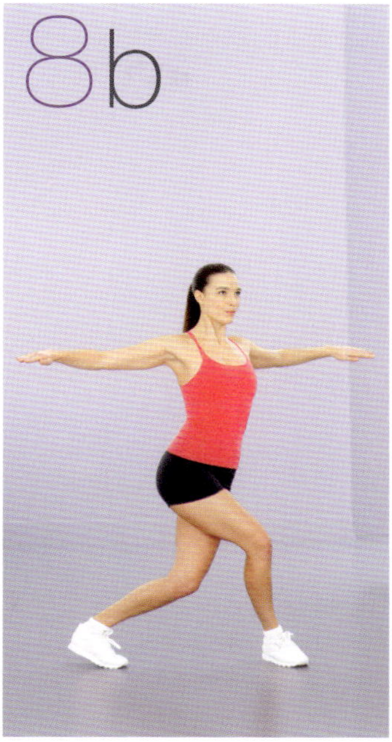

▲ **Cardio,** Révérence, page 96

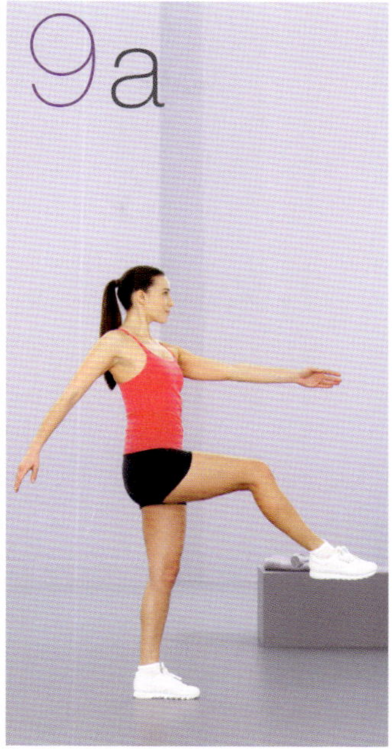

▲ **Cardio,** Charleston, page 97

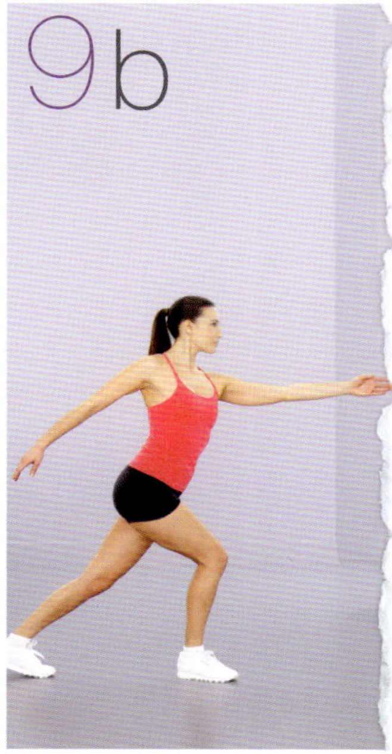

▲ **Cardio,** Charleston, page 97

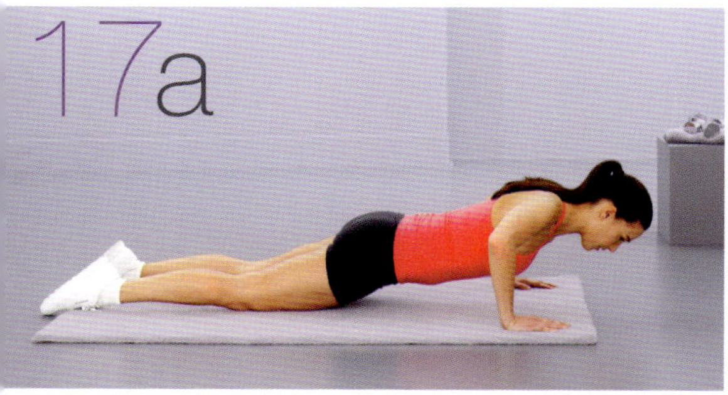

▲ **Relaxation,** Demi-pompe et planche latérale, page 103

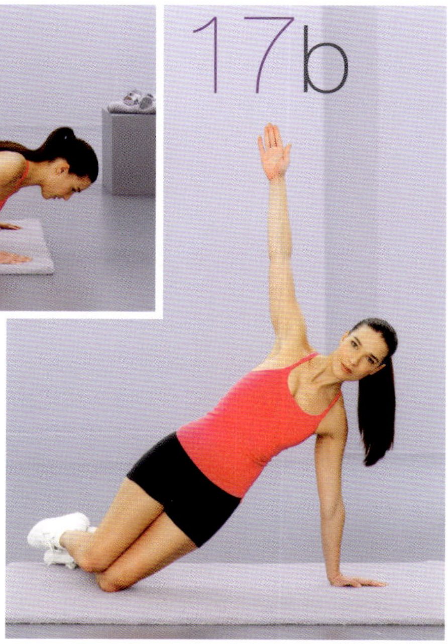

▲ **Relaxation,** Demi-pompe et planche latérale, page 103

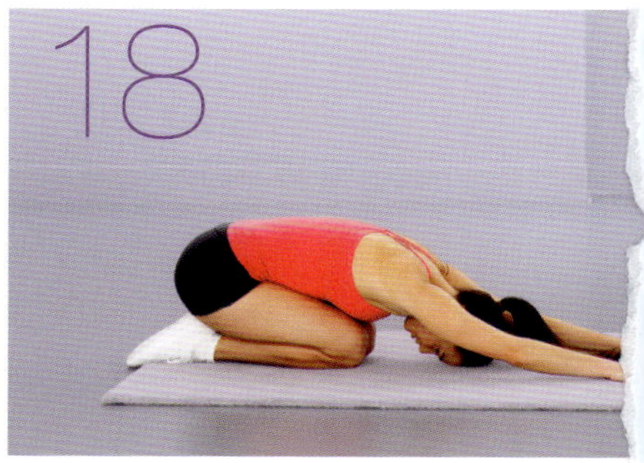

▲ **Relaxation,** La position de l'enfant, page 104

>> **Foire** aux questions

Vous avez à présent acquis une certaine expérience de l'entraînement physique, mais il se peut que vous n'en perceviez plus les résultats. Les effets de certains exercices ne sont peut-être plus aussi visibles qu'ils l'étaient à vos débuts. Vous avez probablement besoin que l'on vous conseille sur les effets à long terme de l'exercice, ainsi que sur le maintien de votre structure osseuse. Voici quelques réponses qui pourront vous aider.

>> Je ne perçois aucun résultat vraiment visible. Pourquoi mes muscles ne se développent-ils pas ?

Les poids que vous utilisez ne sont peut-être pas assez lourds. Essayez de vous entraîner avec des poids plus importants, les exercices devraient vous sembler plus difficiles. Les enchaînements présentés dans cet ouvrage répondent aux recommandations des techniques de renforcement musculaire et les mouvements sont répétés huit à douze fois. Cette méthode permet de développer les muscles en stimulant la croissance de la fibre musculaire, afin de les rendre plus volumineux et plus forts.

>> À quel niveau verrai-je apparaître les premiers résultats ?

Au bout de 1 ou 2 mois d'exercice constant pratiqué régulièrement trois fois par semaine, vos bras et vos jambes vous sembleront plus fermes et vos muscles, mieux dessinés. La forme de votre corps aura changé et vos vêtements vous iront mieux – votre silhouette sera plus ferme et votre taille, affinée.

>> Quels résultats puis-je espérer si je continue l'entraînement pendant toute une année ?

Si vous vous entraînez régulièrement trois fois par semaine et réduisez en même temps votre apport journalier en calories (d'environ 250 calories), vous pouvez espérer perdre au moins 4,5 kg de graisse et gagner 2,2 kg de muscle. Quelle que soit votre perte de poids, cela aura pour résultat de vous faire perdre une taille de vêtement. Vos muscles et vos os seront plus forts. Vous aurez plus d'endurance, une tension artérielle plus faible et un meilleur taux de cholestérol.

>> Comment tirer le plus de bénéfices de l'entraînement avec des poids ?

Bien exécuter un mouvement en restant droit et concentré permet d'améliorer les résultats. D'abord, prenez le temps de bien aligner votre corps : la colonne vertébrale droite, les épaules basses, les abdominaux contractés. Ensuite, vérifiez que vous tenez les poids comme on vous l'indique, les poignets droits. Concentrez-vous sur le muscle que vous faites travailler et intensifiez le mouvement lorsque vous sentez qu'il se contracte. Il faut du temps pour apprendre à bien coordonner ses mouvements et pour être conscient de son corps.

>> J'ai changé de travail et depuis j'ai des poignées d'amour. Que puis-je faire ?

Concentrez vos efforts sur les exercices de flexion et de torsion du torse, comme ceux de la « séance de beach-ball » ou de « Sautez, tournez, dansez » ! Ils permettent de raffermir les obliques, les muscles des côtés de votre taille. Pensez aussi à bien faire les exercices d'abdominaux de la « Séance d'entraînement pas à pas ». Le cardio-training vous aidera à éliminer les graisses qui ont tendance à s'installer.

>> Quel est le meilleur exercice pour garder des os sains ?

Tous les exercices avec des poids renforcent les os. Lorsque les muscles tirent sur les os, ces derniers se consolident. Aussi, pensez à bien faire travailler tout votre squelette. Si vos os sont sains, des études ont montré que le fait de sauter permet d'augmenter la densité osseuse au niveau des hanches – rappelez-vous simplement de toujours respecter vos limites. Si vous souffrez d'ostéoporose, vous devez éviter les exercices qui comportent des sauts, les positions arrondies et les rotations.

>> Je ne vois plus aucun résultat. Que dois-je faire ?

Surprenez vos muscles en les stimulant de différentes manières. Modifiez vos entraînements quotidiens. Lorsque vous répétez un même enchaînement pendant plusieurs mois, vos muscles et votre système cardio-vasculaire finissent par ne plus faire de progrès car ils n'en ont plus besoin. Quelle que soit votre condition physique, vous pouvez toujours l'améliorer en changeant les exercices. Faites un enchaînement différent chaque fois ; essayez de faire deux ou trois séances en même temps ; modifiez l'ordre d'un enchaînement.

15 minutes

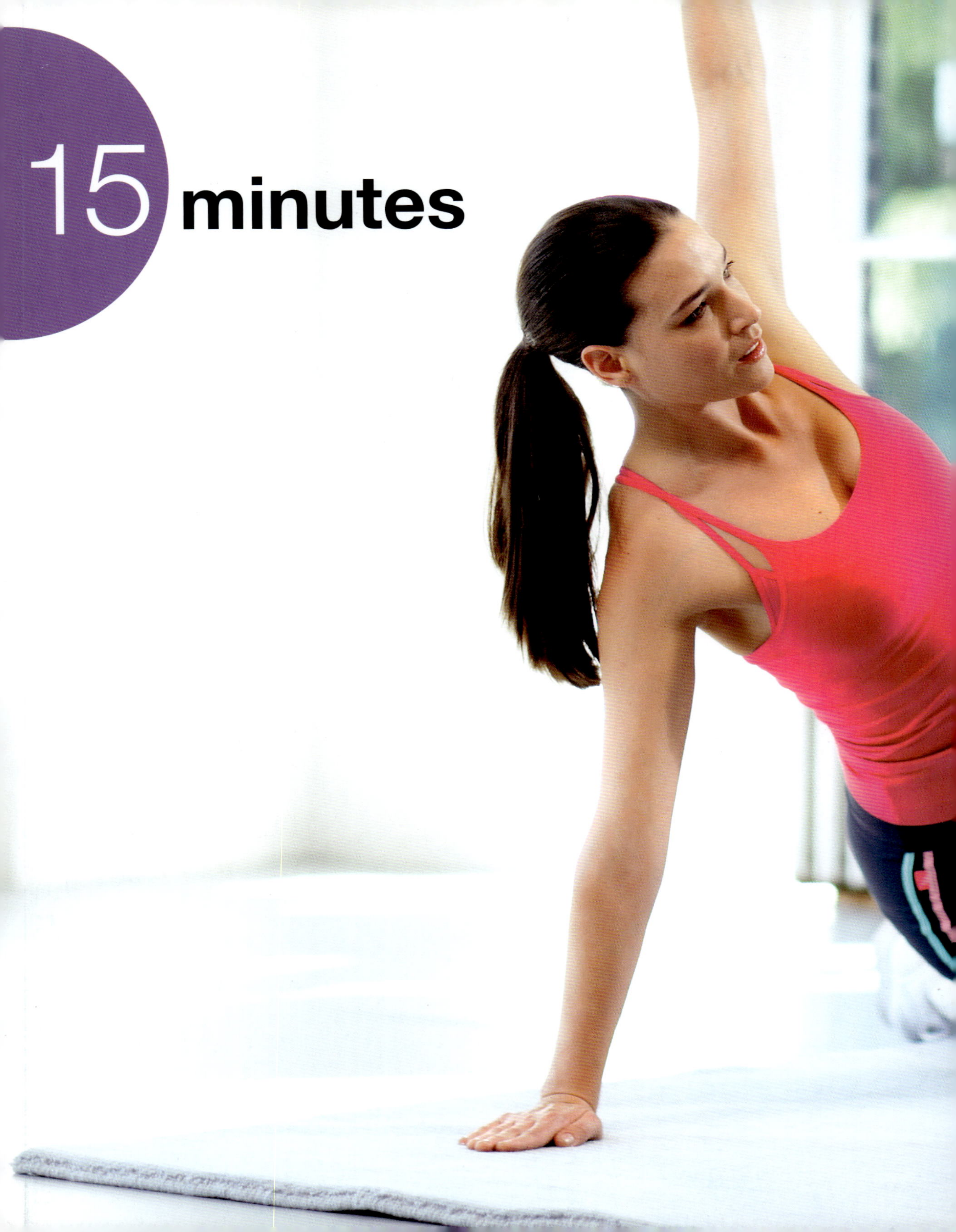

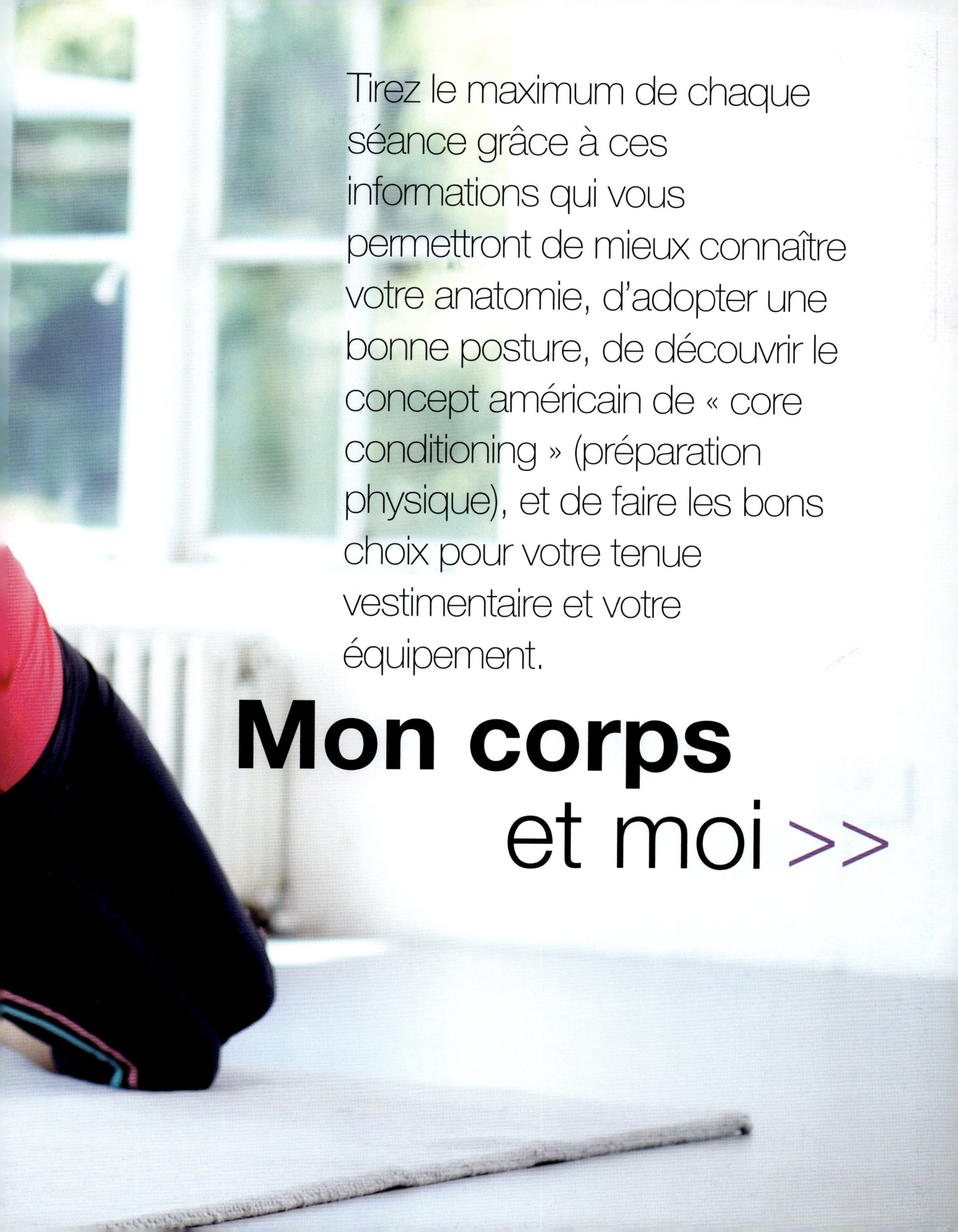

Tirez le maximum de chaque séance grâce à ces informations qui vous permettront de mieux connaître votre anatomie, d'adopter une bonne posture, de découvrir le concept américain de « core conditioning » (préparation physique), et de faire les bons choix pour votre tenue vestimentaire et votre équipement.

Mon corps et moi >>

>> Anatomie

Si vous savez quel muscle travaille lorsque vous faites un exercice, vous pourrez intensifier l'effort en vous concentrant sur ce muscle. Cela vous permettra aussi de mieux comprendre le mouvement musculaire et de bien prendre conscience de votre corps.

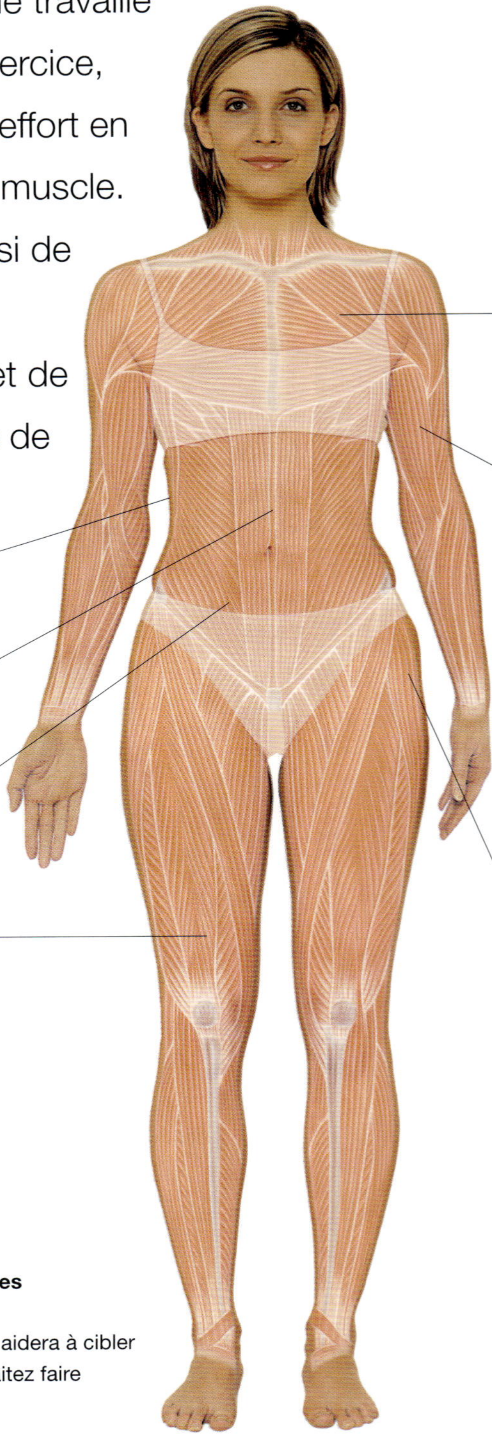

Les groupes de muscles et les exercices correspondant à chacun d'eux
Cette illustration de votre anatomie vous aidera à cibler les zones de votre corps que vous souhaitez faire travailler.

>> **Les principaux** groupes de muscles

- **Hanches et cuisses** : fessiers, quadriceps, demi-tendineux et adducteurs
- **Dos :** grands dorsaux rhomboïdes, trapèzes et érecteurs
- **Poitrine** : pectoraux
- **Épaules** : deltoïdes
- **Bras** : biceps et triceps
- **Abdomen** : grand droit, transversaux et obliques

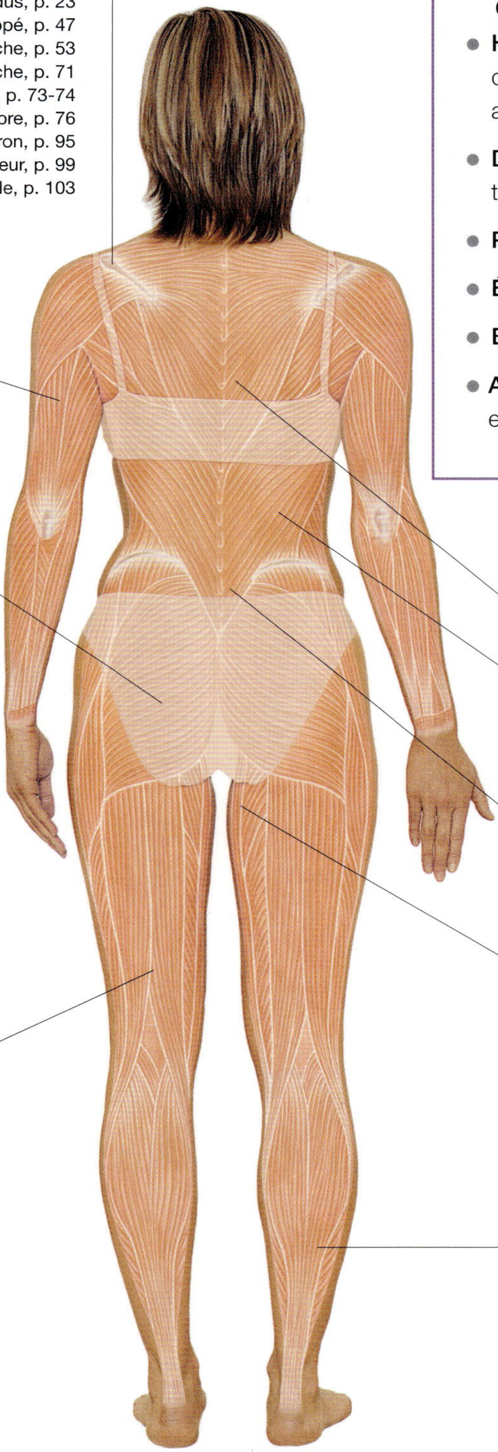

>> **Posture** et alignement

Bien se tenir permet de lutter et de contrecarrer les effets de la force de gravité que notre corps subit constamment. Cela permet aussi de réduire le stress au niveau de la colonne vertébrale et d'assurer le bon fonctionnement de nos articulations. Le renforcement corporel et les étirements peuvent aider à corriger les déséquilibres musculaires et à maintenir le bon alignement de votre squelette.

Une mauvaise posture affaiblit vos articulations et peut, à long terme, provoquer maux de tête, douleurs d'épaules, sciatiques et douleurs au niveau des hanches et des genoux. De plus, si vos muscles sont raccourcis, les risques de blessures sont plus importants et celles-ci peuvent être causées par les gestes les plus simples. Il est donc essentiel de corriger votre posture afin d'éviter tous ces effets néfastes, mais aussi pour tranquilliser votre esprit, de la même manière que par l'art de la méditation. Une bonne ou une mauvaise posture sont des habitudes qui se développent par la répétition de mouvements enchaînés. Pratiquez régulièrement ces quelques exercices pour améliorer à vie votre posture.

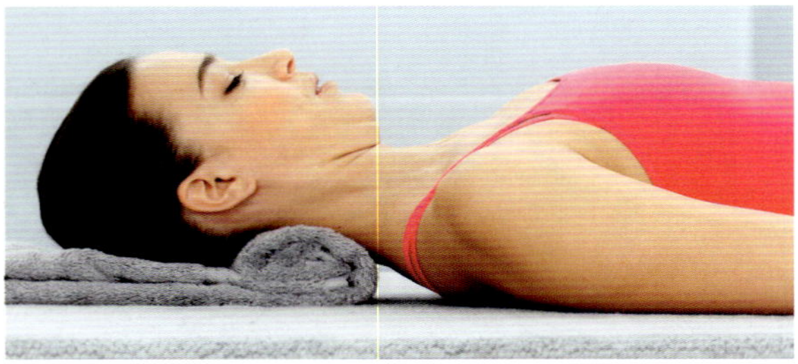

Pression du cou Pour renforcer votre cou, allongez-vous sur le dos, les genoux repliés, les pieds à plat sur le sol. Placez une serviette-éponge enroulée sous votre nuque. Expirez en comptant jusqu'à 5 et enfoncez votre nuque dans la serviette. Répétez dix fois.

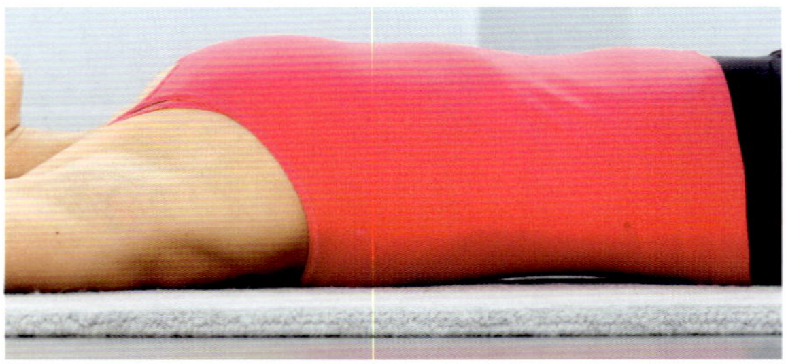

Alignement neutre de la colonne vertébrale Il s'agit de trouver le juste milieu entre un dos rond et un dos creux. Allongez-vous sur le dos, les genoux repliés ; basculez bien votre bassin, puis relâchez-le pour que votre colonne vertébrale prenne sa cambrure naturelle.

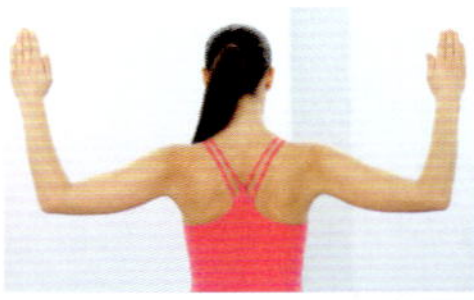

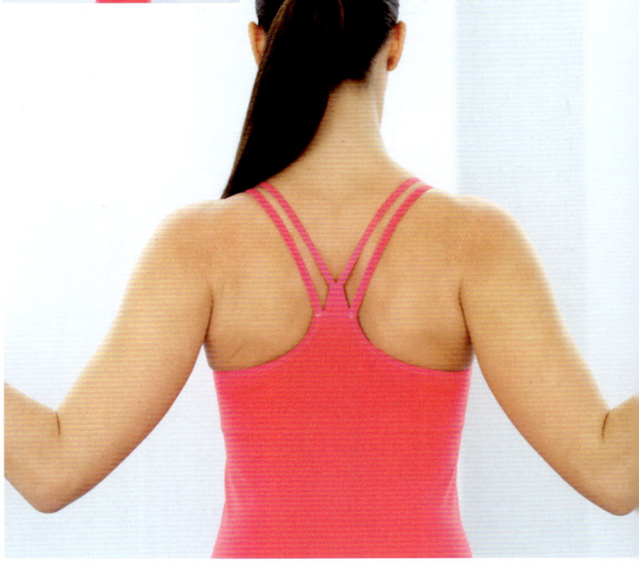

Verrouillage des omoplates Levez les bras sur le côté, les coudes pliés à angle droit. Inspirez pour dessiner un « W » en rapprochant vos omoplates, puis laissez-les descendre lentement en expirant. Répétez dix fois par jour.

Un bon alignement

Qu'est-ce qu'une bonne posture ? Pour bien se tenir, chaque segment de notre corps doit être aligné avec le suivant – la tête avec les épaules, les épaules avec les hanches, les genoux avec les pieds. Vous pouvez vérifier votre posture très simplement en attachant une ficelle au plafond qui tombera en ligne droite. Lorsque vous vous tenez debout le long de cette « ligne », le milieu de votre oreille, votre épaule, votre hanche, votre genou et votre cheville doivent être alignés. Faites ce test à deux et vérifiez la posture de chacun. Les problèmes les plus courants sont la tête qui avance, les épaules arrondies, l'abdomen qui ressort, une cambrure excessive du bas du dos et des genoux hyper tendus.

Pour vérifier votre alignement de face, tenez-vous debout devant un miroir, les pieds parallèles et écartés de la largeur de vos hanches. Vous devez sentir le poids de votre corps réparti sur l'ensemble de vos pieds : talons, plantes et pointes. Veillez à ce que vos genoux ne soient ni bloqués ni hyper tendus. En posant vos auriculaires sur les os de vos hanches et vos pouces sur le bas de votre cage thoracique, alignez vos côtes sur vos hanches, le bassin droit (c'est-à-dire basculé ni en avant ni en arrière). Levez la poitrine, abaissez vos épaules et centrez bien votre tête au-dessus de votre colonne vertébrale.

Améliorer sa posture

Pour restaurer et préserver la cambrure naturelle de la colonne vertébrale, prenez une profonde inspiration ventrale, puis allongez progressivement la colonne vertébrale en tirant le sommet de votre tête vers le plafond. En vous étirant ainsi et en décompressant la colonne vertébrale, vous faites remonter de l'air dans la poitrine. Gardez la position et grandissez-vous en expirant.

La pression du cou et le verrouillage des omoplates (voir ci-contre) renforcent les muscles du dos, qui reste donc droit. Pour préserver la légère cambrure du bas de votre dos, vous pouvez pratiquer l'exercice d'alignement neutre de la colonne (voir ci-contre).

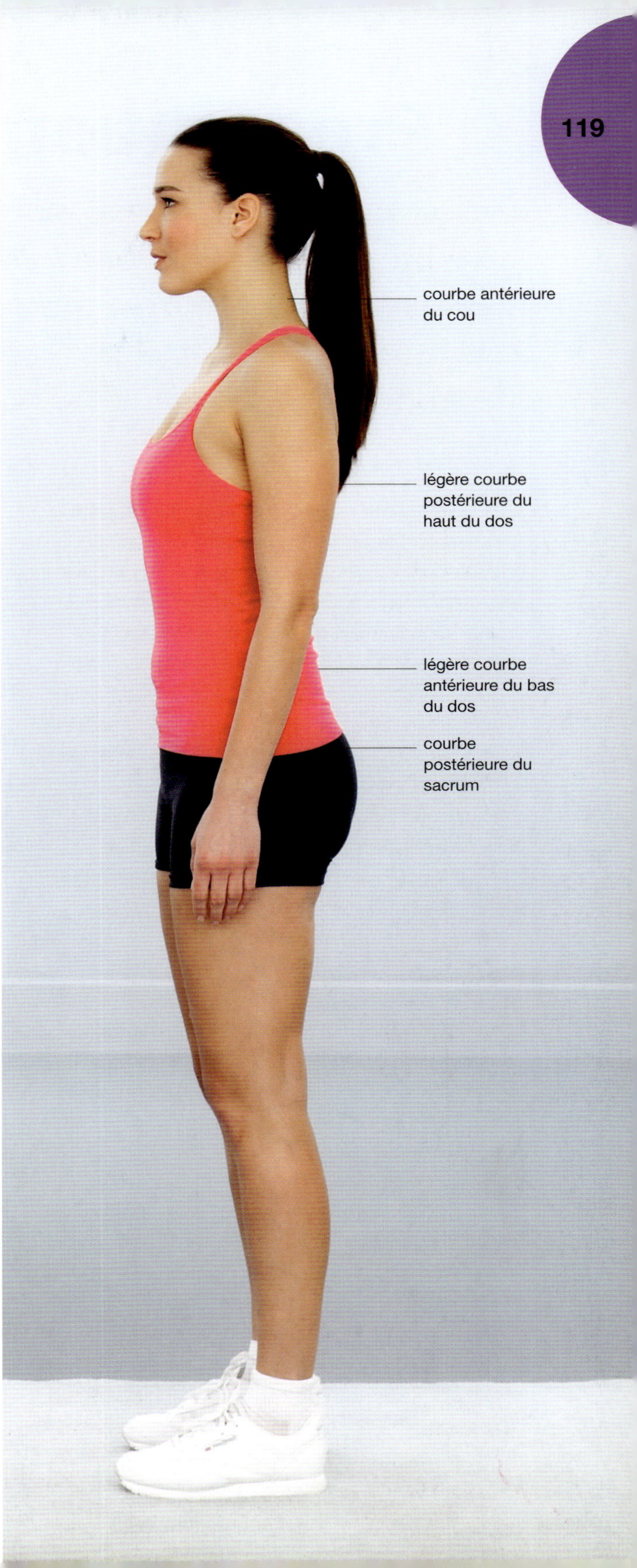

Alignement correct, vue latérale La posture correcte implique que chaque segment de notre corps soit aligné sur le suivant, la tête sur les épaules, les épaules sur les hanches, les genoux sur les pieds.

>> **Préparation** physique

Un tronc fort garantit la qualité de vos mouvements. Le concept américain de « core conditioning » combine des exercices de renforcement musculaire, d'étirement, d'équilibre et d'alignement adaptés aux muscles qui contrôlent votre torse. Ce sont ces muscles qui vous permettent de stabiliser vos hanches, vos épaules et votre buste.

Le « core training » est une approche intégrale de la préparation physique des muscles du torse et du bassin, dont le but est de faire en sorte qu'ils agissent de manière unitaire et non plus isolée. Ils constituent votre « unité centrale ». L'exercice « Les ailes de mouche » (p. 53) est un exercice d'isolement du muscle. Combiné avec le pivot (p. 71), il devient un exercice de « core training », puisque les muscles de vos hanches fléchissent pour étirer votre torse, que les muscles de votre colonne vertébrale et vos abdominaux stabilisent votre tronc, et que vous effectuez les mouvements du haut de votre corps, qui sont gérés par les muscles de vos épaules et de la partie médiane de votre dos.

Améliorer l'équilibre

L'équilibre est un des aspects importants du « core conditioning ». Grâce à un bon alignement, les articulations qui supportent le poids de votre corps sont « calées » et garantissent votre équilibre. Les centres de votre équilibre – yeux, oreilles et pieds – travaillent ensemble pour détecter les déséquilibres et vous permettre de corriger votre posture. Votre capacité de maintien de votre équilibre est optimale vers l'âge de 20 ans et reste excellente jusqu'à vos 40 ans. Vers 45 ans commence un subtil processus de détérioration, si lent qu'il est presque imperceptible. Chacun peut améliorer son équilibre, et donc réduire les risques de chutes. Avoir des réactions rapides et être capable de rester stable si l'on trébuche, ou de changer de direction, permet d'éviter les blessures. Si vous commencez à peine à travailler votre équilibre,

Équilibre Pour garder l'équilibre, pensez à contracter les abdominaux et à allonger la colonne vertébrale. Vous stimulez ainsi les muscles de votre tronc.

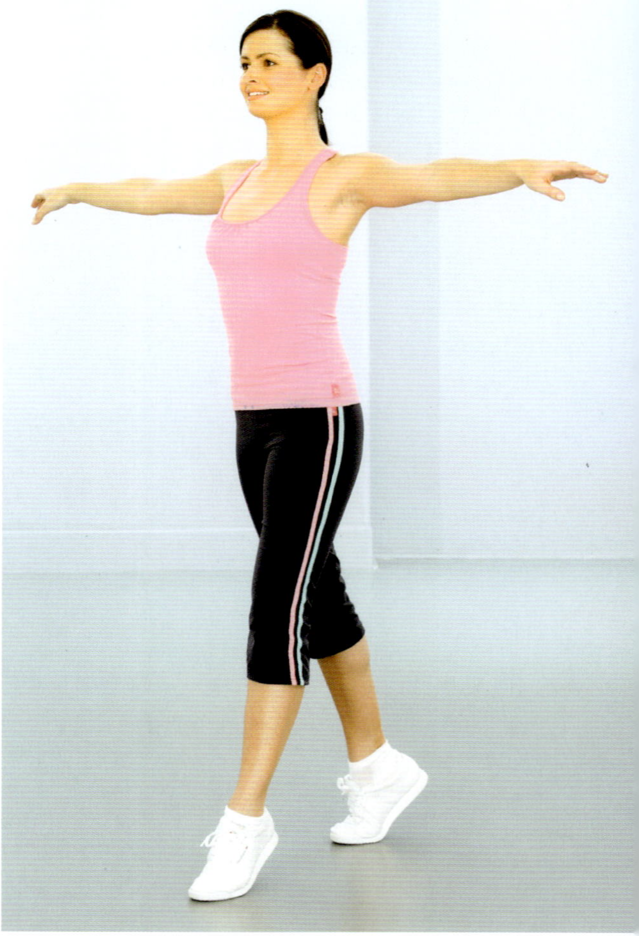

l'exercice suivant est idéal. Tenez-vous debout un pied devant l'autre, les deux alignés. Posez votre regard sur un objet situé juste devant vous et mettez-vous sur la pointe des pieds. Utilisez vos bras comme balancier pour trouver l'équilibre (voir ci-contre). Si l'exercice est trop simple, essayez de fermer les yeux !

Un nouveau défi vous attend : il s'agit d'ajouter du mouvement pour un équilibre dynamique, avec par exemple cet exercice de fente marchée (voir ci-dessous). Vous devez à présent rester stable en bougeant. Les muscles de vos hanches, de vos épaules et de votre tronc travaillent pour exécuter les mouvements tout en maintenant votre buste à la verticale, les hanches alignées avec le thorax pour un bon équilibre. C'est un bon exemple d'exercice global qui permet de faire travailler le corps de manière unitaire, comme le préconise le concept de « core training ». Un des groupes de muscles les plus importants de votre tronc, les abdominaux, est sollicité par tous les exercices de cet ouvrage, même si cela n'est pas toujours évident. À l'inverse des exercices d'abdominaux exécutés au sol, ces séances stimuleront vos muscles pour qu'ils stabilisent votre torse et le mettent en mouvement : ils permettront de préserver votre alignement dans bien des positions, ou de faire pivoter et d'incliner votre buste lorsque vous vous tenez debout.

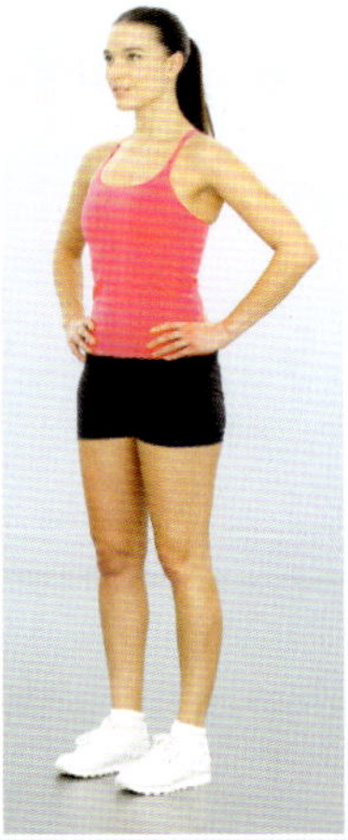

Fente marchée

1 Tenez-vous debout, les mains sur les hanches, et basculez le poids de votre corps sur votre jambe gauche. Inspirez et reculez votre pied droit pour vous placer en fente.

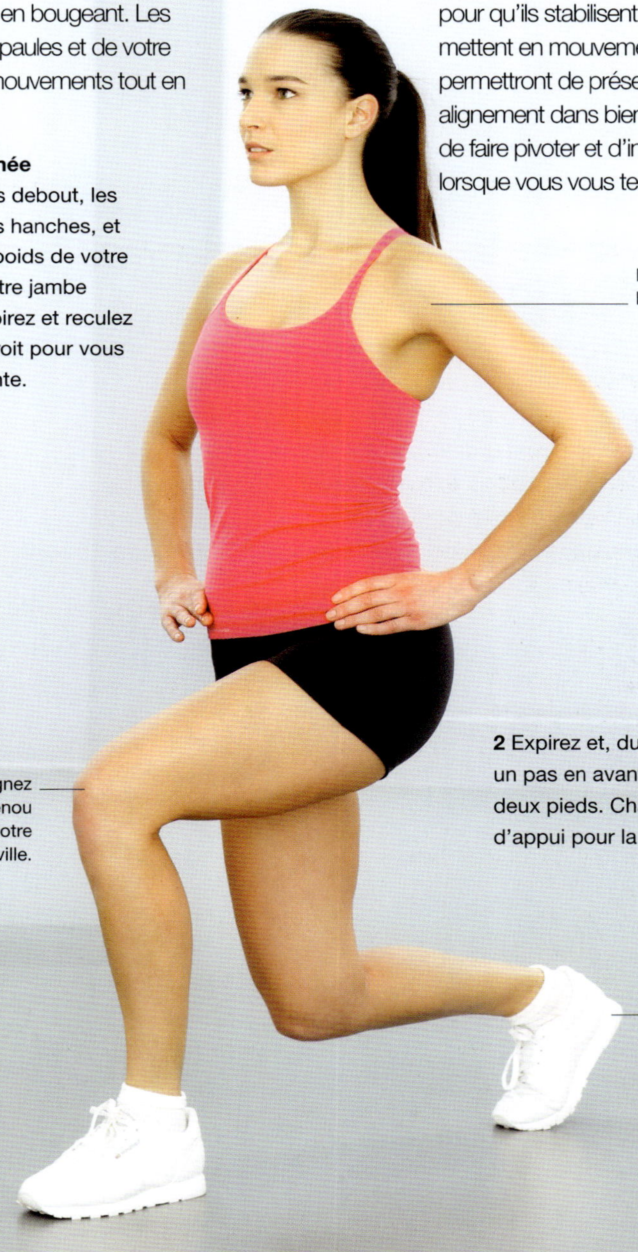
Le buste reste à la verticale.
Alignez votre genou avec votre cheville.
Gardez le talon décollé du sol.

2 Expirez et, du pied droit, faites un pas en avant pour joindre vos deux pieds. Changez de jambe d'appui pour la fente suivante.

>> **Équipement** et tenue vestimentaire

Je vous recommande de vous procurer une balle et deux paires de poids (aussi appelés haltères), soit de 3 et 5 kg, soit de 5 et 8 kg, en fonction de votre niveau. Vous pouvez aussi utiliser un tapis de sol pour certains exercices.

Mes préférences et mes conseils en ce qui concerne le choix de votre équipement sont fondés sur la qualité, le prix et la sécurité lors de l'utilisation.

Tenue vestimentaire

Portez des vêtements confortables qui vous laissent libre de vos mouvements ; certains préfèrent les tenues près du corps qui permettent de vérifier l'alignement, alors que d'autres optent pour des vêtements plus amples. Vos chaussures doivent offrir un bon soutien et vous permettre de vous déplacer en toute direction. Les chaussures de course ne conviennent pas, car elles sont conçues pour vous permettre de vous déplacer principalement vers l'avant ou vers l'arrière.

Poids

Ils rendent les exercices d'endurance plus intéressants, car ils vous déséquilibrent et stimulent votre coordination et la stabilité de votre tronc. En les soulevant, vous pouvez facilement repérer les déséquilibres de votre corps, et donc travailler pour en améliorer la symétrie. Vous pouvez soit isoler un muscle précis, soit faire travailler un groupe de muscles. En général, les poids sont en métal, recouverts d'émail gris, de chrome, de vinyle, de

Poids et balles Ils sont disponibles dans différentes tailles et différentes matières. L'important est que ces deux accessoires soient faciles à tenir et à utiliser.

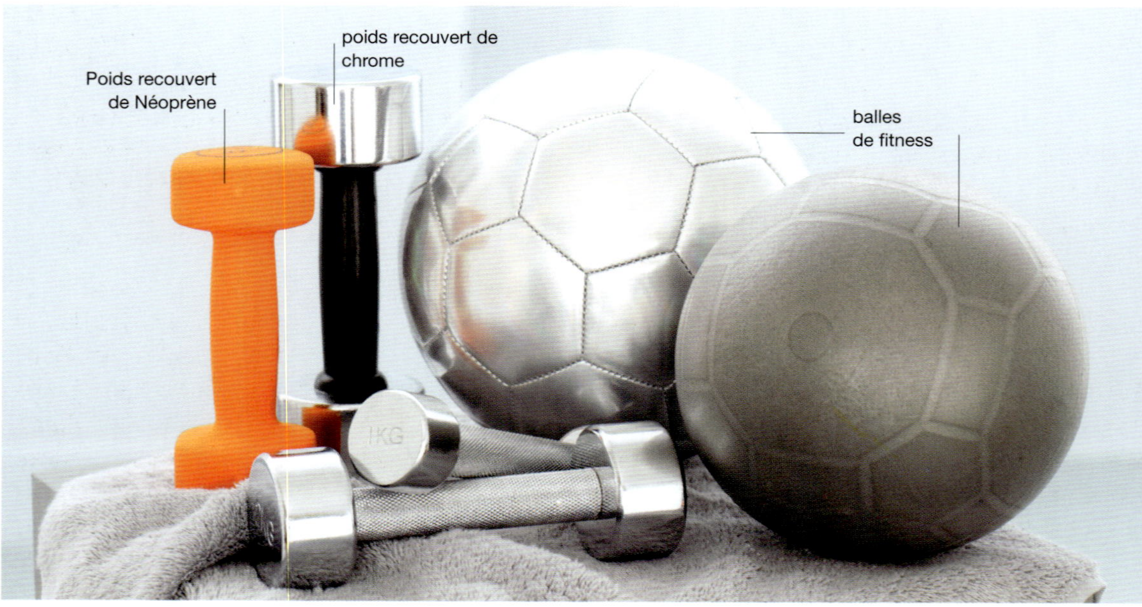

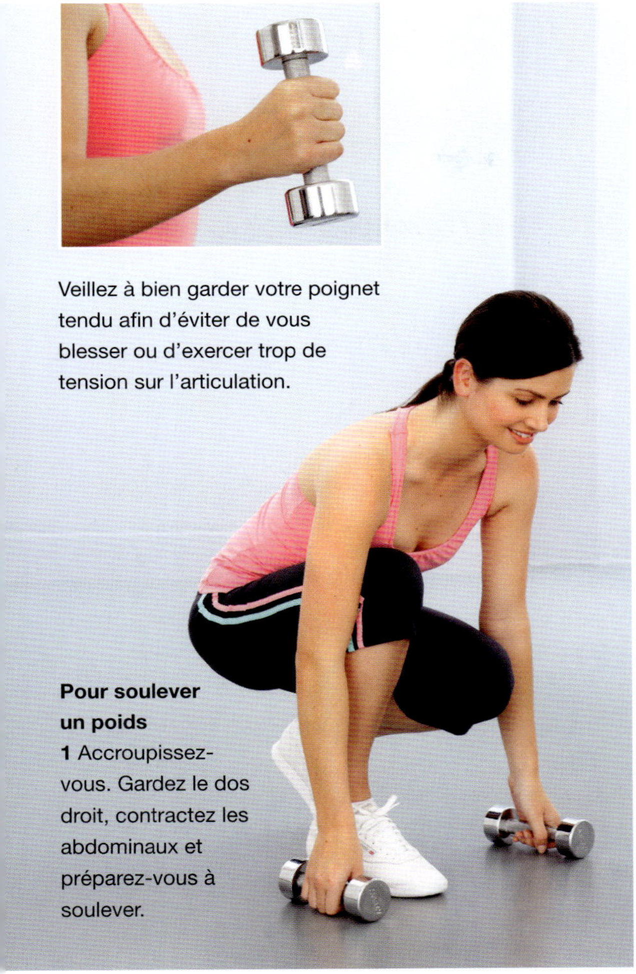

Veillez à bien garder votre poignet tendu afin d'éviter de vous blesser ou d'exercer trop de tension sur l'articulation.

Pour soulever un poids

1 Accroupissez-vous. Gardez le dos droit, contractez les abdominaux et préparez-vous à soulever.

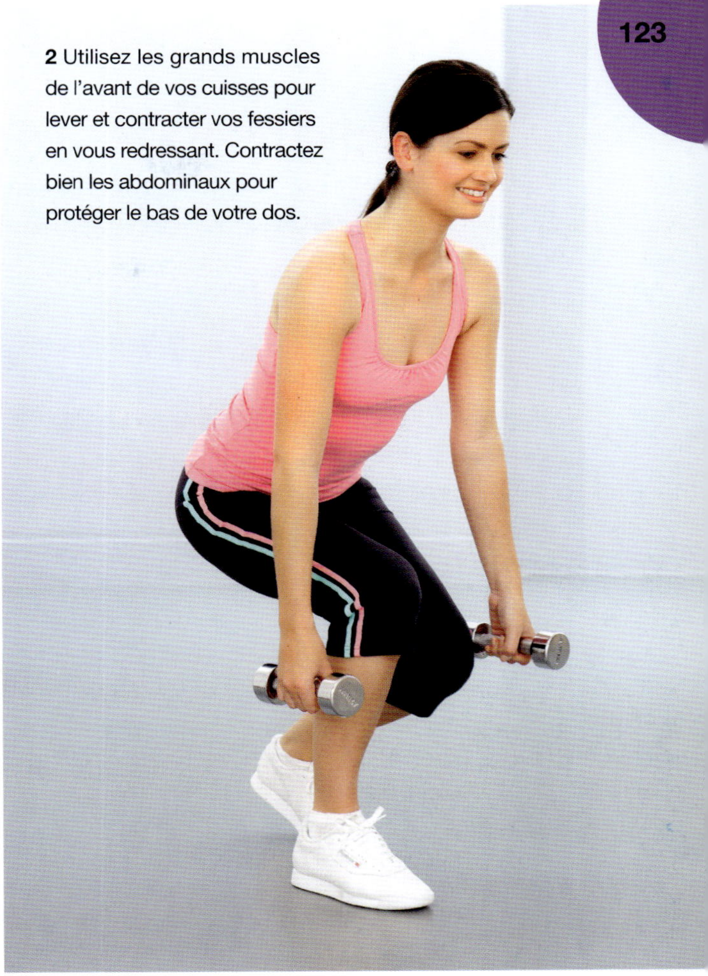

2 Utilisez les grands muscles de l'avant de vos cuisses pour lever et contracter vos fessiers en vous redressant. Contractez bien les abdominaux pour protéger le bas de votre dos.

Néoprène (qui contient du latex) ou de plastique. Le chrome et l'émail ont tendance à s'effriter avec le temps, ce qui peut présenter un léger risque. Certains préfèrent les poids recouverts de Néoprène, plus faciles à tenir car ils ne glissent pas lorsque l'on transpire. Vous en trouverez facilement, de toute taille.

Balles

Un simple ballon de plage fera l'affaire, mais une balle de fitness offre une résistance qui permet de travailler votre tonus musculaire. Ma préférence va aux balles remplies de gel dont le toucher est agréable. Je recommande un poids de 1 à 4 kg ; plus lourdes, les balles pourraient causer des tensions au niveau du cou et des épaules. Un diamètre de 18 à 25 cm vous permet de bien les avoir en main, mais une balle plus petite convient parfaitement.

Tapis de sol

Vous trouverez des tapis de sol en mousse de différente densité, qui se plient ou se roulent. Parmi les tapis pliables, je préfère les plus épais, un peu raides au toucher mais agréables à l'usage. Parmi ceux qui se roulent, je choisis une mousse souple et solide qui soit confortable et dont la surface adhère au sol pour ne pas glisser. Un tapis de yoga conviendra parfaitement pour cette utilisation, mais sera un peu moins épais.

index

R

S

T – V

Remerciements

Remerciements de l'auteur

Ma plus profonde gratitude va à Linda Rose dont les conseils en danse, musique et chorégraphie ont été indispensables à l'élaboration de ce projet. Je la remercie aussi pour l'énergie et la détermination dont elle a fait preuve tout au long de notre collaboration. Tu es formidable !

Je remercie ma famille et mes amis pour leur patience et leur soutien tout au long de ce projet. Merci, James, pour ton amour ; Maman, pour ton expérience ; Lucy, ma sœur, pour tes mots.

Merci, DK, d'avoir réuni une équipe gagnante. A Marie-claire Jerram pour m'avoir permis d'élargir mon horizon et à Jenny Latham pour avoir guidé mes pas. A mon éditeur, Helen Murray, pour ses encouragements et à Anne Fisher pour ses leçons d'esthétique. Je remercie tout spécialement Ruth Jenkinson pour la magie de ses photos et de sa lumière. Enfin, à Kerry et Samantha, nos charmants modèles, pour leur grâce et leur style.

Remerciement de l'éditeur

Dorling Kindersley tient à remercier la photographe Ruth Jenkinson et ses assistants, James McNaught et Vic Churchill ; SweatyBetty pour nous avoir prêté ses vêtements de sports ; Viv Riley de Touch Studios ; les modèles Kerry Jay et Samantha Johannesson ; Roisin Donaghy et Victoria Barnes pour la coiffure et le maquillage ; YogaMatters pour nous avoir prêté les tapis de sol et les balles. Un grand merci à Andrea Bagg et Tara Woolnough pour leur assistance éditoriale.

À propos de Joan Pagano

Joan Pagano, diplômée d'honneur du Connectitutct College est professeur de fitness certifié par le collège américain pour la santé et le sport (ACSM). Elle travaille comme entraîneur personnel à Manhattan, dans l'Upper East-side depuis 1988, et offre ses conseils et son soutien à des élèves de tous niveaux. Au fil de son expérience, elle a créé des centaines de programmes d'entraînement spécialement conçus pour l'exercice physique individuel, en groupe, en salle, dans les écoles, à l'hôpital ou en entreprise.

Aujourd'hui, Joan dirige une équipe de professionnels du Fitness, qui travaillent ensemble au sein du Joan Pagano Fitness Group. Pendant plusieurs années, elle a dirigé le programme de certification des coachs particuliers du Marymont Manhattan College, et elle y travaille toujours comme instructeur en techniques d'évaluation de la condition physique. Joan est aussi reconnue par ses pairs et fait autorité en ce qui concerne les bienfaits de l'exercice physique pour la santé des femmes, en particulier dans la lutte contre le cancer du sein ou l'ostéoporose, mais aussi dans la prévention des effets de la ménopause.

Notes

Notes